Céphalées

Pourquoi en souffrez-vous
Comment y remédier

Dr Egilius L.H. Spierings

Titre original en anglais: *Headaches: Why You Have Them What You Can Do About Them*
Traduit de l'anglais en français.

Studio of Books LLC
5900 Balcones Drive Suite 100
Austin, Texas 78731
www.studioofbooks.org
Hotline: (254) 800-1183

Informations pour commander:
Des réductions spéciales sont accordées aux entreprises, associations et autres pour les achats en grande quantité. Pour plus de détails, veuillez contacter l'éditeur à l'adresse suivante.

Imprimé aux États-Unis d'Amérique.

ISBN-13: Hardcover: 978-1-968491-63-5
eBook: 978-1-968491-64-2

Library of Congress Control Number: 2025917748

À la mémoire de Harold George Wolff (1898-1962) et celle de John Ruskin Graham (1909-1990), dont j'ai suivi les traces, et à mes charmantes petites-filles, Cayleigh Naomi Spierings et Leah Isabella Spierings, qui, je l'espère, suivront également un jour mes traces.

Mon autre voisin, assis à ma gauche dans le bus, est différent car il parle très peu et semble distant.

Il attire l'attention de tout le monde, car ici, les gens sont généralement très ouverts et bavards, heureux de raconter des histoires ou d'exprimer leurs opinions sur tous les sujets. La seule chose qu'il m'ait dite jusqu'à présent, c'est qu'il ne travaille pas et qu'il a des difficultés à travailler. De quel genre de difficultés s'agit-il? Il ne le dit pas.

Finalement, lorsque la forêt se fait plus rare et disparaît derrière nous, signifiant que nous sommes proches de Kumasi, il décide de me faire une confession. Il a un problème. Il est malade. Il n'est pas malade tout le temps, seulement de temps en temps, périodiquement. Il a consulté plusieurs spécialistes locaux, mais aucun d'entre eux n'a pu l'aider. Le problème est que dans sa tête, sous son crâne, il y a des animaux.

Ce n'est pas qu'il les voit, qu'il pense à eux ou qu'il en a peur, rien de tout cela. Le problème est qu'ils sont dans sa tête, ils y vivent; ils courent, paissent, chassent ou y dorment simplement.

Lorsqu'il s'agit d'animaux doux et paisibles, comme des antilopes, des zèbres ou des girafes, il supporte très bien leur présence; ils sont même agréables. Cependant, il arrive parfois que ce soit plutôt un lion affamé. Un lion affamé et furieux, alors il rugit. Le rugissement de ce lion lui fend le crâne.

–*Ébène*, de Ryszard Kapuściński

Sommaire

Préface

Une pièce intitulée *La Cerisaie*, écrite par le médecin russe Anton Tchekhov et jouée pour la première fois en 1904, contient l'aphorisme ou truisme suivant: «Si une maladie fait l'objet de nombreux remèdes, vous pouvez être sûr qu'elle est incurable». Pour ce qui est des céphalées, nous pourrions reformuler cela ainsi: si un trouble médical fait l'objet de nombreux remèdes, vous pouvez être sûr qu'il est ingérable.

Je suis convaincu que les personnes qui ont recours à la médecine pour traiter leurs céphalées peuvent attester de la justesse de cette affirmation. Les médecins ou autres professionnels de santé leur prescrivent des traitements, apparemment au hasard, parfois plusieurs à la fois et, malheureusement, souvent avec des résultats déplorables.

Les céphalées font partie de la vie et, lorsqu'elles sont intenses, le problème est généralement celui de la migraine, une vulnérabilité génétique et héréditaire. En tant que telle, la céphalée, y compris la migraine, ne peut être guérie, et la prise en charge est tout ce que nous pouvons offrir. Lorsque j'ai suivi une formation sur le diagnostic et le traitement des céphalées (et des douleurs faciales), celle-ci s'intitulait à juste titre «prise en charge des céphalées».

Aujourd'hui, nous appelons généralement cette spécialité médicale «médecine des céphalées», une promesse inhérente que nous, médecins ou autres professionnels de santé, ne pouvons généralement pas exercer. Après tout, le mot «médecine» vient du latin medicina, dont la racine verbale est mederi, qui signifie «guérir».

C'est généralement l'intensité d'un mal de tête qui en fait un problème médical. L'intensité des céphalées est un facteur beaucoup plus déterminant que leur fréquence dans la décision de consulter un médecin, et la migraine est de loin la cause la plus fréquente d'intenses céphalées.

Non seulement il existe de nombreux remèdes contre la migraine, mais il existe également une multitude de théories sur cette affection médicale.

Une autre citation littéraire me vient à l'esprit, écrite par le médecin anglais Richard Gordon dans son livre *The Alarming History of Medicine*, publié en 1983: «L'histoire de la médecine est en grande partie le remplacement de l'ignorance par des erreurs». Bien sûr, c'est une exagération, mais il y a certainement une part de vérité dans cette affirmation lorsqu'il s'agit de la migraine, que certains ont qualifiée de terrain de chasse privilégié pour les théoriciens.

Au fil du temps, nous avons avancé de nombreuses différentes théories sur la nature de la migraine et les avons publiées dans des revues médicales prestigieuses. Dans la plupart des cas, les personnes qui les ont développées, souvent des médecins, avaient très peu, voire aucune expérience de la migraine d'un point de vue clinique. Parfois, elles les avancent dans le seul but de se mettre en valeur, d'accroître l'importance de leurs recherches ou de promouvoir les ventes d'un produit.

Ce que je décris dans *Céphalées* repose sur des études approfondies, une formation poussée et des décennies d'expérience dans la pratique médicale, tant universitaire que privée, consacrée au diagnostic et au traitement des céphalées et des douleurs faciales. Il s'appuie également sur la prise en charge de milliers de patients, dont beaucoup ont été suivis pendant des années, voire des décennies.

Introduction

Migraine

Les céphalées sont si courantes que l'on peut légitimement supposer que toute personne affirmant n'en avoir jamais eu souffre de troubles de mémoire. Près de la moitié de la population souffre de céphalées au moins une fois par mois, environ 15 pour cent au moins une fois par semaine et environ 5 pour cent chaque jour. Cependant, l'intensité des céphalées dépend bien sûr de leur gravité.

Heureusement pour la plupart des gens, les céphalées sont d'une intensité telle que les analgésiques en vente libre, comme l'aspirine, l'acétaminophène (paracétamol), l'ibuprofène ou le naproxène, peuvent les soulager complètement. Près de la moitié de la population souffrants de céphalées quotidiennes bénéficie de cette chance; l'autre moitié souffre de céphalées quotidiennes auxquelles s'ajoutent des migraines.

Les migraines sont d'intenses céphalées que les analgésiques en vente libre mentionnés ci-dessus ne soulagent pas, du moins pas complètement, même s'ils peuvent certainement apporter un certain soulagement. Les personnes qui souffrent de migraines ont besoin de médicaments capables de les soulager complètement. Il ne s'agit généralement pas de simples analgésiques, mais de médicaments spécialement développés pour le traitement de la migraine.

Céphalées de tension et sinusales

La migraine est de loin la principale cause de céphalées qui ne sont pas soulagées par de l'aspirine. Ce genre de céphalées touche environ 20 pour cent de la population, ce qui signifie qu'une personne sur cinq souffre au moins une fois par an de céphalées d'une telle intensité.

Certaines personnes peuvent dire que leurs intenses céphalées sont des céphalées de tension, d'autres peuvent les considérer comme des céphalées sinusales. Cependant, il n'existe pas de céphalées de tension, de céphalées sinusales ou de céphalées de gueule de bois. Il s'agit toujours de migraines causées par de la tension ou du stress, des problèmes nasaux ou sinusaux, ou part de l'alcool.

La migraine est une affection génétique et héréditaire qui rend les personnes qui en souffrent vulnérables à d'intenses céphalées. Vu qu'il s'agit d'une affection génétique, elle est héréditaire; il suffit donc d'interroger ses parents, grands-parents ou frères et sœurs pour savoir s'ils ont déjà souffert de céphalées qui ne sont pas soulagées par quelques comprimés d'aspirine. Les hommes notamment ont tendance à attribuer leurs symptômes à de fortes céphalées de tension ou sinusales, alors qu'il s'agit en réalité de migraines.

Maladie cérébrale

Il existe bien évidement d'autres causes de céphalées que la migraine, y compris des causes de céphalées intenses. Cependant, ce qui préoccupe généralement les gens, c'est que leurs céphalées soient dues à quelque chose de grave ayant un lien avec leur cerveau. Cette crainte est légitime, mais heureusement, il est rare que les céphalées soient dues à une maladie cérébrale, surtout vu leur fréquence.

Ce que l'on a tendance à oublier, c'est que les céphalées peuvent également être dues à des troubles sans rapport avec le cerveau, qui affectent l'ensemble du corps, tels que l'hypertension artérielle, la carence en globules rouges, ou l'anémie, et l'hypothyroïdie. Ces affections peuvent également aggraver la migraine, et lorsqu'elles provoquent d'intenses céphalées, cela est dû à la présence de la vulnérabilité génétique et héréditaire à la migraine mentionnée précédemment.

Il est vrai que les maladies du cerveau peuvent provoquer d'intenses céphalées, mais cela est rare sans une prédisposition à la migraine. De plus, il existe d'excellentes techniques d'imagerie pour examiner le cerveau et nous assurer qu'il est en bonne santé. Par conséquent, lorsque vous avez des céphalées, qu'elles soient intenses ou non, il n'y a aucune raison de s'inquiéter. Les techniques d'imagerie sont facilement accessibles et votre médecin ou un autre professionnel de santé peut facilement vous les prescrire, dans le cadre de votre assurance.

Ce livre

Si vous souffrez de céphalées intenses ou non, vous voudrez en connaitre la cause et le moyen d'y remédier. C'est le sujet de ce livre, que j'ai écrit pour vous, qui souffrez de céphalées. Il s'agit d'un problème complexe auquel j'ai consacré tout mon parcours professionnel, soit près d'un demi-siècle.

Je me suis qualifié à superviser des céphalées auprès du Dr John R. Graham, qui a également consacré tout son parcours professionnel, soit plus d'un demi-siecle, à l'étude et au traitement des céphalées. Le professeur Graham a lui-même été formé par celui que je considère comme le pionnier de la recherche sur les céphalées, le Dr Harold G. Wolff.

Au cours de la première moitié du siècle dernier, le professeur Wolff a mené des recherches approfondies sur les céphalées dans la plupart de leurs manifestations et causes. En fait, une grande partie de ce que nous savons aujourd'hui sur les céphalées, les migraines ou autres, nous le devons à ses recherches menées auprès de patients souffrants de céphalées.

Dans cet ouvrage, je vais détailler les différentes formes et causes des céphalées. Je vais également m'intéresser au traitement, en m'appuyant largement sur ma formation auprès du professeur Graham.

La prise en charge médicale comprend le diagnostic et le traitement du patient et de ses symptômes. Le diagnostic ne se limite pas à prescrire des examens, et le traitement ne se résume pas à rédiger une ou plusieurs ordonnances. Les deux nécessitent de prendre soin du patient, ce qui implique de le rassurer sur la nature de ses symptômes et de l'informer sur la ou les causes et les différents aspects du traitement.

Veuillez noter que le livre contient un glossaire des termes médicaux à la fin de la section « Remerciements ».

Chapitre 1

Ai-je une tumeur au cerveau?

Tumeur

De toute évidence, ce n'est pas le cas, mais c'est important de se poser cette question, que la médecine doit prendre au sérieux et traiter de manière adéquate, car il est essentiel de rassurer le patient. Dans cette question, le terme «tumeur cérébrale» ne désigne pas uniquement une tumeur dans le cerveau, qui peut être cancéreuse, mais qui ne l'est pas nécessairement.

En médecine, le terme «tumeur» est un terme général qui désigne un gonglement pouvant avoir plusieurs causes et qui, là encore, n'est pas forcément cancéreuse. Tout gonflement important dans le cerveau provoque des céphalées, car le crâne, structure dure, l'entoure et ne cède pas. À l'intérieur du crâne, l'enflure augmente la pression, ce qui est douloureux, mais généralement pas trop.

Le gonflement peut se situer dans une partie du cerveau ou entre le cerveau et le crâne, mais il peut aussi affecter l'ensemble du cerveau. Dans ce dernier cas, on parle d'hypertension intracrânienne bénigne ou, plus précisément, d'hypertension intracrânienne idiopathique. On l'appelle également pseudotumeur cérébrale car elle se présente comme une tumeur cérébrale, bien qu'elle n'en soit pas une.

L'hypertension intracrânienne idiopathique, ou HII, est le plus souvent observée chez les jeunes femmes obèses, et sa cause est généralement inconnue. Un caillot sanguin dans l'une des grosses veines qui drainent le sang du cerveau peut être à l'origine du gonflement. Parfois, la cause vient de la prise d'antibiotiques de type tétracycline ou à une consommation excessive de vitamine A, un ancien traitement contre l'acné. Elle se manifeste généralement par de légères et persistantes céphalées, associées à une altération de la vision due au gonflement des disques optiques.

Le disque optique correspond au point d'entrée du nerf optique à l'arrière de l'œil. On peut l'inspecter en examinant le fond de l'oeil, qui fait partie de l'examen clinique appelé fondoscopie, particulièrement important dans le cadre de l'évaluation d'un patient souffrants de céphalées.

Le nerf optique est une extension du cerveau et gonfle lorsque la pression intracrânienne augmente. Ainsi, l'examen du fond d'œil est un moyen essentiel pour s'assurer qu'une tumeur cérébrale, ou toute autre cause d'hypertension intracrânienne, n'est pas à l'origine des maux de tête.

Outre un œdème cérébral généralisé ou une tumeur cérébrale, l'augmentation de la pression peut être due à un élargissement des cavités cérébrales, appelé hydrocéphalie. D'autres causes d'hypertension intracrânienne incluent la présence de sang dans ou autour du cerveau ou un abcès cérébral.

Imagerie

Une bien meilleure façon d'aborder la question d'une tumeur cérébrale que l'examen du fond de l'œil par fondoscopie consiste à visualiser le cerveau à l'aide de techniques telles que la tomodensitométrie (TDM) ou l'imagerie par résonance magnétique (IRM).

Lorsque nous utilisons la tomodensitométrie pour obtenir une image du cerveau, aucun produit de contraste n'est nécessaire si les céphalées sont aigües et que nous voulons exclure toute hémorragie. Une hémorragie peut résulter d'un traumatisme crânien, d'un accident vasculaire cérébral, également appelé attaque cérébrale, ou de la rupture d'un anévrisme d'une artère cérébrale, qui est une dilatation localisée semblable à un petit ballon.

La rupture d'une telle petite bulle artérielle est un événement catastrophique se manifestant par une céphalée apparaissante brutalement, comme un coup à la tête. En médecine, nous qualifions toute céphalée survenant de cette manière, c'est-à-dire comme un coup à la tête, de «céphalée très aiguë» ou «céphalée foudroyante». Elle est caractérisée d'une affection appelée hémorragie sous-arachnoïdienne, qui est un saignement qui survient entre les deux membranes internes qui entourent le cerveau. Il s'agit d'une urgence médicale, car la moitié des personnes qui en souffrent décèdent malheureusement.

Lorsque nous réalisons une tomodensitométrie cérébrale pour d'autres motifs que l'exclusion d'une hémorragie, comme dans le cas d'une céphalée post-traumatique ou d'une céphalée à début paracutané, l'examen doit être réalisé avec l'injection d'un produit de contraste iodé intraveineux. Ceci est particulièrement important en cas de suspicion d'anomalie vasculaire, telle qu'une malformation artérioveineuse (MAV), à l'origine des céphalées.

Une malformation artérioveineuse est une anomalie congénitale présente à la naissance. Lorsqu'elle affecte le cerveau, elle peut se manifester sous forme de migraine, dans ce cas précis, une migraine avec aura. Elle se situe généralement dans la région postérieure du cerveau, où se trouve le cortex visuel, ce qui explique que les symptômes soient alors principalement visuels.

Les symptômes de l'aura dans le contexte de la migraine ont pour origine le cerveau et apparaissent avant le début de la céphalée ou lors de la phase initiale de son développement. Ils sont soit de nature visuelle, affectant la vision d'un côté ou de l'autre, soit somatosensoriels, affectant les sensations d'un côté ou de l'autre du corps, soit liés à la parole.

En cas de malformation artérioveineuse à l'arrière du cerveau, appelée malformation artérioveineuse occipitale, les symptômes de l'aura sont de nature visuelle et le trouble qui en résulte est celui d'une migraine symptomatique avec aura visuelle. L'observation clinique suivante illustre le cas d'une malformation artérioveineuse occipitale se manifestant par une migraine.

Un homme de trente-sept ans souffre de céphalées depuis l'université. Il y a cinq ans, elles survenaient environ une fois par mois, puis leur fréquence est passée à deux ou trois fois par an. Cependant, au cours des dix derniers jours, il a vécu cinq crises.

Ces céphalées apparaissent en journée, généralement dans l'après-midi, atteignent leur intensité maximale en cinq à dix minutes et durent de six à douze heures. Elles sont localisées à gauche, au niveau du front et derrière l'œil. Le patient décrit une sensation de pression intense et, dans la moitié des cas, la douleur est sévère. Elles s'accompagnent d'une sensibilité à la lumière et, occasionnellement, de nausées et de vomissements.

Un trouble visuel précède les céphalées de dix a vingt minutes, se manifestant par des taches bleutées dans le champ visuel droit. Les troubles visuels persistent pendant toute la durée des céphalées. Les facteurs déclencheurs incluent la lumière vive, le surmenage, le vin rouge, le glutamate monosodique (GMS) et la consommation de plus de deux tasses de café.

L'imagerie par résonance magnétique (IRM) cérébrale a révélé une importante malformation artérioveineuse dans le lobe occipital gauche. Par une intervention spécifique, les chirurgiens ont réduit sa taille, entraînant une perte visuelle permanente. Malheureusement, les céphalées ont persisté, sans amélioration, de même que les troubles visuels.

L'imagerie par résonance magnétique est supérieure à la tomodensitométrie cérébrale. Lorsqu'elle est utilisée pour diagnostiquer une tumeur cérébrale, elle ne nécessite pas de produit de contraste intraveineux, dans ce cas le gadolinium. Contrairement à la tomodensitométrie cérébrale, elle n'implique pas de rayonnement, ce qui est également un avantage. Enfin, elle offre une meilleure résolution, ce qui permet un examen plus détaillé du cerveau, incluant ses vaisseaux sanguins, les nerfs issus du tronc cérébral et les méninges qui l'entourent.

Le cerveau lui-même est insensible à la douleur. Par conséquent, toute lésion qui l'affecte doit être suffisamment importante pour étirer ses vaisseaux sanguins, qui sont sensibles à la douleur, afin de provoquer une céphalée. Un gonflement généralisé du cerveau, ainsi qu'un élargissement des cavités cérébrales, ou hydrocéphalie, peuvent provoquer ce type de symptôme. Une tumeur cérébrale, qu'il s'agisse d'un cancer, d'une hémorragie ou d'un abcès, peut également en être la cause, en raison du gonflement associé à l'œdème. Une inflammation, généralement due à une infection virale, appelée encéphalite virale, provoque également des céphalées par un gonflement localisé ou généralisé du cerveau.

Méninges

Contrairement au cerveau, les membranes qui l'entourent, les méninges, au nombre de trois, sont sensibles à la douleur, tout comme les vaisseaux sanguins cérébraux. Les deux méninges internes peuvent s'enflammer à la suite d'une infection virale, bactérienne ou fongique appelée méningite. Cela est particulièrement préoccupant chez les jeunes enfants, les adolescents et les jeunes adultes.

Dans ce cas, les céphalées s'accompagnent de fièvre et d'une raideur particulière de la nuque. Cette raideur particulière rend difficile la flexion du cou vers l'avant, alors que les autres mouvements restent normaux. On observe le même type de raideur de la nuque en cas d'hémorragie sous-arachnoïdienne, qui est un saignement entre les deux méninges internes du cerveau. Cependant, dans ce dernier cas, il n'y a pas de fièvre et les céphalées apparaissent de manière extrêmement brutale, comme un coup sur la tête.

Une hémorragie peut également se produire entre les deux méninges externes qui entourent le cerveau et entre la membrane externe, appelée dure-mère, et le crâne. Lorsqu'elle se produit entre la dure-mère et le crâne, on parle d'hématome épidural, qui est toujours dû à un traumatisme crânien, généralement suffisamment violent pour fracturer le crâne. Ce n'est pas le cas lorsque l'hémorragie se produit entre les deux membranes externes du cerveau, appelée hématome sous-dural. Dans ce cas, le traumatisme crânien est toujours à l'origine de l'hémorragie, mais celle-ci est généralement légèr et donc facilement oublié.

L'hématome sous-dural touche principalement les personnes âgées, chez qui l'atrophie cérébrale étire les veines situées entre le cerveau et le crâne. Cela rend ces veines, appelées veines pontantes, vulnérables aux blessures, et un traumatisme crânien léger, tel qu'un coup à la tête contre une porte d'armoire ouverte, peut provoquer leur saignement. Il en résulte une hémorragie veineuse qui, du fait de sa nature même, n'est pas aussi grave qu'une hémorragie artérielle due à un anévrisme dans le cas d'une hémorragie sous-arachnoïdienne. Elle se manifeste généralement par une céphalée persistante d'intensité modérée, qui peut s'accompagner de troubles de la mémoire.

Si nous n'envisageons pas la possibilité d'un hématome sous-dural chez un patient âgé présentant des céphalées récentes, nous ne pourrons pas le diagnostiquer. Bien que potentiellement fatal, il est facilement détectable par les techniques d'imagerie mentionnées ci-dessus et traitable par une intervention chirurgicale relativement simple.

La membrane externe du cerveau, la dure-mère, peut également être à l'origine d'une tumeur, généralement bénigne, appelée méningiome. Cette tumeur se développe lentement, sur plusieurs années ou décennies, et peut se manifester par des céphalées chroniques, notamment des migraines. Si elle se présente sous forme de migraine, il s'agit d'une migraine sans aura, et le diagnostic est celui d'une migraine symptomatique sans aura. L'observation clinique suivante illustre un méningiome se présentant comme une céphalée de tension chronique.

Une femme de trente-trois ans souffre de céphalées depuis sept ans. Initialement, ces céphalées étaient peu fréquentes et d'intensité légère. Elles sont devenues progressivement plus fréquentes et sont presque quotidiennes depuis un an. Ces céphalées quasi quotidiennes apparaissent généralement vers midi et sont plus intenses en fin d'après-midi ou en début de soirée. Elles sont généralement localisées dans la partie droite du front, mais peuvent parfois s'étendre à l'ensemble du front. Les céphalées ne s'accompagnent ni de nausées, ni de vomissements, ni de sensibilité à la lumière ou au bruit.

Une tomodensitométrie cérébrale avec contraste iodé a révélé un méningiome à l'avant de la tête, situé à droite. L'ablation de la tumeur a permis de faire disparaître les céphalées.

Enfants

Chez les enfants, les tumeurs cérébrales sont souvent situées dans le petit cerveau, ou cervelet, qui est la partie du cerveau située à l'arrière de la tête et qui joue un rôle important dans l'équilibre. Ces tumeurs se développent sur des semaines ou des mois, finissant par comprimer le quatrième ventricule cérébral, par lequel le liquide cérébral s'écoule du système ventriculaire.

Le terme médical pour désigner le liquide cérébral est «liquide céphalo-rachidien», ou LCR, qui est produit dans les cavités du cerveau appelées ventricules latéraux. Le liquide céphalo-rachidien passe par le tronc cérébral jusqu'à la quatrième cavité cérébrale, ou quatrième ventricule, en passant par le troisième ventricule, qui se trouve également dans le tronc cérébral, mais à l'avant, tandis que le quatrième ventricule se trouve à l'arrière.

Le liquide sort du système ventriculaire du cerveau et du tronc cérébral par le toit du quatrième ventricule et est absorbé dans le sang par les veines situées au sommet du cerveau. Lorsque quelque chose comprime le quatrième ventricule, par exemple une tumeur, le liquide cérébral ne peut pas sortir du système ventriculaire et les cavités, ou ventricules, s'agrandissent, provoquant ce que l'on appelle une hydrocéphalie.

L'hydrocéphalie provoque des céphalées sévères, souvent associés à des vomissements dits « en jet ». Elles surviennent généralement la nuit, réveillant l'enfant ou le faisant se réveiller le matin avec une céphalée sévère. Bien que les céphalées nocturnes soient fréquentes chez les adultes souffrants de migraine nocturne ou d'algie vasculaire de la face, elles constituent un symptôme inquiétant chez l'enfant et nécessitent une intervention rapide en termes d'imagerie cérébrale, de préférence par résonance magnétique.

La méningite virale est parfois confondue avec la migraine, mais dans ce cas, il s'agit d'un épisode unique, alors que la migraine se manifeste par des épisodes répétés, également appelés crises, sur une période plus longue. Dans le cas d'une méningite bactérienne, une telle erreur est peu probable, car le patient est très malade, présente une forte fièvre et peut être confus, voire délirant. Dans les deux cas, un médecin doit effectuer une ponction lombaire pour établir un diagnostic précis, mais pas avant d'avoir réalisé une imagerie cérébrale par tomodensitométrie ou résonance magnétique.

Personnes âgées

Chez un patient âgé présentant des céphalées apparues relativement récemment, l'hématome sous-dural n'est pas la seule préoccupation; il faut également envisager deux autres pathologies, à savoir l'artérite temporale et le zona ophtalmique.

L'artérite temporale, mieux connue sous le nom d'artérite à cellules géantes, est un trouble qui provoque une inflammation des artères du corps, y compris celles de la tête, entraînant des céphalées persistantes, d'intensité modérée, souvent associés à de la fatigue, une fièvre modérée et des douleurs musculaires. Les douleurs musculaires peuvent survenir en particulier dans les muscles de la mâchoire lors de la mastication, ce que l'on appelle la claudication mandibulaire.

Nous diagnostiquons cette affection à l'aide d'analyses sanguines visant à détecter une inflammation, en mesurant la vitesse de sédimentation des érythrocytes (VS) et le taux de protéine C-réactive (CRP). Nous confirmons le diagnostic en examinant au microscope une section de l'artère qui parcourt la tempe, l'artère temporale superficielle.

Bien que les céphalées puissent n'apparaître que d'un seul côté, il est prudent de prélever des sections des deux artères temporales. Ces sections doivent être relativement longues, car l'inflammation peut ne pas toucher toute la longueur des artères.

La cécité et l'accident vasculaire cérébral sont des conséquences possibles de l'artérite à cellules géantes. Le traitement nécessite la prise à long terme d'un corticostéroïde et, par conséquent, une confirmation solide du diagnostic. Nous suivons l'évolution du traitement en répétant les analyses sanguines susmentionnées pour détecter l'inflammation.

Le zona ophtalmique est une manifestation du zona, qui est dû à la réactivation du virus de la varicelle présent dans l'organisme. Le virus se loge dans des amas nerveux, appelés ganglions sensoriels, dont le ganglion trigéminal fait partie.

Le ganglion trigéminal est situé dans le crâne, à la base du cerveau, et comporte trois branches, d'où son nom trigéminal (tri= trois). Il s'agit de la branche ophtalmique, de la branche maxillaire et de la branche mandibulaire, qui transmettent respectivement au cerveau les informations sensorielles provenant du front, de la joue et de la mâchoire.

Nous avons un ganglion trigéminal de chaque côté, chacun avec un nerf trigéminal, et en cas de zona ophtalmique, la branche ophtalmique de l'un d'eux est enflammée. Cela provoque une douleur d'un côté ou de l'autre du front en raison de la réactivation du virus de la varicelle dans le ganglion trigéminal. De petites vésicules se développent dans la zone douloureuse, isolées ou en petits groupes, plusieurs jours après l'apparition de la douleur. Parfois, les vésicules sont difficiles à voir car elles sont cachées parmi les cils ou dans la racine des cheveux.

Le traitement du zona ophtalmique consiste en l'administration d'un médicament antiviral, tel que l'acyclovir ou le valacyclovir, et d'un médicament contre les douleurs nerveuses, tel que la gabapentine ou la prégabaline. Il est également important de consulter un ophtalmologiste, car cette affection peut toucher la cornée et entraîner une cécité.

Chapitre 2

Si ce n'est pas une tumeur cérébrale, pourquoi ai-je des céphalées?

Stress

Presque tout le monde souffre de céphalées; comme mentionné précédemment, environ la moitié de la population en souffre au moins une fois par mois, environ 15 pour cent au moins une fois par semaine et environ 5 pour cent quotidiennement.

Nous attribuons souvent les céphalées au stress, mais ce n'est qu'une petite partie de l'explication; de nombreux facteurs peuvent les provoquer, et la liste est longue. Le stress figure certainement en tête de liste, avec des repas pris à des heures irrégulières, la fatigue et le manque de sommeil. Les changements météorologiques annonçant pluie ou neige sont également des facteurs importants, liés aux variations de pression atmosphérique.

Le système corporel sensible aux changements barométriques est le système sinusal. Il se compose de deux sinus dans les joues (sinus maxillaires), deux dans le front (sinus frontaux), plusieurs petits sinus dans le nez (sinus ethmoïdaux), et un grand sinus à la base du crâne (sinus sphénoïdal).

Les sinus communiquent avec l'extérieur par le nez grâce à de petites ouvertures, souvent étroites et donc facilement obstruées.

Lorsque ces communications ne sont pas parfaitement ouvertes, les sinus ne peuvent pas s'adapter rapidement aux changements de pression atmosphérique, ce qui crée une tension dans le système sinusal et, par conséquent, des céphalées.

Le stress dont je parle ici est un stress physique. Ce n'est bien sûr pas le stress mental que les gens associent généralement au mot «stress». Une céphalée peut être la réponse du corps au stress en général, qu'il soit mental ou physique.

Cependant, je ne pense pas que le stress, peu importe sa nature, soit le déclencheur biologique de la céphalée, qui, selon moi, est la fatigue. Je pense que la fonction biologique de la céphalée réside dans sa relation avec la fatigue, fonctionnant comme un symptôme secondaire. En d'autres termes, lorsque nous ignorons la fatigue, la céphalée est le symptôme qui émerge, nous obligeant à faire une pause.

Fatigue

Nous considérons souvent la fatigue comme un symptôme mental, et lorsqu'elle est continue ou persistante, nous la considérons comme un signe de dépression. Personnellement, je pense que c'est une erreur et que la fatigue est avant tout un symptôme physique, indiquant un manque d'énergie métabolique.

L'énergie métabolique est l'énergie que notre corps produit à partir des nutriments et dont nos cellules ont besoin pour fonctionner. Sans l'énergie nécessaire, elles ne peuvent pas accomplir leurs fonctions lorsqu'il s'agit de cellules importantes liées aux céphalées, les cellules nerveuses et les cellules musculaires, elles ne peuvent pas se détendre.

Le métabolisme énergétique est une activité cyclique dans le sens où nous produisons de l'énergie pendant notre sommeil et l'utilisons pendant la journée, lorsque nous sommes éveillés et actifs. La production d'énergie est la fonction du sommeil, et par conséquent, il est important non seulement de dormir suffisamment, mais aussi de dormir au bon moment.

Pour que notre corps produise suffisamment d'énergie, nous devons dormir au bon moment; toute personne ayant déjà souffert du décalage horaire le sait. Vous pouvez dormir aussi longtemps que vous le souhaitez, mais si ce n'est pas au bon moment dans votre cycle veille-sommeil, vous continuerez à vous sentir fatigué. Dans ces conditions, vous souffrez d'un manque d'énergie métabolique et votre corps dirige toute l'énergie disponible vers les organes vitaux.

Les organes vitaux incluent le cerveau et le cœur, qui sont sans aucun doute les plus essentiels, mais aussi les poumons, le foie, la rate et les reins. Les muscles, à l'exception du muscle cardiaque, n'en font pas partie, bien qu'ils représentent plus d'un tiers de notre poids corporel, car ils ne sont pas directement essentiels à la survie. En cas de manque d'énergie métabolique, les cellules musculaires ne peuvent littéralement pas se détendre, car elles ne peuvent pas restaurer la charge électrique à travers leurs membranes externes, qui leur permet de se détendre.

Les muscles qui souffrent le plus lorsque l'énergie métabolique est insuffisante sont ceux qui ont les besoins énergétiques les plus élevés. Il s'agit des muscles posturaux qui maintiennent notre corps en position verticale. Ils comprennent les muscles situés à l'arrière du cou qui maintiennent notre tête droite, les muscles du bas du dos qui soutiennent notre bassin et les muscles du mollet qui maintiennent nos jambes perpendiculaires à nos pieds. Il est intéressant de noter que les muscles de la mâchoire font également partie de ce système musculaire; ils contrebalancent la gravité lorsque le corps est droit, empêchant ainsi notre bouche de s'ouvrir.

Céphalées de tension

En ce qui concerne les céphalées liées à la fatigue, je pense que les muscles situés à l'arrière du cou jouent un rôle crucial. Il s'agit des muscles postérieurs du cou ou muscles cervicaux postérieurs. La tension de ces muscles est invariablement associée à celle des muscles adjacents, à savoir les muscles de la tête, des mâchoires, des épaules et du haut du dos. La tension musculaire provoque une sensibilité, une douleur ou une gêne; les muscles peuvent sembler épaissis, durs ou parcourus de bandes tendues.

Lorsque les muscles de la tête se contractent, la douleur ou la gêne provoque une céphalée, qui touche généralement l'ensemble de la tête et dont l'intensité est légère ou modérée. C'est ce que l'on appelle généralement un mal de tête, une céphalée ordinaire, une céphalée de stress ou une céphalée de tension. Un médecin ou un autre professionnel de santé peut la désigner comme céphalée par contraction musculaire ou céphalée de type tensionnel.

L'International Headache Society (IHS), ou Société Internationale des Céphalées, a introduit le terme «céphalée de type tensionnel» dans sa classification pour deux raisons. Premièrement, les études sur l'activité musculaire en général ne démontrent pas de contraction des muscles de la tête lorsque ce type de céphalée est présent. Cependant, cela pourrait être dû à l'étude des mauvais muscles, à l'utilisation d'une technique d'étude inappropriée ou à l'emploi d'une technique qui n'est pas suffisamment sensible pour enregistrer l'activité musculaire. Deuxièmement, il est admis que la tension ou le stress mental ne sont pas les seules causes de ce type de céphalée, mais que celle-ci peut être due à une multitude de facteurs.

Les causes des céphalées de tension sont extrêmement banales, ce qui en fait une expérience si courante que nous pouvons facilement la considérer comme faisant partie de la vie. Heureusement, ces céphalées ne durent généralement pas plus de quelques heures et sont facilement soulagées par le repos, la relaxation, ou par la prise d'un analgésique en vente libre. Si ces traitements ne procurent généralement pas de soulagement, il ne s'agit presque certainement pas de céphalées ordinaires ou de céphalées de tension, et la migraine est alors le problème le plus probable.

Il existe toutefois une exception lorsque ces céphalées sont présentes quotidiennement ou presque, et durent toute la journée ou presque. On parle alors de céphalée par contraction musculaire chronique, de céphalée de tension chronique ou de céphalée de type tensionnel chronique, qui représente environ la moitié des cas de céphalées quotidiennes.

J'ai mentionné précédemment qu'environ 5 pour cent de la population souffre de céphalées quotidiennes. Dans la moitié des cas, il s'agit de cette affection particulière, à savoir la céphalée de tension chronique, et les analgésiques en vente libre n'apportent qu'un soulagement modeste, voire nul, et ce soulagement n'est que temporaire.

Céphalée de tension chronique

La céphalée par contraction musculaire chronique, de tension ou de type tensionnel, quel que soit le terme utilisé, est un trouble caractérisé par une céphalée d'intensité légère présente la plupart du temps ou en permanence. Nous la considérions autrefois comme un équivalent dépressif, c'est-à-dire une dépression se manifestant par une céphalée légère et continue plutôt que par un sentiment de dépression.

Je ne sais pas sur quoi repose cette hypothèse, qui pourrait n'être qu'une idée reçue selon laquelle avoir des céphalées presque constamment doit nécessairement rendre dépressif. C'est cette considération spécifique qui a conduit à l'étude de l'amitriptyline dans le traitement de ce que j'aime appeler la céphalée de tension chronique.

L'amitriptyline est un antidépresseur tricyclique, le premier de sa catégorie, introduit au début des années 1960 pour le traitement de la dépression. Peu de temps après, nous avons démontré son efficacité dans le traitement des céphalées de tension chroniques. Nous l'utilisons toujours à cette fin, à raison d'une prise par jour au coucher, une fois par jour en raison de sa longue durée d'action, et le soir car elle provoque une sédation.

Cet effet sédatif améliore le sommeil en cas de troubles du sommeil nocturne; sinon, il risque de provoquer une somnolence ou une fatigue diurne. C'est pourquoi je préfère ne pas la prescrire lorsque le sommeil ne pose pas de problème. Si le patient a également des difficultés à s'endormir, il peut la prendre deux heures avant le coucher pour y remédier.

La dose d'amitriptyline est beaucoup plus faible pour la prévention des céphalées que pour le traitement de la dépression. Nous ne la prescrivons plus pour la dépression, car nous disposons de médicaments plus efficaces, mieux tolérés et plus sûrs. Une dose initiale appropriée est de dix ou vingt-cinq milligrammes au coucher, si nécessaire, augmentée lentement à intervalles d'un mois ou plus afin de disposer de suffisamment de temps pour évaluer correctement son efficacité.

Pour le traitement des céphalées, j'aime augmenter la dose jusqu'à l'apparition d'une légère sécheresse buccale, sans aller jusqu'à une bouche complètement sèche. Cela indique qu'il y a suffisamment de médicament dans l'organisme pour avoir une action dite anticholinergique, qui est associée à une relaxation musculaire. Pour constater la sécheresse de la bouche, il n'est généralement pas nécessaire d'augmenter la dose au-delà de cinquante à cent milligrammes per jour. À titre de comparaison, pour le traitement de la dépression, nous prescrivions auparavant des doses quotidiennes de deux cents à quatre cents milligrammes par jour.

La sédation mentionnée ci-dessus est due à un effet dit antihistaminique, et l'amitriptyline possède également une action pro-sérotoninergique. Cette dernière signifie qu'elle augmente la quantité de sérotonine, un neurotransmetteur, disponible dans le cerveau. Initialement, nous pensions que cela médiatisait son effet antidépresseur, mais nous croyons maintenant que c'est la raison pour laquelle elle soulage la douleur, y compris les céphalées. Par conséquent, elle pourrait agir de deux manières pour améliorer la céphalée de tension chronique: une action myorelaxante anticholinergique d'une part, et un effet analgésique pro-sérotoninergique d'autre part.

Outre la somnolence et la sécheresse buccale, l'amitriptyline peut provoquer de la constipation, qui est un effet secondaire potentiel, similaire à la sécheresse buccale, de son action anticholinergique. Cependant, le plus important de tous ces effets secondaires est la prise de poids, car elle ne disparaît pas à l'arrêt du traitement. C'est la raison pour laquelle j'évite de la prescrire aux femmes, surtout bien sûr en cas de problème de poids préexistant.

La prise de poids sous amitriptyline s'accompagne d'une augmentation de l'appétit et d'envies sucrées, et est due à une facilitation de la libération d'insuline par le pancréas. Il s'agit de l'hormone libérée lors de l'ingestion de glucides qui agit en éliminant le glucose du sang pour le stocker.

Dans le cas du diabète sucré, cette hormone est partiellement ou totalement déficiente, ce qui entraîne des taux de glucose sanguin si élevés qu'il est excrété dans les urines. C'est également la base du terme *diabetes mellitus*, où diabetes fait référence à une polyurie et mellitus au sucre dans les urines. L'un des symptômes du diabète sucré non diagnostiqué et non traité est une perte de poids inexpliquée, à l'opposé de ce que l'on observe avec un médicament comme l'amitriptyline, à savoir une «prise de poids inexpliquée».

Si le patient souffrants de céphalées de tension chroniques n'a pas de problème pour s'endormir, dormir toute la nuit ou se réveiller tôt, je préfère ne pas prescrire d'amitriptyline. Comme mentionné, je l'évite également chez les femmes ou chez toute personne présentant un léger surpoids. Dans ces circonstances, je prescris un tricyclique apparenté appelé imipramine, dont l'efficacité a également été démontrée dans le traitement des céphalées de tension chroniques.

Cependant, l'imipramine n'est pas aussi efficace que l'amitriptyline, mais les patients la tolèrent mieux et elle a moins d'effets secondaires. Je recommande tout de même de la prendre une fois par jour au coucher, à la même dose que l'amitriptyline. De plus, si nécessaire, j'augmente progressivement la dose jusqu'à l'apparition d'une légère sécheresse buccale. Elle provoque moins de sédation que l'amitriptyline et, par conséquent, moins de somnolence ou de fatigue pendant la journée.

La fatigue est un effet secondaire important dans le traitement des céphalées, car elle peut les provoquer, comme expliqué précédemment. Il est primordial de surveiller les patients souffrants de céphalées sous traitement médicamenteux, car ceux-ci peuvent augmenter la fréquence des céphalées. La fatigue est un effet secondaire courant des médicaments en général, même s'ils ne provoquent pas spécifiquement de sédation. Il s'agit d'un effet secondaire non spécifique, car ces médicaments sont toxiques pour l'organisme et n'ont pas leur place dans celui-ci.

L'imipramine provoque moins de constipation que l'amitriptyline et moins de prise de poids, bien que ces deux effets puissent tout de même se manifester.

Hypothyroïdie

Une affection médicale courante pouvant causer des céphalées de tension chroniques est l'hypothyroïdie, ou hypofonction thyroïdienne. Elle touche environ 5 pour cent de la population et est plus fréquente chez les femmes que chez les hommes. Elle est héréditaire sous la forme de la thyroïdite de Hashimoto, une maladie auto-immune où l'organisme produit des anticorps contre la glande thyroïde. Ces anticorps provoquent une inflammation de la glande thyroïde, qui devient alors hypoactive ou hyperactive, mais plus souvent hypoactive.

Une céphalée légère continue, également appelée céphalée persistante ou légère, est un symptôme d'hypothyroïdie chez environ un tiers des patients. Cependant, en médecine, nous la reconnaissons rarement comme telle. En général, nous ne reconnaissons souvent pas non plus l'hypothyroïdie, principalement parce que ses symptômes sont assez peu spécifiques.

Puisque la fonction thyroïdienne régule le métabolisme énergétique, la fatigue en est la conséquence la plus directe en cas d'hypothyroïdie due à une diminution du métabolisme énergétique. Cependant, la fatigue a de nombreuses causes. Combinée à sa fréquence, elle est souvent ignorée par les patients, les médecins, ou les autres professionnels de santé.

Les patients l'attribuent souvent au stress, et les médecins et autres professionnels de santé à la dépression. Cependant, en ce qui me concerne, aucune de ces explications n'est exacte. En fait, je pense que la cause la plus fréquente de la fatigue est en réalité un manque de sommeil réparateur.

Comme expliqué précédemment, le métabolisme énergétique est une activité cyclique: nous produisons de l'énergie pendant notre sommeil et la dépensons lorsque nous sommes éveillés. La production d'énergie est la fonction du sommeil et, comme mentionné précédemment, il est important non seulement de dormir suffisamment longtemps, mais aussi de dormir au bon moment. Ainsi, pour produire assez d'énergie, nous devons dormir suffisamment longtemps et au bon moment.

Afin d'accumuler suffisamment d'énergie pour tenir toute la journée, je recommande au moins huit à neuf heures de sommeil par nuit, qui doivent également être ininterrompues pour être réparatrices. La fonction thyroïdienne détermine le taux de métabolisme énergétique, c'est-à-dire la vitesse à laquelle le sommeil produit de l'énergie. Plus la fonction thyroïdienne est faible, plus nous avons besoin de sommeil, qui doit être au bon moment et ininterrompu afin de produire suffisamment d'énergie pour tenir toute la journée.

Si nous n'avons pas assez d'énergie, nous nous sentons fatigués; nous avons froid, nous avons envie de sucreries et nos muscles sont tendus. Nous avons froid parce que notre corps essaie d'économiser de l'énergie en conservant la chaleur. Je compare cela à l'arrêt du chauffage dans les chambres en hiver, ce qui, pour le corps, signifie une diminution de la circulation sanguine dans le nez, les mains et les pieds.

Nous avons envie de sucreries parce que les glucides constituent un moyen rapide et peu coûteux en énergie de produire de l'énergie métabolique. Cependant, pour le corps, les lipides sont en fait la meilleure source d'énergie, car à poids égal, ils en fournissent le plus. Nos muscles sont tendus lorsque nous manquons d'énergie métabolique et que nous nous sentons fatigués, car contrairement à ce que l'on pense généralement, les muscles ont besoin d'énergie pour se détendre, et non pour se contracter.

Outre la fatigue et les céphalées légères, continues ou persistantes, l'intolérance au froid et la peau sèche sont des symptômes de l'hypothyroïdie aussi fréquents que les céphalées. De plus, les cheveux deviennent cassants et la perte des sourcils, en particulier sur les côtés, est également un signe caractéristique.

Fonction thyroïdienne

Nous pouvons facilement déterminer la fonction thyroïdienne en mesurant les taux de deux hormones dans le sang, à savoir la thyréostimuline, ou TSH, et la lévothyroxine, ou T4. La première provient de l'hypophyse, située à la base du cerveau, et, comme son nom l'indique, elle stimule la glande thyroïde pour qu'elle produise et libère ses hormones.

La glande thyroïde synthétise deux hormones: la triiodothyronine, ou T3, et la lévothyroxine, ou T4, mentionnée ci-dessus. Cette dernière est en fait une prohormone, qui est convertie, principalement dans le foie mais aussi dans d'autres cellules de l'organisme, en triiodothyronine, l'hormone thyroïdienne active.

Contrairement à la triiodothyronine, la lévothyroxine est une hormone qui reste longtemps dans le sang, ce qui rend son taux relativement stable. Par conséquent, plutôt que de mesurer la triiodothyronine, qui a une durée de vie courte, nous préférons déterminer le taux de lévothyroxine pour évaluer la fonction thyroïdienne.

Par le passé, nous mesurions uniquement le taux d'hormone thyréostimulante, car il était plus facile à déterminer et à interpréter que ceux de la triiodothyronine et de la lévothyroxine. C'est pourquoi, en général, nous évaluons encore la fonction thyroïdienne en mesurant uniquement le taux d'hormone thyréostimulante. Cependant, je pense que cela ne donne pas une image complète et qu'il faudrait également déterminer le taux de lévothyroxine.

Il convient de mesurer son taux libre, appelé T4 libre ou T4L, par opposition au taux total, ou T4T. De plus, en cas d'antécédents familiaux de maladie thyroïdienne, qui peut se traduire par une hypothyroïdie ou une hyperthyroïdie, il convient également de mesurer le taux d'anticorps anti-thyroperoxydase. Ce dernier est élevé dans la thyroïdite de Hashimoto, un diagnostic potentiel que nous risquerions autrement de manquer.

Intervalle de référence

Toute analyse sanguine effectuée dans un laboratoire est accompagnée d'un intervalle de référence, souvent appelée à tort «intervalle de normalité». Nous ne connaissons pas ce dernier pour aucune analyse sanguine, simplement parce que nous ne naissons pas avec un manuel d'instructions. L'intervalle de référence d'une analyse donnée est toujours spécifique au laboratoire qui effectue l'analyse, basée sur un grand nombre d'échantillons testés, par exemple obtenus d'une banque de sang.

Le laboratoire suppose ensuite que les résultats du test ont une distribution dite normale et calcule la moyenne, ainsi que l'écart type. Il soustrait ensuite deux fois l'écart type de la moyenne pour obtenir la valeur basse de l'intervalle de référence et ajoute deux fois l'écart-type pour déterminer la valeur haute.

Ainsi, le laboratoire fournit les résultats de tous les tests qu'il effectue avec un intervalle de référence qui inclut 95 pour cent des résultats obtenus à partir d'un grand nombre d'échantillons testés. Cela vous semble-t-il correspondre de près ou de loin à ce que l'on pourrait appeler un «intervalle de normalité»? Il s'agit d'une construction mise en place par un laboratoire particulier, exclusivement destinée à être utilisée dans le cadre d'un test spécifique qu'il effectue.

Une autre question tout aussi importante est l'hypothèse susmentionnée d'une distribution normale. Cela signifie que vous trouvez approximativement autant de résultats inférieurs à la moyenne que supérieurs à celle-ci. Cela peut être vrai pour certains tests, mais ce n'est certainement pas le cas pour tous, et certainement pas pour les tests visant à déterminer la fonction thyroïdienne. La raison en est simplement que l'hypothyroïdie est beaucoup plus fréquente que l'hyperthyroïdie, au moins cinq fois plus.

Avec cette explication détaillée, je souhaite montrer clairement que l'interprétation des résultats d'un test de la fonction thyroïdienne, ou de tout autre test d'ailleurs, n'est pas aussi simple que l'on pourrait le croire. Elle ne se limite certainement pas à la simple comparaison des résultats avec les valeurs de référence.

En me concentrant sur l'évaluation de la fonction thyroïdienne, j'ai rédigé des tests qui ne portent pas uniquement sur le taux d'hormone thyréostimulante, mais également sur le taux de lévothyroxine libre, ou T4L, et, si nécessaire, sur le taux d'anticorps anti-peroxydase thyroïdienne.

Relation inverse

La thyréostimuline est une hormone hypophysaire et la lévothyroxine est une hormone thyroïdienne. Il est important de savoir que ces deux glandes, l'hypophyse et la thyroïde, interagissent entre elles dans une boucle de rétroaction négative. Cela signifie que lorsque le taux de thyréostimuline augmente pour stimuler la fonction thyroïdienne, la lévothyroxine libérée diminue en réponse. Par conséquent, les taux de ces deux hormones doivent être tels que si l'un est relativement bas, l'autre est relativement élevé, et vice versa.

Nous déterminons si un taux est relativement élevé ou relativement faible en fonction de sa position par rapport à la fourchette de référence. Considérons que le taux de thyréostimuline est relativement élevé et que le taux de lévothyroxine libre est relativement faible, ces deux taux étant donc inversement proportionnels l'un à l'autre. Quel doit être le taux de thyréostimuline ou quel doit être le taux de lévothyroxine libre pour diagnostiquer une hypothyroïdie?

Étonnamment, nous ne le savons pas précisément, mais certains suggèrent qu'un taux d'hormone thyréostimulante supérieur à 3,5 micro-unités internationales par millilitre devrait être considéré comme un signe d'hypothyroïdie. Il n'est pas facile d'interpréter correctement les résultats en tenant compte des symptômes du patient, ce qui est pourtant ce qu'il faudrait faire, car les symptômes de l'hypothyroïdie sont très peu spécifiques.

La situation est encore plus difficile à interpréter lorsque les taux des deux hormones, la thyréostimuline et la lévothyroxine, sont relativement bas, ce qui est en soi une situation anormale. Dans ce cas particulier, un traitement à l'essai avec la lévothyroxine, l'hormone thyroïdienne que nous prescrivons pour traiter l'hypothyroïdie, peut fournir des informations précieuses. Son administration devrait diminuer le taux de thyréostimuline, et si tel est le cas, la situation telle qu'elle se présente est probablement normale pour le patient

Cependant, j'ai souvent observé que, dans ces circonstances et en réponse à une dose test de lévothyroxine, le taux d'hormone thyroïdienne augmente, ce qui est également tout à fait anormal. L'augmentation progressive de la dose finira par le faire baisser, créant une situation où le taux d'hormone thyroïdienne est relativement faible et le taux de lévothyroxine relativement élevé.

C'est précisément ce que je vise dans mon traitement de l'hypothyroïdie: ramener le taux d'hormone thyréostimulante à environ 0,5 micro-unité internationale par millilitre tout en maintenant le taux de lévothyroxine dans la fourchette de référence.

Menstruation

Les anomalies menstruelles sont un symptôme que je trouve souvent utile dans le cadre de l'évaluation des résultats des tests de la fonction thyroïdienne. D'après mon expérience dans le traitement des femmes souffrants d'hypothyroïdie par lévothyroxine, le complexe cycle menstruel/menstruations est particulièrement sensible à une carence en hormones thyroïdiennes.

On parle d'anomalie du cycle menstruel lorsque les règles ne surviennent pas régulièrement chaque mois. Elles peuvent survenir trop fréquemment, par exemple toutes les deux semaines, ce que l'on appelle une polyménorrhée, ou pas assez fréquemment, par exemple tous les deux ou trois mois, voire moins, ce que l'on appelle une oligoménorrhée.

Les anomalies menstruelles incluent des règles longues ou abondantes, appelées ménorragie ou hyperménorrhée, ou douloureuses, appelées dysménorrhée. À titre d'information générale, lorsque des saignements (vaginaux) prolongés ou abondants surviennent en dehors des règles, par exemple à la ménopause, on parle de métrorragie.

La présence d'anomalies du cycle ou des menstruations augmente la probabilité d'une dysfonction thyroïdienne. La fonction thyroïdienne peut être trop basse ou trop élevée, avec une thyroïde sous-active, ou hypothyroïdie, beaucoup plus fréquente que la thyroïde hyperactive, ou hyperthyroïdie. Avec le traitement de l'hypothyroïdie, même avec une faible dose de lévothyroxine prescrite, telle que vingt-cinq ou cinquante microgrammes par jour, la correction du cycle menstruel ou de l'anomalie menstruelle est souvent la première amélioration observée.

Un taux élevé d'anticorps anti-thyroperoxydase, suggère une thyroïdite de Hashimoto, une maladie auto-immune héréditaire. Elle peut se manifester par une hypothyroïdie ou une hyperthyroïdie, mais, là encore, plus souvent par la première que par la seconde.

Les taux de thyréostimuline et de lévothyroxine dans le sang peuvent se situer dans les limites de référence. Néanmoins, je préconise de traiter cette affection comme une hypothyroïdie avec de la lévothyroxine. Chez environ la moitié des patients chez lesquels j'ai procédé de cette manière, j'ai observé une diminution parfois spectaculaire des anticorps.

Je ne sais pas si cela est important ou non, mais à une époque, on considérait que cet anticorps était toxique pour le cerveau et à l'origine d'un trouble appelé encéphalopathie de Hashimoto, l'encéphalopathie étant un terme générique désignant atteinte cérébrale.

Hémoglobine

La fonction thyroïdienne régule le métabolisme énergétique, et lorsqu'elle est basse, une fatigue s'installe. Le métabolisme énergétique nécessite bien sûr des substrats, c'est-à-dire de carburant, mais il a également besoin d'oxygène, de vitamines et de minéraux.

L'hémoglobine, qui est la substance contenue dans les globules rouges qui leur donne leur couleur rouge, capte l'oxygène nécessaire au métabolisme énergétique dans les poumons et le transporte dans tout l'organisme. Un faible taux d'hémoglobine, appelé anémie, est une cause fréquente de fatigue. Il réduit le métabolisme énergétique en le privant de l'oxygène dont il a besoin pour brûler les substrats, le carburant, afin de produire de l'énergie.

Lors de la mesure de l'hémoglobine, le même problème que celui évoqué précédemment concernant l'intervalle de référence se pose. Encore une fois, celui-ci est spécifique à chaque laboratoire, et nous ne pouvons ni ne devons l'assimiler à une plage de normalité. Contrairement à la fonction thyroïdienne, j'ai un niveau optimal d'hémoglobine que j'aime voir chez mes patients: environ 13,5 grammes par décilitre pour les femmes (8,4 millimoles par litre) et environ 15 grammes par décilitre pour les hommes (9,3 millimoles par litre). Si le taux est inférieur, je pousserai les investigations pour en déterminer la cause et la traiter si possible.

Pour fabriquer l'hémoglobine, l'organisme a besoin de vitamines et de minéraux, en particulier de vitamine B_{12}, également appelée cobalamine, et de folate ou acide folique, parfois appelé vitamine B_9, ainsi que de fer. Les taux de vitamines sont facilement mesurables dans le sang, et le taux de ferritine est le meilleur indicateur de la disponibilité du fer dans l'organisme.

La ferritine est une protéine présente dans le sang qui contient du fer et qui, à ce titre, fournit des informations sur les réserves en fer de l'organisme. Je recommande un taux d'au moins soixante à quatre-vingts nanogrammes par millilitre, conformément aux recommandations de l'Organisation Mondiale de la Santé (OMS) pour les femmes en âge de procréer.

Je préfère que le taux de vitamine B_{12} soit supérieur à trois cents picogrammes par millilitre et que le taux de folate ou d'acide folique soit supérieur à vingt nanogrammes par millilitre. Lorsque ces taux de vitamines sont bas, je recommande mille microgrammes de vitamine B_{12} par jour et un milligramme de folate ou d'acide folique, tous deux disponibles sans ordonnance.

Quand la ferritine n'est pas au niveau souhaité, je la traite généralement avec un médicament en vente libre contenant quarante-cinq milligrammes de fer sous forme de sulfate ferreux. En fonction du taux, je recommande un ou deux comprimés par jour, de préférence pris avec un repas. La plupart des patients tolèrent bien cette dose sans effets secondaires, tels que des nausées ou de la constipation. Si cette dernière survient, je l'associe à un adoucisseur de selles sans ordonnance, appelé docusate, à raison de cent ou deux cents milligrammes par jour.

Je traite le taux de ferritine indépendamment du taux d'hémoglobine, même si ce dernier est satisfaisant, ce qui s'est avéré bénéfique pour améliorer l'énergie et traiter la fatigue. Le fer est un minéral important dans le métabolisme énergétique et dans la fabrication de l'hémoglobine.

Bien plus souvent qu'un déficit de vitamine B_{12} ou de folate ou d'acide folique, un faible taux d'hémoglobine est dû à une carence en fer, appelée anémie ferriprive. Par conséquent, de faibles taux d'hémoglobine et de ferritine sont souvent associés, et un supplément en fer traite les deux. Toutefois, avant d'entamer un traitement, il est primordial de déterminer la cause de la faible teneur en hémoglobine ou en ferritine. Si la raison n'est pas liée à l'alimentation, l'apport de fer ne résoudra pas le problème et nous risquons même de passer à côté d'une pathologie grave. Une cause importante et souvent négligée d'hémoglobine basse, de ferritine basse, ou des deux, est une perte de sang d'origine gastrique.

Estomac

Lorsque l'estomac saigne de façon aiguë, cela provient le plus souvent d'un ulcère situé dans l'estomac ou dans une partie adjacente de l'œsophage. Le problème est alors évident car le patient vomit du sang ou présente des selles noires goudronneuses.

Cependant, l'estomac peut également saigner de manière chronique, ce qui peut passer inaperçu. Cette situation est assez fréquente, particulièrement chez les personnes souffrants régulièrement de céphalées en raison de l'utilisation d'antalgiques, qu'ils soient disponibles avec ou sans ordonnance.

Les analgésiques se répartissent en trois catégories: l'acétaminophène ou paracétamol; l'aspirine et les médicaments apparentés appelés AINS; et les opioïdes, parfois encore désignés «narcotiques» selon l'ancienne terminologie. L'acronyme AINS signifie «anti-inflammatoire non stéroïdien». Il s'agit de médicaments anti-inflammatoires sans rapport avec la cortisone. Cette dernière est un corticostéroïde naturel, ou stéroïde en abrégé, utilisé depuis les années 1950 pour traiter l'inflammation.

Les corticostéroïdes, dont la dexaméthasone et la prednisone sont des exemples bien connus d'anti-inflammatoires très puissants. Contrairement aux anti-inflammatoires non stéroïdiens, ou AINS, ils ne traitent pas la douleur car ils n'ont pas de propriétés analgésiques. Les anti-inflammatoires non stéroïdiens, en revanche, traitent l'inflammation et la douleur et ce de manière très efficace, mais leur utilisation régulière peut entraîner une irritation de l'estomac.

Cette irritation entraîne une affection appelée gastrite chronique, caractérisée par de minuscules ulcérations que l'on appelle micro-ulcérations, qui peuvent évoluer vers de véritables ulcères gastriques. Ces micro-ulcérations saignent et provoquent une perte de sang minime dans les selles, invisible à l'œil nu. Cependant, à long terme, cela entraîne une baisse des taux d'hémoglobine et de ferritine et, par conséquent, une anémie ferriprive.

Cette perte sanguine occulte, comme nous l'appelons, peut être facilement détectée par un simple examen des selles, réalisable en consultation par tout médecin ou professionnel de santé; un test simple et peu coûteux.

Gastrite

La gastrite chronique peut être silencieuse ou asymptomatique, c'est-à-dire sans symptômes. C'est particulièrement le cas lorsqu'elle est causée par l'utilisation chronique d'anti-inflammatoires non stéroïdiens, ou AINS. Lorsqu'elle provoque des symptômes, je constate que la médecine ne mesure souvent pas pleinement leur importance et leur impact potentiel sur la santé du patient.

Les troubles acides sont fréquents, allant des brûlures d'estomac, une sensation de brûlure dans la région épigastrique, au reflux, où la brûlure s'étend derrière le sternum jusqu'à la gorge. Ces symptômes s'aggravent après la consommation d'une boisson particulièrement acide, comme le jus d'orange, le jus de pamplemousse ou le jus de tomate, ou après un repas riche en tomates, souvent des plats italiens ou gras.

De plus, ils sont généralement plus intenses la nuit, lorsque le corps est en position horizontale, favorisant le reflux. Avec ou sans brûlures d'estomac ou reflux, des douleurs peuvent apparaître dans la région de l'estomac, c'est-à-dire la zone abdominale située immédiatement sous le sternum. En médecine, nous appelons cette partie du ventre la région épigastrique.

Les manifestations les moins reconnues de la gastrite chronique sont les nausées chroniques et le syndrome dit «du restaurant». Comme son nom l'indique, le premier désigne l'apparition quotidienne ou quasi quotidienne de nausées. Lorsqu'elles s'accompagnent de céphalées quotidiennes ou quasi quotidiennes, les patients attribuent souvent à tort les nausées aux céphalées. Cependant, une règle empirique veut que lorsque des nausées quotidiennes ou quasi quotidiennes accompagnent des céphalées quotidiennes ou quasi quotidiennes, les nausées ne proviennent pas des céphalées mais d'un problème gastrique.

Le «syndrome du restaurant» est différent du «syndrome du restaurant chinois», qui est causé par la consommation d'aliments contenant du glutamate monosodique, ou GMS. Les symptômes du syndrome du restaurant chinois comprennent, entre autres, des céphalées, des vertiges, une congestion nasale, une pression faciale et une tension mandibulaire.

En revanche, le syndrome du restaurant survient après tout repas copieux, provoquant un besoin pressant d'aller à la selle. Les personnes souffrants de ce problème particulier n'aiment pas manger au restaurant en raison de l'urgence d'aller à la selle qui suit immédiatement la fin du repas. Cela est dû à un réflexe gastrocolique exagéré, causé par l'irritation de l'estomac, la gastrite.

Ce réflexe gastro-colique (gaster = estomac en grec; colon = gros intestin en latin) provoque des mouvements du côlon aboutissant à la défécation. L'irritation de l'estomac exagère ce réflexe, comme c'est le cas dans la gastrite chronique, mais il en va de même lorsque le côlon est irrité, comme dans le syndrome du côlon irritable, ou SCI. Dans ce dernier cas en particulier, l'urgence défécatoire s'accompagne souvent de ballonnements et crampes abdominales d'apparition brutale.

Le syndrome du côlon irritable (SCI) est d'ailleurs une affection chronique associant constipation, diarrhée ou les deux, précédées de ballonnements et douleurs abdominales typiquement soulagées par la défécation.

Nous diagnostiquons une gastrite chronique sur la base des symptômes et de l'examen de l'abdomen et des selles, ces dernières étant recherchées pour détecter la présence de sang occulte, comme expliqué précédemment. En fonction des résultats, nous déterminons la gravité de l'affection. Des examens complémentaires ne sont généralement pas nécessaires, mais si les symptômes persistent malgré le traitement ou si les selles restent positives pour le sang occulte, un gastro-entérologue doit procéder à un examen endoscopique de l'estomac à la recherche d'ulcères.

Inhibiteurs de la pompe à protons

Nous traitons la gastrite chronique à l'aide d'un inhibiteur de la pompe à protons, ou IPP, dont plusieurs molécules sont disponibles, notamment l'ésoméprazole, le lansoprazole, l'oméprazole, le pantoprazole et le rabéprazole. Bien que ces médicaments soient généralement sur ordonnance, certains comme le lansoprazole et l'oméprazole sont également disponibles sans prescription.

Il est crucial d'utiliser les inhibiteurs de la pompe à protons à une dose suffisamment élevée et de poursuivre le traitement pendant une durée suffisante pour garantir la guérison de la muqueuse gastrique. La dose doit être suffisamment élevée pour éliminer les symptômes, qu'il s'agisse de brûlures d'estomac, de reflux, de douleurs gastriques ou de nausées chroniques.

Avec une dose élevée satisfaisante, ces symptômes devraient disparaître en quelques jours ou, au maximum, en une semaine environ, mais leur soulagement ne signifie pas que le problème est résolu. Pour que la muqueuse de l'estomac guérisse complètement, le patient doit arrêter le ou les médicaments responsables des douleurs et prendre l'inhibiteur de la pompe à protons pendant au moins six à douze mois. Il est également important que, pendant le traitement, les selles restent négatives pour le sang occulte.

Les inhibiteurs de la pompe à protons guérissent la muqueuse de l'estomac en supprimant puissamment la sécrétion d'acide. Ils n'ont généralement pas d'effets secondaires et les patients peuvent les prendre à long terme sans effets indésirables, bien que certaines personnes affirment le contraire.

Les anti-inflammatoires non stéroïdiens, ou AINS, affaiblissent la muqueuse de l'estomac, ce qui rend celle-ci plus sensible à l'irritation causée par l'acide. La caféine présente dans de nombreux analgésiques, en particulier ceux utilisés pour traiter les céphalées ou les migraines, contribue à leurs effets négatifs. La caféine est un médicament à action relativement longue qui resserre les vaisseaux sanguins de la tête afin de soulager les céphalées, mais elle stimule également la sécrétion d'acide dans l'estomac.

Si l'utilisation d'un inhibiteur de la pompe à protons, ou IPP, est associée à l'apparition ou à l'aggravation de la constipation, il ne s'agit pas d'un effet secondaire, mais d'un signe que l'estomac est en train de guérir et que son impact sur le gros intestin, par le biais du réflexe gastro-colique, a diminué.

En cas de constipation ou d'antécédents de constipation, j'initie souvent un traitement contre la constipation en même temps que la prescription de l'inibiteur de la pompe à protons. Je le fais avec l'adoucisseur de selles docusate à une dose de cent ou deux cents milligrammes par jour. Si nécessaire, j'ajoute du séné au coucher, à raison de deux comprimés de 8,6 milligrammes chacun.

Je peux également utiliser du citrate de magnésium sous forme de comprimés de deux cents milligrammes, en commençant par un comprimé par jour et en augmentant jusqu'à quatre, si nécessaire. Il est important que le patient prenne le traitement contre la constipation, quel qu'il soit, tous les jours et que la dose permette d'aller à la selle quotidiennement ou presque, avec des selles de consistance aussi normale que possible.

Muscles

Comme expliqué précédemment, la fatigue provoque des céphalées en empêchant les muscles de la tête de se détendre en raison d'un manque d'énergie métabolique. Le stress les fait se contracter, tout comme l'usure générale de la journée. Ainsi, même sans stress rendant les muscles de la tête tendus, la fatigue peut causer des céphalées. C'est par exemple le cas de l'hypothyroïdie, qui peut se manifester par une céphalée légère continue ou persistante.

Nous ne réalisons généralement pas non plus que des activités aussi simples et courantes que la lecture ou le visionnage de la télévision représentent un effort musculaire pouvant tendre les muscles de la tête. Ces activités contractent particulièrement les muscles du front et du cou, ce qui peut parfois entraîner l'apparition de rides verticales au centre du front, appelées rides glabellaires, ou rides du lion.

La glabelle désigne la zone de peau normalement lisse située entre les sourcils, juste au-dessus de l'arête nasale. Elle contient les muscles procerus et corrugator, qui sont des muscles dits accessoires de l'accommodation. Ils soutiennent les muscles de l'accommodation, qui sont les petits muscles des globes oculaires qui entourent les cristallins, appelés muscles ciliaires.

Pour que nous puissions nous concentrer sur un objet situé à moins de six mètres, les muscles ciliaires doivent se contracter pour arrondir le cristallin. Nous lisons généralement à une distance de trente à quarante-cinq centimetres. Par conséquent, une contraction importante est nécessaire; si les muscles ciliaires ont du mal à y parvenir, les muscles procerus et corrugator se contractent pour les aider. Le problème est encore plus grave lorsque l'on lit sur un écran d'ordinateur ou que l'on regarde la télévision, car la mise au point sur un plan vertical fixe est encore plus fatigante pour les yeux.

La lecture sur un écran d'ordinateur sollicite également les muscles situés à l'arrière du cou, appelés muscles postérieurs du cou ou muscles cervicaux postérieurs. Outre leur rôle dans la posture de la tête, en particulier le maintien de la tête droite sur le cou, et dans les mouvements du cou, ces muscles sont également étroitement liés aux yeux. Essayez de bouger vos yeux sans bouger la tête ni le cou pour voir à quel point cela est difficile en raison de la forte connexion fonctionnelle qui existe entre eux.

Sommeil

J'ai déjà expliqué que nous produisons de l'énergie pendant notre sommeil nocturne et que nous la dépensons lorsque nous sommes éveillés et actifs pendant la journée. Il est donc facile de comprendre pourquoi le manque de sommeil est une cause de céphalées, tout simplement parce qu'il provoque de la fatigue. Pour que le corps dispose de suffisamment d'énergie pour tenir toute la journée, nous avons généralement besoin de huit à neuf heures de sommeil ininterrompu, à des heures appropriées.

Malheureusement, dormir trop longtemps le matin peut également provoquer des céphalées, caractéristiques de la migraine, qui sont davantage des céphalées de type relaxation que des céphalées de type stress. Elles surviennent ainsi plus souvent après un stress, lors de la détente qui suit, que pendant le stress lui-même.

En ce qui concerne le sommeil, il en résulte que pour qu'un migraineux dorme suffisamment, soit huit à neuf heures par nuit, il ne doit pas faire la grasse matinée. Il doit se coucher à une heure raisonnable, de préférence à peu près à la même heure chaque soir, et il en va de même pour le lever. La régularité est essentielle lorsque l'on est sujet aux migraines, malheureusement pas seulement en matière de sommeil, mais aussi dans presque tous les autres domaines.

Parmi les causes les plus fréquentes de céphalées (avec le stress, la fatigue et le manque de sommeil), le fait de ne pas manger à heure fixe est plus difficile à expliquer. Cela peut être lié à la baisse relative du taux de glucose dans le sang, ce sucre particulier étant une source d'énergie rapide. Dans ce contexte, il est intéressant de noter que le diabète sucré, une maladie caractérisée par un taux de glucose sanguin constamment élevé, semble protéger contre les céphalées.

Cycle menstruel

Une cause importante de céphalées chez les femmes qui n'a pas encore été mentionnée est le cycle menstruel. Bien qu'il joue un rôle primordial dans le contexte de la migraine, son mécanisme sous-jacent reste inconnu. Son importance est telle que je dirais que si nous comprenions pourquoi les femmes ont des céphalées en relation avec le cycle menstruel, nous aurions les clés pour soulager au moins la moitié des céphalées dont souffre l'humanité.

En relation avec le cycle menstruel, les céphalées sont particulièrement susceptibles de survenir avant les règles, c'est-à-dire dans les jours qui précèdent les menstruations, au milieu du cycle, au moment de l'ovulation, et à la fin des menstruations. À ces moments-là, lorsque les femmes sont les plus vulnérables aux céphalées, le taux d'œstrogènes dans le sang change. Il diminue avant les règles et au moment de l'ovulation, puis recommence à augmenter à la fin des menstruations.

Les œstrogènes ne constituent pas une seule hormone mais plusieurs, les plus importantes étant l'estradiol, l'estriol et l'estrone. Ces hormones sont essentielles à la santé sexuelle et reproductive des femmes. En ce qui concerne le cycle menstruel, elles jouent un rôle important dans l'ovulation et les règles, tandis que l'autre hormone féminine, la progestérone, est particulièrement importante pendant les règles.

Chapitre 3

En cas d'intenses céphalées, est-ce que je souffre de migraine?

Intensite des cephalees

Probablement, quelle que soit votre définition du terme «intense», qui peut être variée. Vous pouvez simplement tenir compte de l'intensité des céphalées, que nous évaluons sur une échelle à trois niveaux ou sur une échelle à dix points.

L'échelle à trois niveaux classe l'intensité des céphalées comme légère, modérée ou sévère. Nous corrélons ces intensités à leur impact sur la capacité fonctionnelle physique, tout en sachant qu'une douleur même minime affecte le fonctionnement mental. Si les céphalées n'altèrent pas les capacités physiques, nous les qualifions de légères. Si elles limitent les activités physiques sans nécessiter le repos au lit, nous les considérons comme modérées. Si elles imposent le repos au lit, nous les jugeons sévères.

Pour essayer d'évaluer l'intensité des céphalées, je demande généralement aux patients: «À quelle fréquence avez-vous des céphalées et à quelle fréquence sont-elles intenses?» Afin d'ajouter un peu d'objectivité, je leur demande ensuite à quelle fréquence leurs céphalées les obligent à s'allonger, même brièvement.

L'échelle à dix points permet d'attribuer une note à l'intensité des céphalées, dix correspondant à la douleur pire douleur imaginable. J'utilise cette échelle lorsque j'essaie d'obtenir des informations sur les céphalées, de manière un peu plus détaillée en termes d'intensité, par exemple au moment du traitement ou après celui-ci.

Nous pouvons également définir les céphalées comme intenses en fonction de leur réponse, ou de l'absence de réponse, à un traitement par des analgésiques en vente libre.

Une troisième approche consiste à examiner le lien entre les céphalées et d'autres symptômes, tels que les nausées ou les vomissements. Seules les céphalées d'intensité modérée à forte ou d'intensité forte qui sont accompagnées généralement de nausées, et seules les céphalées fortes provoquent des vomissements.

Après une évaluation globale de la charge que représentent les céphalées, je demande aux patients à quelle fréquence les céphalées sont associés à des nausées et à quelle fréquence elles sont associés à des vomissements. Plus précisément, je leur demande: «Sur dix céphalées, combien sont accompagnés de nausées et combien sont accompagnées de vomissements?»

Une dernière façon d'évaluer l'intensité des céphalées consiste à demander au patient à quelle fréquence elles le réveillent la nuit, sachant que seules les céphalées sévères ont cet effet.

Bien sûr, l'intensité des céphalées varie et toutes les céphalées ressenties par une personne donnée ne sont pas nécessairement identiques. Les migraines peuvent se manifester à tous degrés d'intensité, même légères, mais le problème survient généralement lorsqu'elles sont modérées ou sévères.

Dans ces circonstances, elles sont invalidantes et nécessitent un repos au lit, notamment en raison des nausées ou des vomissements. Les troubles gastriques qui les accompagnent aggravent la souffrance et l'invalidité, car ils sont sensibles au mouvement et nécessitent de rester allongé et immobile autant que possible.

Les analgésiques en vente libre peuvent atténuer la migraine jusqu'à un niveau supportable, avec une amélioration digestive et une reprise partielle des activités. Cependant, ils soulagent rarement complètement, voire jamais, au point de permettre à la tête de s'éclaircir, ce qui est l'objectif du traitement aigu ou abortif de la migraine. En général, cet objectif ne peut être atteint qu'avec des médicaments sur ordonnance spécialement développés pour le traitement de la migraine.

Céphalées de tension et sinusales

Bien sûr, les migraineux ne souffrent pas seulement d'intenses céphalées de la migraine, mais comme tout le monde, ils peuvent aussi avoir des céphalées de tension. De plus, ils peuvent ressentir un autre type courant de céphalée: la céphalée sinusale qui, comme la céphalée de tension, est d'intensité légère.

Le terme "céphalée sinusienne" est en réalité impropre, car il s'agit davantage d'une douleur faciale que d'une véritable céphalée, localisée au centre du visage. Souvent, il ne s'agit même pas d'une douleur à proprement parler, mais plutôt d'une gêne ou d'une pression, que les patients me décrivent comme la sensation d'un piston placé au centre du visage. Cela ressemble à leur description des céphalées de tension, qu'ils comparent à la sensation d'un bandeau serré autour de la tête.

Le problème chez les migraineux, c'est que n'importe quelle céphalée peut facilement évoluer en une crise migraineuse. C'est là que réside une grande source de confusion, d'où l'apparition de termes tels que «migraine de tension» et «migraine sinusale». Ces expressions sont absurdes et il vaut mieux les éviter, car elles ne font qu'ajouter à la confusion déjà bien présente lorsqu'il s'agit de migraine.

Pour rappel, les céphalées de tension, également appelées céphalées de stress, céphalées de contraction musculaire ou céphalées de type tensionnel, sont des céphalées d'intensité légère qui donnent l'impression d'avoir un bandeau serré autour de la tête. Les céphalées sinusales, ou plus exactement les douleurs faciales sinusales, sont une sensation de pression similaire, mais localisée au niveau du nez et des joues, au centre du visage, comme si une ventouse y était appliquée. Toute sensation dépassant cette simple tension ou pression indique une évolution vers une migraine sur le plan céphalalgique, ce qui est important en raison de ses implications thérapeutiques.

Nous recommandons de ne pas traiter les céphalées de tension ou sinusales avec des analgésiques ou des antidouleurs, même si c'est généralement ce que font les patients. Il est préférable de traiter les céphalées de tension par le repos, la relaxation et l'application de chaleur sur les muscles du cou et des épaules, en tenant compte de la cause et du mécanisme. Les céphalées sinusales doivent être traitées avec un antihistaminique intranasal ou un corticostéroïde intranasal afin de réduire la muqueuse nasale et de dégager les voies de communication entre le nez et les sinus.

Une fois qu'une céphalée de tension ou sinusale dépasse le stade de sensation d'oppression ou de pression et devient une véritable céphalée, il convient de la traiter avec un médicament abortif contre la migraine pour obtenir les meilleurs résultats. Cela vaut aussi pour les céphalées de gueule de bois, qu'il vaut mieux éviter en s'abstenant de boire ou du moins en évitant l'excès. Comme les céphalées de tension et sinusiennes, elles sont légères à l'origine; les formes sévères sont en réalité des migraines déclenchées par l'alcool, et doivent être traitées comme telles.

Migraine

Lorsque vous souffrez d'intenses céphalées, il est tout à fait raisonnable de supposer que vous souffrez de migraine et de consulter un médecin en conséquence. La migraine est de loin la cause la plus fréquente de telles céphalées, surtout si vous en souffrez depuis un certain temps. Il s'agit d'une affection chronique, génétiquement déterminée et héréditaire. À mon avis, il ne s'agit pas d'une maladie en soi, mais d'une vulnérabilité aux intenses céphalées, quelle qu'en soit la définition.

Les migraineux développent des céphalées pour les mêmes raisons que tout le monde. La différence réside dans l'intensité et, par conséquent, dans l'impact sur la vie personnelle, sociale et professionnelle, ainsi que sur la santé physique et mentale, ce qui explique pourquoi un traitement est toujours nécessaire.

Le traitement repose principalement sur des médicaments, et donc sur la pharmacologie, qui est plus efficace avec des médicaments spécialement développés pour la migraine. Bien qu'ils soient généralement sans danger pour une utilisation prolongée et bien tolérés, ils nécessitent une ordonnance dans la plupart des pays et donc une consultation médicale.

Les médicaments en vente libre indiqués pour traiter la migraine ne sont pas spécifiques à cette affection et contiennent les mêmes ingrédients que leurs équivalents non destinés à la migraine. Pour ma part, nous devrions les éviter au profit des traitements sur ordonnance, qu'ils soient abortifs, préventifs, ou les deux.

Un diagnostic de migraine ne nécessite généralement pas de consultation médicale, car il suffit souvent d'observer son entourage et d'interroger les membres de sa famille. Comme mentionné précédemment, la migraine est une affection génétique et héréditaire qui touche aussi bien les hommes que les femmes.

Une idée reçue erronée est qu'il s'agit d'un trouble exclusivement féminin. Les hommes migraineux souffrent souvent sous le couvert de "céphalées de tension sévères", de "céphalées sinusales intenses" ou de "terribles céphalées de gueule de bois", qui n'existent pas. Ils se privent ainsi d'un traitement efficace, tant curatif que préventif.

Si les céphalées sont d'apparition relativement récente, il y a quelques semaines ou quelques mois, en particulier chez les patients âgés, une consultation s'impose pour écarter une cause médicale ou neurologique autre que la migraine.

Dans ce contexte, il est important de rappeler que l'intensité des céphalées n'est pas ce qui importe, contrairement à l'importance que les médecins et autres professionnels de santé accordent généralement à «la pire migraine jamais ressentie». En fait, pire est l'intensité de la céphalée, moins elle est susceptible d'être causée par une pathologie médicale ou neurologique autre que la migraine ou un trouble apparenté.

Cela signifie aussi que même de légères céphalées peuvent avoir une signification clinique. Par exemple, une céphalée continue ou persistante de faible intensité peut être un symptôme d'hypothyroïdie.

D'un point de vue neurologique, une légère céphalée qui n'était rien de plus qu'une sensation de pulsation dans la tempe droite m'a suggéré une cause cérébrale à l'origine d'une légère maladresse de la main gauche. Dans ce cas, un abcès dans la moitié droite du cerveau, appelée hémisphère cérébral, provoquait à la fois la maladresse de la main gauche et la pulsation dans la tempe droite.

Les fonctions cérébrales sont croisées, ce qui signifie qu'une anomalie dans la moitié droite du cerveau, ou hémisphère cérébral, provoque des problèmes dans la partie gauche du corps en termes de mouvement ou de sensation. Cependant, la douleur n'est pas croisée. Par conséquent, en cas d'anomalie dans l'hémisphère cérébral droit, nous ressentons la douleur, si elle est présente, dans la partie droite de la tête.

En ce qui concerne l'intensité de la douleur, il est important de comprendre que le cerveau lui-même n'est pas sensible à la douleur. Si nous ressentons une douleur, c'est parce que l'anomalie est suffisamment importante pour affecter les structures environnantes sensibles à la douleur, telles que les vaisseaux sanguins à la surface du cerveau qui finissent par s'étirer.

La leçon à retenir ici est qu'il ne faut jamais ignorer une céphalée, quelle que soit son intensité, surtout si elle est nouvelle, persistante, associée à d'autres symptômes, ou a changé de caractéristiques.

Neurologue

Lorsqu'ils souffrent de céphalées, les patients ont tendance à consulter un neurologue, sur recommandation ou non, mais je ne le recommande pas. En effet, les neurologues ne tiennent généralement pas compte des causes médicales des céphalées, mais se concentrent uniquement sur les causes neurologiques, cérébrales. Bien que cela soit important, je pense néanmoins que la consultation initiale doit avoir lieu chez un médecin généraliste, un médecin de famille ou un médecin traitant.

Le diagnostic de migraine relève tout à fait de leurs compétences. Des mesures basiques telles que la température corporelle, la fréquence cardiaque et la tension artérielle peuvent fournir des indices sur les causes médicales potentielles. Même une légère élévation de la température corporelle peut indiquer une infection ou un trouble auto-immun comme cause des céphalées.

Nous ne devons attribuer une fréquence cardiaque basse à une excellente condition physique que s'il y a de bonnes raisons de le faire. Dans le cas contraire, nous devons considérer cela comme un signe potentiel d'une fonction thyroïdienne faible ou d'une hypothyroïdie. Quant à l'hypertension artérielle, nous ne devons jamais l'attribuer à la céphalée, même si celle-ci est présente et sévère, car elle peut facilement en être la cause ou aggraver son intensité.

Le médecin consulté ou un autre professionnel de santé devrait envisager des analyses sanguines de base, comprenant la vitesse de sédimentation globulaire (VS), la numération des globules rouges et blancs, la ferritine et la fonction thyroïdienne (hormone thyréostimulante, ou TSH, et taux de lévothyroxine libre, ou T4L).

La vitesse de sédimentation et la numération globulaire peuvent renseigner sur une possible infection ou d'une maladie auto-immune. La numération des globules rouges et la ferritine peuvent révéler une anémie, une carence en fer ou les deux. Ces paramètres, ainsi que la fonction thyroïdienne, sont particulièrement importants à considérer si une fatigue est également présente.

La consultation avec un neurologue ne devrait avoir lieu que sur recommandation, tout comme celle d'un ophtalmologue, également appelé ophtalmologiste, ou d'un oto-rhino-laryngologiste, ou ORL.

Il est important de garder à l'esprit que les ophtalmologistes ont généralement des connaissances limitées en matière de céphalées et que les oto-rhino-laryngologistes ont des connaissances limitées en matière de douleurs faciales. Ne soyez donc pas déçu si ces spécialistes ne parviennent pas à répondre à votre problème de céphalées ou de douleurs faciales. Ils pourraient ne pas avoir de solution à vous proposer pour soulager votre souffrance et améliorer votre qualité de vie.

Chapitre 4

Qu'est-ce que la migraine?

Héréditaire

La migraine est une affection génétiquement déterminée et héréditaire qui se transmet dans les familles. Elle est deux à trois fois plus fréquente chez les femmes que chez les hommes; il est donc logique de s'intéresser d'abord aux femmes de la famille.

Comme la migraine est fréquente et touche 15 à 20 pour cent de la population, il suffit généralement d'examiner les parents au premier degré, c'est-à-dire les parents, les frères et sœurs et les enfants, bien qu'elle puisse parfois sauter une génération. Elle est plus fréquente chez les personnes âgées de quinze à quarante-cinq, car elle a tendance à s'atténuer avec l'âge, en particulier chez les femmes après la ménopause.

Les hommes sont connus pour ne pas reconnaître qu'ils souffrent de migraine et peuvent, au contraire, prétendre souffrir de céphalées de tension sévères ou des céphalées sinusales intenses. Parfois, ils ont simplement des antécédents de céphalées liés à une forte gueule de bois lorsqu'ils étaient plus jeunes, ce qui les a amenés à arrêter de boire lorsqu'ils ont réalisé leur intolérance à l'alcool.

Cependant, dans la plupart des cas, c'est la mère qui souffre de migraine, mais celle-ci est généralement plus grave chez les enfants lorsque c'est le père qui en souffre. La raison en est que les femmes développent plus facilement des migraines que les hommes, en raison du cycle œstrogénique lié au cycle menstruel, qui est un déclencheur de céphalées très puissant, sinon le plus puissant.

Les hommes, n'ayant évidemment pas ce déclencheur, portent un fardeau génétique plus lourd lorsqu'ils manifestent la migraine. Ils transmettent cette prédisposition accrue à leurs enfants, qui ont donc plus de risques de développer la migraine et ont tendance à le faire plus tôt, souvent dès l'enfance.

La migraine se manifeste généralement entre cinq et quinze ans, avec un pic chez les filles au début de l'adolescence, au moment des premières règles. L'apparition des premières menstruations, appelée ménarche, est souvent suivie du développement de la migraine dans l'année. Si ce n'est pas le cas, les femmes ont tendance à la manifester pendant l'adolescence ou au début de l'âge adulte, lors de l'utilisation de contraceptifs contenant des œstrogènes, ou entre le début et le milieu de l'âge adulte, en lien avec la grossesse.

Concernant la grossesse, la migraine se développe plus souvent après plutôt que pendant celle-ci, ou après l'allaitement lorsque les règles réapparaissent. Souvent, mais pas toujours, les céphalées qui en résultent surviennent en relation avec le cycle menstruel, c'est-à-dire qu'elles surviennent soit en phase prémenstruelle (jours précédant les règles), soit à mi-cycle au moment de l'ovulation, soit en fin de menstruation.

Contraception hormonale

Avec un cycle menstruel naturel, les céphalées les plus intenses surviennent généralement un à deux jours avant les règles (phase prémenstruelle). Avec un cycle menstruel artificiel, c'est-à-dire créé par l'utilisation cyclique d'un contraceptif contenant des œstrogènes pris pendant trois semaines suivies d'une semaine d'arrêt, les céphalées les plus intenses surviennent le premier jour du saignement vaginal.

Typiquement, les femmes commencent leur contraception œstrogénique cyclique un dimanche, avec le saignement et la céphalée survenant le mercredi de la semaine d'arrêt. Certaines pensent à tort que ces céphalées ne sont pas dues au contraceptif, car elles surviennent pendant la semaine de pause. Ce raisonnement est erroné car c'est précisément le sevrage en œstrogènes durant cette période qui la provoque.

Si tel est le cas, il est important d'arrêter immédiatement la contraception, car sinon, il y a de fortes chances que les céphalées persistent. Il est donc important de ne pas tirer de conclusions hâtives si l'objectif final est de reprendre la contraception.

En général, je recommande aux femmes d'éviter complètement les contraceptifs contenant des œstrogènes en raison de leurs effets néfastes potentiels sur la santé, qui ne se limitent pas aux céphalées. Il n'est d'ailleurs plus nécessaire d'utiliser ce type de contraceptif, car il existe aujourd'hui de nombreux contraceptifs qui contiennent uniquement le composant progestatif.

Comme leur nom l'indique, les contraceptifs contenant des œstrogènes contiennent une hormone œstrogène, mais ils contiennent également une hormone progestative. Il s'agit d'un produit dit «combiné» contenant un œstrogène et un progestatif, ce dernier étant une forme synthétique de la progestérone naturelle qui joue un rôle clé dans le cycle menstruel et la grossesse.

Les progestatifs sont des hormones synthétiques que l'on appelle également progestogènes ou gestagènes. Ils imitent certains des effets de la progestérone, avec l'avantage de pouvoir être administrés par voie orale sous forme de comprimés.

La progestérone naturelle ne peut être prise par voie orale que sous forme micronisée. Sinon, elle doit être administrée sous forme de gel vaginal ou de suppositoire, de suppositoire rectal ou d'injection intramusculaire. Les médecins et autres professionnels de santé la prescrivent sous ces formes pour prévenir les accouchements prématurés et non à des fins contraceptives.

Dans une contraception combinée œstroprogestative, la progestine agit comme contraceptif en épaississant la glaire à l'entrée de l'utérus, appelée col de l'utérus. Cela empêche les spermatozoïdes de pénétrer dans l'utérus et de féconder un ovule libéré par l'ovaire. L'œstrogène a une fonction cosmétique uniquement dans le sens où il provoque des saignements vaginaux pendant la semaine de pause lorsque la contraception est prise de manière cyclique.

Parfois, nous utilisons une contraception combinée œstroprogestative de manière non cyclique, ou continue, ce que nous faisons généralement uniquement lorsqu'elle contient une faible dose d'œstrogène, c'est-à-dire dix a vingt microgrammes par comprimé. Les médecins et autres professionnels de santé peuvent le recommander pour le traitement de la migraine menstruelle, qui est une migraine accompagnée de céphalées survenant principalement au moment des règles ou pendant la période périmenstruelle. Cela peut fonctionner grâce à la suppression de l'ovulation, mais il est nécessaire de surveiller attentivement la fréquence globale des céphalées, car celle-ci peut augmenter.

Contraception progestative pure

La contraception progestative pure existe sous plusieurs formes, permettant de l'adapter aux besoins et préférences de chaque femme. Elle se présente notamment sous forme de comprimés, souvent appelés minipilules, car ils ne contiennent qu'une hormone progestative. La femme les prend quotidiennement sans interruption et cela n'entraine pas de saignements vaginaux, mais parfois, ils provoquent de légers saignements ou des saignements irréguliers. Il existe une pilule contraceptive sans ordonnance de ce type qui contient soixante-quinze microgrammes de progestatif, appelé norgestrel.

Une formulation qui existe depuis plusieurs décennies est une injection intramusculaire à action prolongée qui assure une contraception pendant trois mois. Une autre méthode plus récente consiste en un implant cutané qui assure une contraception efficace pendant trois ans. Les implants utérins contenant de la progestérone assurent une contraception pendant sept ans maximum et sont généralement plus faciles à retirer que les implants cutanés lorsqu'une grossesse est désirée. Ces implants sont également appelés «systèmes intra-utérins» (SIU) et ne doivent pas être confondus avec les stérilets ou dispositifs intra-utérins non hormonal (DIU).

La contraception progestative pure inhibe les menstruations en empêchant la chute des taux de progestérone, qui ne se produit pas tant que le progestatif est présent dans l'organisme. Bien que non conçue initialement pour supprimer l'ovulation, elle y parvient chez la majorité des femmes, surtout après une utilisation prolongée, bien que cet effet ne soit pas constant.

La suppression de l'ovulation signifie l'arrêt du cycle œstrogénique qui accompagne le cycle menstruel; c'est ce cycle œstrogénique qui est généralement néfaste pour les céphalées. Par conséquent, l'utilisation d'un contraceptif progestatif pur peut soulager la migraine si les céphalées surviennent principalement en relation avec le cycle menstruel, c'est-à-dire avant les règles, au milieu du cycle au moment de l'ovulation ou à la fin des règles. Cependant, l'indication doit toujours être le besoin d'une contraception hautement efficace et jamais la prise en charge de la migraine.

Ménopause

Ce que j'ai écrit sur la nécessité d'éviter tout contraceptif contenant des œstrogènes s'applique également au traitement hormonal de la ménopause. Bien que son utilisation ait considérablement diminué, les médecins et autres professionnels de santé la prescrivent encore occasionnellement pour traiter les symptômes de la ménopause, en particulier les bouffées de chaleur et les sueurs nocturnes.

Ce qu'ils omettent souvent de mentionner, c'est que ce traitement ne fait que retarder l'échéance, ce qui signifie qu'après l'arrêt du traitement à base d'œstrogènes, les symptômes réapparaissent avec la même intensité. Je pense qu'il vaut mieux les supporter du mieux possible et attendre qu'ils s'atténuent, sachant qu'ils finiront par disparaître, même si cela peut prendre des mois, voire des années.

En cas de troubles du sommeil sévères, nous pouvons recourir à un médicament, de préférence la trazodone, pour traiter l'insomnie. Les somnifères ou hypnotiques prescrits habituellement créent une dépendance, rendant difficile, voire impossible, l'arrêt du traitement.

La trazodone est officiellement un antidépresseur, mais son effet antidépresseur est minime, voire nul. C'est pourquoi elle n'est plus guère utilisée pour le traitement de la dépression. Cependant, depuis l'introduction de la fluoxétine à la fin des années 1980, nous la prescrivons largement pour traiter l'insomnie.

La fluoxétine est un excellent antidépresseur, mais elle peut provoquer de l'insomnie, et la trazodone s'est avérée utile pour traiter l'insomnie. Elle n'a généralement pas d'effets secondaires, en particulier l'augmentation de l'appétit et la prise de poids, souvent observées avec les médicaments psychiatriques.

Si la trazodone provoque une somnolence diurne, c'est soit que la dose est trop élevée, soit que le médicament est pris trop tard dans la soirée. Le patient doit le prendre au coucher, de préférence avant 22 ou 23 heures. S'il a également des difficultés à s'endormir, il peut le prendre deux heures plus tôt. Bien sûr, il ne faut pas conduire ou utiliser des machines après avoir pris ce médicament, car il provoque une somnolence.

Il est conseillé de commencer par une faible dose, par exemple 25 milligrammes, et de l'augmenter progressivement jusqu'à atteindre l'objectif de 8 à 9 heures de sommeil ininterrompu par nuit. Si même la faible dose de 25 milligrammes provoque une somnolence diurne, le patient peut prendre 12,5 milligrammes à la place et même le prendre au moment du dîner, à condition de ne pas conduire ensuite.

La trazodone ne crée pas de dépendance, ce qui signifie que vous pouvez arrêter de la prendre à tout moment sans conséquences, ce qui est important. Elle est plus efficace lorsqu'elle est prise quotidiennement et nécessite environ trois jours de prise consécutive pour obtenir un effet optimal.

Occasionnellement, je prescrits de la quétiapine pour l'insomnie, surtout si elle est sévère ou accompagnée d'anxiété persistante. Il s'agit d'un antipsychotique ayant un fort effet anxiolytique, mais je l'utilise à des doses beaucoup plus faibles. La dose d'antipsychique est de 400 à 800 milligrammes par jour, tandis que celle que j'utilise pour l'insomnie se situe généralement entre 12,5 et 50 milligrammes par jour, à prendre une fois par jour au coucher.

Si la patiente rencontre également des difficultés à s'endormir, ce qui est fréquent, elle peut prendre le médicament deux heures avant le coucher ou au moment du dîner. Bien sûr, il ne faut pas conduire ni utiliser de machines après la prise, car le médicament provoque une somnolence.

Bien que l'exposition aux œstrogènes dans le cadre d'un traitement œstrogénique ménopausique soit facilement dix fois inférieure à celle d'une contraception contenant des œstrogènes, j'ai tout de même constaté des effets sur les céphalées. Au départ, nous l'avons également prescrit de manière cyclique, comme c'est l'usage avec les contraceptifs contenant des œstrogènes, c'est-à-dire trois semaines de prise suivies d'une semaine d'arrêt. Dans ces conditions, j'ai constaté que les céphalées apparaissaient à chaque fois que la patiente commençait ou arrêtait le traitement, ce qui confirme que les œstrogènes peuvent provoquer des céphalées lors de l'exposition et du sevrage.

Ce phénomène est d'ailleurs similaire à celui de la caféine, qui peut également provoquer des céphalées lors de l'exposition et du sevrage, mais évidemment par un mécanisme différent. Dans les deux cas, les céphalées liés au sevrage sont plus intenses, parfois beaucoup plus intenses, que ceux causés par l'exposition.

Pour en revenir au traitement hormonal de la ménopause, j'ai constaté une disparition complète des migraines après l'arrêt du traitement, un bénéfice de la ménopause qui est autrement annulé par l'œstrogénothérapie.

Migraine chez l'enfant

Lorsque la migraine se développe dans la petite enfance, ce qui est dû à une charge génétique importante (par exemple, lorsque le père souffre de migraine ou a des antécédents de migraine), elle touche aussi bien les garçons que les filles. La divergence dans la fréquence des migraines entre les hommes et les femmes n'apparaît qu'au début de l'adolescence, avec l'apparition des menstruations chez les filles.

Chez le jeune enfant migraineux, la fréquence et l'intensité des céphalées sont généralement limitées. Les céphalées ont tendance à être sporadiques et relativement modérées. En revanche, des symptômes abdominaux tels que des nausées, des vomissements et parfois aussi une gêne ou des douleurs sont souvent présents.

Lorsque les symptômes abdominaux prédominent, on parle de migraine abdominale, et les céphalées peuvent même être absentes.

Il s'agit toutefois d'une affection difficile à diagnostiquer, et j'ai vu des enfants et des jeunes adultes atteints de cette maladie voir leurs symptômes disparaître grâce à un traitement contre la constipation.

En ce qui concerne les céphalées, une attention particulière doit être accordée si elles sont présentes au réveil le matin avec une intensité importante ou si elles réveillent l'enfant pendant la nuit. Ces deux scénarios sont courants dans la migraine, en particulier à un âge plus avancé, mais ils sont inquiétants chez l'enfant.

Ils suggèrent alors la possibilité d'une tumeur cérébrale située à l'arrière de la tête, dans le petit cerveau ou le cervelet. Une telle tumeur cérébrale provoque facilement une dilatation des cavités du cerveau, appelées ventricules. Cela conduit à un trouble connu sous le nom d'hydrocéphalie, qui se manifeste par des céphalées sévères qui apparaissent pendant la nuit.

En ce qui concerne le traitement des céphalées chez les enfants, je préfère éviter les médicaments contre la douleur, ou analgésiques, dans la petite enfance. Une bonne alternative dans ces circonstances est la diphénhydramine, particulièrement sous sa forme liquide. Elle contient 12,5 milligrammes de médicament pour 5 millilitres et est facile à administrer à un jeune enfant.

Comme elle est déjà dissoute, elle est rapidement absorbée et soulage rapidement. Elle apaise l'estomac et, ce faisant, soulage les nausées et les vomissements; en outre, elle provoque une somnolence permettant à l'enfant de dormir. L'une des caractéristiques de la migraine infantile est que les céphalées disparaissent après une sieste; sinon, il faut au minimum une nuit de sommeil pour soulager les migraines.

Apparition de la migraine

Dans la petite enfance, la migraine se manifeste généralement de manière spontanée, comme expliqué précédemment, en raison d'une forte prédisposition génétique. Au début de l'adolescence, les filles présentent souvent des migraines dans l'année qui suit l'apparition des premières règles. À l'adolescence et au début de l'âge adulte, l'utilisation de contraceptifs contenant des œstrogènes peut provoquer l'apparition de migraines. Lorsque ces contraceptifs sont utilisés de manière cyclique, les céphalées surviennent généralement pendant la semaine de pause, en raison du sevrage œstrogénique.

Chez les hommes, la consommation d'alcool au début de l'âge adulte peut provoquer l'apparition de migraines sous forme de céphalées sévères après une cuite. Chez les femmes, au début et au milieu de l'âge adulte, la grossesse est assez souvent à l'origine de l'apparition de migraines, qui sont beaucoup plus fréquentes après la grossesse qu'en cours de grossesse.

À tout âge, un traumatisme crânien, cervical, dorsal ou un événement stressant de la vie peut déclencher l'apparition de migraines. En ce qui concerne l'évènement stressant, de la même manière que les migraines déclenchées par le stress surviennent après l'évènement ou le traumatisme, pendant la relaxation, la migraine peut également se manifester après le stress. L'événement stressant de la vie, tout comme le stress qui déclenche une migraine, peut être positif ou négatif.

Parmi les événements stressants pouvant être associés à l'apparition de migraines, on peut citer la maladie, une opération chirurgicale, un déménagement, l'école, le travail et le mariage. Son apparition après une chirurgie gynécologique impliquant l'ablation des ovaires, par exemple dans le cadre d'une hystérectomie totale, peut également être due à l'instauration d'un traitement œstrogénique post-opératoire.

Chez les adolescents, en particulier, j'ai observé l'apparition de migraines liées au développement d'un syndrome de retard de phase du sommeil. Il s'agit d'une forme particulière d'insomnie, très similaire au décalage horaire important que l'on ressent après un voyage vers l'est. Il faut des heures pour s'endormir, il est impossible de se lever le matin et on se sent épuisé toute la journée. Cela diffère de l'insomnie générale, également appelée insomnie primaire, qui se caractérise par des difficultés à s'endormir et des réveils fréquents et précoces qui perturbent le sommeil.

Insomnie

Bien entendu, l'insomnie primaire est également une condition associée à la fatigue et, par conséquent, une cause potentielle de céphalées, bien que généralement moins sévèrement qu'un syndrome de retard de phase du sommeil. Cela peut s'expliquer par le fait que dans le trouble du retard de phase du sommeil, le sommeil est déphasé par rapport à la physiologie du corps, ce qui n'est pas le cas dans l'insomnie primaire.

Dans ce dernier cas, l'interruption du sommeil est généralement plus préjudiciable à l'accumulation d'énergie que les problèmes d'endormissement et de réveil précoce. De plus, son traitement est plus simple que celui du syndrome de retard de phase du sommeil, que les somnifères ou les hypnotiques ont tendance à aggraver. Il s'agit d'un dérèglement de l'horloge biologique, qui est heureusement temporaire dans le cas du décalage horaire, mais qui est ici un état permanent. Comme on peut l'imaginer, cela perturbe considérablement les performances pendant la journée, que ce soit au travail ou à l'école.

Si déménager vers l'ouest n'est pas envisageable, un travail en horaires décalés de 9 à 17 heures peut résoudre le problème, mais cela n'est évidemment pas envisageable pendant la scolarité. Au moment où un adolescent souffrants d'un syndrome de retard de phase du sommeil se sent à peu près en forme, luttant contre la fatigue et souvent contre des céphalées dues à l'insomnie, la journée d'école est déjà terminée. L'enseignement à domicile ou le soutien scolaire à domicile sont généralement les seules possibilités qui restent, et il est compréhensible que cela leur demande beaucoup d'efforts pour obtenir de bons résultats scolaires.

Le syndrome de retard de phase du sommeil est traité par la mélatonine, une hormone qui joue un rôle important dans le rythme circadien, c'est-à-dire l'horloge interne de vingt-quatre heures, ou cycle veille-sommeil. Il est essentiel que le patient la prenne quotidiennement de manière très régulière, deux heures avant l'heure souhaitée pour se coucher ou s'endormir. Il doit utiliser une formulation à libération immédiate et non à libération prolongée.

Dans le contexte du sommeil, j'aimerais également mentionner l'insomnie due au syndrome des jambes sans repos, ou SJSR. Il s'agit d'un trouble qui affecte principalement la capacité à s'endormir en raison d'une sensation très désagréable dans les jambes, associée à une envie irrésistible de les bouger. Une fois endormi, le sommeil est généralement bon, sans interruptions ni réveil précoce. La sensation désagréable dans les jambes peut apparaître dès que la personne s'allonge dans son lit pour se coucher, mais elle peut également commencer dès le soir, au moment de se détendre.

L'insomnie due au syndrome des jambes sans repos répond généralement mal aux somnifères généraux ou aux hypnotiques; d'après mon expérience, un médicament appelé pramipexole est le plus efficace pour la traiter. Il est commercialisé pour le traitement de la maladie de Parkinson, mais il est également très efficace contre le syndrome des jambes sans repos. Les patients le tolèrent généralement bien, sans effets secondaires, même en cas d'utilisation prolongée, qui est généralement nécessaire.

Spécifiquement pour le traitement du syndrome des jambes sans repos, je le prescris deux fois par jour, au dîner et au coucher. En général, une petite dose, comme 0,125 milligramme, prise à ces moments-là, est bénéfique; parfois, une dose plus élevée est nécessaire, comme 0,25 milligramme deux fois par jour.

Chapitre 5

Comment la migraine se manifeste-t-elle?

Céphalée

L'élément central de la migraine, en termes de manifestation, est la survenue de récurentes et intenses céphalées, c'est-à-dire des maux de tête modérés à sévères, ou d'une intensité d'au moins quatre sur une échelle de dix points. Les indicateurs d'une telle intensité sont: l'absence de soulagement significatif par les analgiques en vente libre, leur association à des nausées ou vomissements, la nécessité d'interrompre toute activité ou de s'allonger, et des céphalées réveillant le patient pendant son sommeil.

Le ralentissement de la vidange gastrique explique l'absence de soulagement significatif par les analgésiques en vente libre ainsi que l'association avec des nausées ou des vomissements. Dès que les céphalées dépassent le niveau quatre sur une échelle de dix points, elles activent le système nerveux sympathique à un point tel que celui-ci ralentit la vidange gastrique.

Le système nerveux sympathique est la partie du système nerveux involontaire ou autonome qui est stimulée par le stress mental ou physique. Il provoque des palpitations cardiaques et une sensation de «papillons» dans l'estomac. Les céphalées sont un stress physique qui l'active autant que le stress mental, et cette activation est directement proportionnelle à l'intensité de la douleur.

Le ralentissement de la vidange gastrique entraîne une rétention de son contenu, quel qu'il soit, y compris les comprimés ou gélules pris pour soulager la migraine. Les médicaments ne sont pas absorbés dans l'estomac, mais dans l'intestin grêle, et pour y parvenir, ils doivent passer par l'estomac, c'est-à-dire que l'estomac doit les faire progresser.

Lors de céphalées migraineuses modérées à sévères, l'estomac ne fait pas passer les médicaments comme il le devrait, ce qui réduit leur efficacité. En général, seuls les médicaments qui traitent spécifiquement les migraines peuvent, grâce à leur puissance, surmonter cet effet et, quoi qu'il en soit, apporter un soulagement significatif. Cependant, ils offrent de meilleurs résultats lorsqu'ils sont pris dès une intensité légère de la céphalée, c'est-à-dire à un niveau de quatre ou moins sur l'échelle de dix points.

L'objectif du traitement abortif de la migraine est de soulager complètement la céphalée en deux heures, ce que nous ne pouvons généralement obtenir qu'avec un médicament pris par voie orale si la céphalée est légère. Nous pouvons bien sûr l'administrer par d'autres voies que la voie orale, c'est-à-dire par voie non orale, par exemple sous forme de spray nasal, de suppositoire rectal ou d'injection. Le ralentissement de la vidange gastrique n'affecte pas leur absorption s'ils sont pris par voie rectale ou par injection. Ce n'est cependant pas toujours le cas avec les sprays nasaux, car la muqueuse nasale absorbe mal les médicaments.

De plus, les sprays nasaux liquides posent le problème que, en raison de leur volume, une partie du médicament s'écoule par l'avant et l'arrière. Ce qui s'écoule à l'arrière finit par atteindre l'estomac, le traverse et est absorbé dans l'intestin grêle.

Par exemple, avec les sprays nasaux liquides à base de triptans pour le traitement abortif de la migraine, 70 à 85 pour cent du médicament s'écoule à l'arrière de la gorge. Par conséquent, avec ces sprays, la majeure partie du médicament est absorbée dans l'intestin grêle plutôt que dans le nez; son efficacité est donc affectée par le ralentissement de la vidange gastrique mentionné précédemment.

Ce problème est moins fréquent avec les sprays nasaux en poudre, car les médicaments sous forme de poudre adhèrent mieux à la muqueuse nasale que les liquides et, en outre, il y a moins d'écoulement à l'avant et à l'arrière. L'association avec un agent dit «améliorant la perméabilité membranaire» est un autre moyen de rendre l'absorption d'un médicament intranasal moins dépendante de l'estomac et, par conséquent, sensible à l'intensité de la céphalée.

Nausées

La rétention du contenu gastrique est également la raison pour laquelle les migraines sont associées à des nausées, mais généralement uniquement lorsqu'elles sont d'intensité modérée à sévère. Lorsque des céphalées de moindre intensité y sont associées, il s'agit probablement d'un problème gastrique sous-jacent. Si tel est le cas, il est essentiel d'en identifier la cause et de la traiter, car cela pourrait également améliorer les céphalées.

Il est recommandé de traiter les nausées liées à la migraine avec des médicaments qui ne ralentissent pas davantage la vidange gastrique. Un simple antiacide, tel que le carbonate de calcium, peut suffire, et des médicaments comme la dompéridone et le métoclopramide peuvent même accélérer la vidange gastrique.

En revanche, il faut éviter les médicaments comme la prochlorpérazine et l'ondansétron, car bien qu'ils soulagent efficacement les nausées, ils ralentissent encore plus la vidange gastrique. Il est particulièrement déconseillé de les associer à des médicaments oraux pour traiter la céphalée, car ceux-ci sont déjà difficiles à absorber dans ces conditions.

Les vomissements n'apparaissent généralement qu'avec les céphalées les plus intenses, et le patient peut rejeter des aliments ingérés plusieurs heures auparavant. Chez les jeunes enfants, les vomissements peuvent s'accompagner d'un soulagement significatif, voire d'une disparition de la céphalée. Les adultes migraineux n'ont pas cette chance, bien qu'ils puissent ressentir un répit temporaire après les vomissements.

Dans la mesure du possible, il convient toutefois d'essayer de prévenir les vomissements, car l'acte lui-même est douloureux pour la tête en cas de migraine. Les antiacides ou les médicaments tels que la dompéridone et le métoclopramide sont les plus efficaces dans ce cas, car ils ne ralentissent pas la vidange gastrique et peuvent même l'améliorer. Les patients les tolèrent généralement bien, sans effets secondaires notables comme la fatigue ou la somnolence.

Outre les symptômes gastro-intestinaux, notamment les nausées, parfois les vomissements et occasionnellement la diarrhée, les céphalées migraineuses sont associées à une hypersensibilité sensorielle. La sensibilité à la lumière, également appelée photophobie, est généralement le premier symptôme à apparaître avec l'augmentation de l'intensité de la céphalée, suivie par la sensibilité au bruit, ou phonophobie. Avec une augmentation supplémentaire de l'intensité des céphalées, des nausées sont susceptibles d'apparaître, ainsi qu'une sensibilité aux odeurs, appelée osmophobie ou odorphobie.

Comme mentionné précédemment, ce n'est que lorsque les céphalées deviennent très intenses que des vomissements surviennent, un stade de l'évolution des céphalées que nous voulons absolument éviter. Une fois qu'un migraineux est dans cet état, seul un traitement injectable peut soulager la douleur, mais si le patient n'y est pas opposé, un suppositoire rectal peut également être utile.

Un médicament judicieux à avoir dans son réfrigérateur, en cas de céphalée intense avec vomissements (même rarement), est la prométhazine. Cet antihistaminique apaise l'estomac, soulageant potentiellement nausées et vomissements, et a un effet sédatif induisant de la somnolence. Il est toutefois important de prendre une dose suffisante, par exemple cinquante milligrammes, et de la répéter si nécessaire après une heure. Une dose aussi élevée provoquera probablement une somnolence menant au sommeil, ce qui, en cas de migraine sévère, est une bénédiction.

Dans ce contexte, il est important de rappeler qu'à l'exception des migraines infantiles, qui peuvent être soulagées par une sieste, il faut généralement une nuit complète de sommeil pour se remettre d'une migraine. Cependant, il est possible de se réveiller le lendemain avec une céphalée résiduelle, surtout si elle durait depuis plusieurs jours.

Service des urgences

Laisser une céphalée migraineuse sévère accompagnée de vomissements se prolonger peut finir par créer un cercle vicieux difficile à briser autrement qu'en se rendant aux urgences. Une telle visite implique un traitement par médicaments administrés par voie intraveineuse, un scénario que nous devons également éviter. Les services d'urgence sont très animés, éclairés par des lumières fluorescentes et bruyants, avec des bips à haute fréquence et des conversations, ce qui en fait le dernier endroit au monde où un migraineux souhaite se trouver lorsqu'il souffre d'une migraine sévère.

Les médicaments administrés par voie intraveineuse pour soulager les céphalées aux urgences ne sont pas spécifiques à la migraine. Par conséquent, ils peuvent n'apporter qu'un soulagement temporaire, mais suffisamment long, espérons-le, pour permettre au patient de rentrer chez lui et de dormir.

Les médicaments couramment administrés dans ce contexte sont le kétorolac, un anti-inflammatoire analgésique; l'hydromorphone, un analgésique opioïde ou narcotique; et l'ondansétron, la prochlorpérazine, la prométhazine ou le métoclopramide comme antiémétiques.

En ce qui concerne la prométhazine, elle ne doit jamais être administrée par voie intraveineuse, car elle peut provoquer une inflammation grave de la veine par laquelle elle est administrée. Lorsque le métoclopramide est administré par voie intraveineuse, il doit toujours être associé à la diphénhydramine afin de prévenir l'apparition d'un effet secondaire appelé akathisie, qui se caractérise par une agitation.

Plusieurs de ces médicaments, en particulier la diphénhydramine, l'hydromorphone, la prochlorpérazine et la prométhazine, provoquent de la somnolence. Par conséquent, il ne faut pas s'attendre à retrouver une activité normale, par exemple à reprendre le travail, après une visite aux urgences.

Le sumatriptan et la dihydroergotamine sont des médicaments spécifiques contre la migraine que nous pourrions administrer aux urgences en cas de céphalées, mais que nous n'utilisons presque jamais, sans raison valable. Le sumatriptan est disponible en injection sous-cutanée en trois dosages (trois, quatre et six milligrammes), à répéter après une heure s'il est bien toléré et s'il ne soulage pas complètement les céphalées.

La dose de dihydroergotamine est d'un milligramme, administrée par voie sous-cutanée ou intramusculaire après injection intramusculaire d'un médicament antinauséeux, de préférence un médicament qui ne provoque pas de somnolence, tel que le métoclopramide ou l'ondansétron. Comme mentionné précédemment, les céphalées sévères s'accompagnent souvent de nausées, voire de vomissements, et la dihydroergotamine peut aggraver ces symptômes, en particulier si nous n'administrons pas au préalable un médicament antinauséeux.

Alors que l'administration sous-cutanée de sumatriptan soulage les céphalées sévères en vingt à quarante minutes, la dihydroergotamine met facilement une à deux heures pour obtenir le même résultat, mais le soulagement peut durer beaucoup plus longtemps, souvent plusieurs jours. Avec le sumatriptan, en revanche, les céphalées peuvent réapparaître dans les douze à seize heures, parfois de manière si intense qu'une autre injection est nécessaire pour les soulager.

Système nerveux sympathique

Les symptômes fréquemment associés aux céphalées migraineuses, tels que les nausées, les vomissements, la photophobie, la phonophobie et l'osmophobie, sont souvent considérés comme spécifiques à la migraine et utilisés pour diagnostiquer cette affection. En ce qui me concerne, ces deux approches sont erronées; ces symptômes ne sont pas spécifiques à la migraine et nous ne devrions pas nous baser sur eux pour établir un diagnostic, ne serait-ce que parce qu'ils manquent de spécificité.

Ils sont dus à l'activation du système nerveux sympathique qui, comme mentionné précédemment, est la partie du système nerveux involontaire ou autonome responsable des palpitations cardiaques et de la sensation de « papillons » dans l'estomac. La douleur stimule le système nerveux sympathique, qui est très présent dans le contexte d'une migraine. Le degré d'activation est proportionnel à l'intensité de la céphalée, provoquant d'abord une photophobie, puis une phonophobie, suivies de nausées et d'osmophobie, pour finalement aboutir aux vomissements.

La présence marquée de symptômes sympathiques durant les crises migraineuses suggère soit une douleur particulièrement intense, peut-être même plus que nous ne le réalisons généralement, soit un seuil d'activation particulièrement bas, soit les deux. D'autres symptômes que nous observons couramment avec les migraines et qui ont la même origine sont la pâleur du visage, ou le teint blême, et la froideur du nez, des mains et des pieds.

Pour diagnostiquer une migraine, il convient de se concentrer sur des céphalées récurrentes et très intenses, dont nous pouvons déduire l'intensité, entre autres, par les symptômes associés, mais sans nous y limiter exclusivement.

Certains patients migraineux présentent bien des céphalées intenses et récurrentes caractéristiques de la maladie, mais sans aucun des symptômes d'accompagnement mentionnés. Il est crucial que ces patients reçoivent également un diagnostic de migraine, afin qu'ils puissent bénéficier des traitements spécifiquement développés pour ce trouble souvent invalidant.

Si l'intensité des céphalées, comme expliqué précédemment, est bien une caractéristique de la migraine dans le sens où elle est élevée, la fréquence des céphalées ne l'est pas. Cela signifie que vous pouvez souffrir de migraine et avoir des céphalées occasionnelles, peut-être deux fois par an ou même moins, ou très fréquentes, jusqu'à tous les jours. La migraine est une predisposition génétique, mais cette composante héréditaire n'explique pas à elle seule la fréquence des crises.

Contractures musculaires

Les migraines fréquentes s'accompagnent invariablement de contractures des muscles du cou, des épaules, du haut du dos et souvent aussi de la mâchoire. Ces tensions musculaires sont alors probablement également présentes au niveau de la tête, mais elles y sont plus difficiles à ressentir, en l'absence d'articulations mobiles comme pour la mâchoire et le cou.

Mon expérience clinique suggère que dans ces circonstances, les contractures musculaires influencent la fréquence des céphalées et pourraient également contribuer à leur intensité. Cette observation repose sur ma pratique extensive des injections de points gâchettes et de toxine botulique chez les patients souffrants de céphalées, en particulier ceux qui souffrent de migraines.

Nous pratiquons des injections dans les points gâchettes à l'aide d'un anesthésique local, comme la lidocaïne, que nous injectons dans des zones sensibles des muscles, que nous appelons points gâchettes, car leur stimulation peut provoquer une douleur projetée à distance. Par exemple, une pression exercée sur un point gâchette du muscle trapèze peut déclencher une douleur dans la tempe du même côté. Nous savons que l'injection d'un anesthésique local dans ces points détend les muscles, bien que temporairement. Lorsque nous y injectons de la toxine botulique, les effets bénéfiques durent beaucoup plus longtemps.

D'après mon expérience, les injections musculaires d'un anesthésique local ou de toxine botulique peuvent réduire la fréquence et l'intensité des migraines. Nous avons d'ailleurs démontré que trente-et-une injections de toxine botulique au niveau frontal, temporal, occipital, cervical et scapulaire apportent un bénéfice dans une forme particulière: la migraine chronique.

Migraine chronique

Le terme «migraine chronique» prête quelque peu à confusion, car l'adjectif *chronique* à deux significations: «qui dure longtemps» et «qui se répète fréquemment». La migraine est, par définition, une affection chronique dans le sens où les personnes en souffrent pendant des années, voire des décennies. Dans la majorité des cas, elle apparaît entre cinq et quinze ans et ne disparaît souvent qu'à l'âge de cinquante ou soixante ans, chez les femmes souvent en lien avec l'arrivée de la ménopause.

Dans le terme *migraine chronique*, l'adjectif signifie «récurrent», et désigne officiellement un trouble migraineux avec des céphalées pendant au moins la moitié d'un mois. Bien sûr, dans cette définition, la durée d'au moins la moitié d'un mois est arbitraire et n'a rien de magique. Les patients souffrants de migraine chronique ont généralement des céphalées quotidiennes ou quasi quotidiennes, et en moyenne bien plus de vingt jours par mois.

Une approche plus clinique consisterait à définir la migraine chronique comme une migraine qui a perdu son caractère paroxystique, c'est-à-dire son schéma de survenue des céphalées. La migraine se caractérise par des céphalées intenses et récurrentes, appelées crises ou paroxysmes, qui surviennent lors d'épisodes bien définis, avec un début et une fin distincts.

Avec l'augmentation de la fréquence des céphalées, ce schéma de crise ou paroxystique finit par disparaître, ce qui fait que les céphalées se confondent les unes avec les autres. Cela rend certainement leur traitement abortif plus difficile et peut donc être une bonne raison de leur donner un nom différent.

Dans cette optique, il semble également logique d'appeler cette affection *épisodique* si elle n'a pas atteint le stade chronique en raison de l'apparition paroxystique des céphalées. La définition «un demi-mois ou plus» est toutefois appropriée pour la recherche clinique en raison de sa nature opérationnelle. C'est en effet l'usage auquel elle était initialement destinée, et non à une utilisation dans la pratique clinique, ce que les médecins et autres professionnels de santé ignorent malheureusement souvent.

Comorbidités

D'un point de vue médical, l'état de santé général du patient est probablement plus important que le caractère épisodique ou non épisodique, ou chronique, des céphalées. Hormis les céphalées, les patients souffrants de migraines épisodiques sont généralement en bonne santé, tandis que ceux souffrants de migraines chroniques ont tendance à présenter plusieurs troubles médicaux et psychiatriques, que nous appelons communément comorbidités.

Nous partons généralement du principe que les comorbidités sont des troubles indépendants de ceux auxquels elles sont associées. Cependant, dans le cadre de la migraine, cette conception mérite d'être nuancée. J'ai pour habitude d'intégrer ces comorbidités dans la prise en charge thérapeutique, ce qui bénéficie ultimement à la migraine et au patient.

Parmi les comorbidités les plus fréquentes figurent les troubles psychiatriques, l'anxiété et la dépression, qui sont quasi systématiques chez les patients souffrants de migraine chronique. La fatigue et l'insomnie sont également fréquentes, mais je ne les considère pas comme des troubles psychiatriques, bien qu'elles soient souvent considérées comme telles.

Nous obtiendrons sans aucun doute de meilleurs résultats si nous considérons l'insomnie comme un trouble neurologique et la fatigue comme un trouble métabolique. L'insomnie peut très bien être la cause de la fatigue, si celle-ci est présente, mais il peut également y avoir d'autres raisons pour lesquelles le patient se sent fatigué, telles que l'anémie, une carence en fer ou une fonction thyroïdienne faible, c'est-à-dire l'hypothyroïdie.

Comme mentionné précédemment, la migraine chronique s'accompagne systématiquement de contractures des muscles cervicaux, scapulaires, du haut du dos et souvent de la mâchoire. Nous supposons généralement que cette tension musculaire est le résultat du stress, mais je pense que lorsqu'elle est présente de manière continue ou persistante, la fatigue en est plus souvent la cause. La fatigue signifie un manque d'énergie métabolique, et les muscles ont besoin d'énergie pour se détendre; sans elle, ils restent contractés et, par conséquent, tendus.

La tension musculaire mentionnée ci-dessus peut également toucher d'autres muscles posturaux que ceux mentionnés, en particulier les muscles du bas du dos et les muscles du mollet. Lorsque la tension touche ces derniers, elle peut se manifester par des crampes dans les jambes ou les pieds, appelées «charley horses» d'après un vieux cheval nommé Charley, ou par un syndrome appelé syndrome des jambes sans repos, ou SJSR.

Les crampes de Charley surviennent pendant l'exercice, mais sont particulièrement gênantes lorsqu'elles se produisent la nuit, provoquant un réveil douloureux. J'ai constaté que le traitement à base de thiamine, ou vitamine B_1, à raison de cent milligrammes par jour, était efficace pour prévenir ces crampes douloureuses.

Le syndrome des jambes sans repos est une cause majeure d'insomnie, caractérisée par des difficultés à s'endormir en raison d'une envie irrésistible de bouger les jambes. Le traitement le plus efficace est un médicament contre la maladie de Parkinson appelé pramipexole, pris au moment du dîner et au coucher.

Parfois, la tension musculaire s'étend du centre du corps, le tronc, vers les extrémités, et on parle alors de fibromyalgie.

En raison de l'implication des muscles du tube digestif, les troubles de l'estomac et du gros intestin sont également des comorbidités assez courantes de la migraine chronique. Si l'estomac ne se vide pas bien régulièrement, la rétention d'acide peut entraîner des symptômes tels que des brûlures d'estomac, des reflux, des nausées ou des douleurs abdominales.

Si le gros intestin ne se vide pas correctement et régulièrement, une constipation se développe, avec des selles peu fréquentes et dures, difficiles à évacuer. La constipation peut à son tour entraîner une diarrhée, appelée dans ce contexte diarrhée paradoxale, et l'affection peut ensuite évoluer vers un syndrome du côlon irritable de type mixte.

Le syndrome du côlon irritable, ou SCI, se présente sous trois formes: à prédominance de constipation, ou SCI-C; à prédominance de diarrhée, ou SCI-D; et mixte, ou SCI-M. Nous le diagnostiquons lorsqu'un rythme intestinal anormal est associé à une gêne ou une douleur abdominale, généralement soulagée par une ou plusieurs selles.

Population générale

Environ 20 pour cent des personnes souffrants de migraine, soit une personne sur cinq, ont des céphalées suffisamment fréquentes pour répondre aux critères de migraine chronique. Pour ces patients, nous évaluons la charge globale des céphalées en comptabilisant à la fois les jours avec migraine et ceux avec d'autres types de céphalées, tels que des céphalées de tension ou des céphalées sinusales.

Chez les migraineux, les céphalées en général, qu'elles soient de type tensionnel ou sinusales, évoluent rapidement vers des migraines et deviennent modérées ou sévères. Comme la migraine touche environ 15 pour cent de la population générale, cela signifie qu'environ 3 pour cent souffre de migraine chronique, ce qui représente un pour cent considérable.

Environ le même pour cent souffre quotidiennement ou presque quotidiennement de céphalées d'intensité légère, sans migraines intenses. Nous appelons cette forme de céphalée: céphalée de contraction musculaire chronique, céphalée de tension chronique ou céphalée de type tensionnel chronique. Les patients consultent rarement pour ce trouble, car les analgésiques en vente libre soulagent les céphalées, au moins temporairement, ce qui n'est pas le cas de la migraine.

Parmi les quelque 12 pour cent de migraineux dans la population générale souffrants de migraine épisodique, la majorité souffre de migraine sans aura, anciennement appelée migraine commune. Cette forme de migraine touche environ 10 pour cent de la population, et les 2 pour cent restants souffrent de migraine avec aura, anciennement dénommée migraine classique.

Si l'on considère la population générale, environ 10 pour cent souffre de migraine sans aura, environ 2 pour cent de migraine avec aura et environ 3 pour cent de migraine chronique.

La migraine sans aura et la migraine avec aura sont les deux formes les plus courantes de migraine épisodique. La différence majeure réside dans le fait que la migraine avec aura est précédée d'une aura qui sert de signe avant-coureur. Celle-ci est généralement de nature visuelle, affecte la vue et survient généralement avant l'apparition de la céphalée ou pendant la phase initiale de son développement.

Chapitre 6

Pourquoi est-ce que je perds la vision?

Aura visuelle

Dans le contexte de la migraine, vous ne perdez pas réellement la vision, mais une hallucination primitive peut l'obscurcir temporairement. C'est ce qui se produit typiquement dans la migraine avec aura, soit avant l'apparition de la céphalée, soit pendant la phase initiale de son développement.

L'origine de ce phénomène réside dans une activité anormale du cortex occipital, situé à l'arrière du cerveau où se trouve le centre de la vision. Cette activité donne l'impression de voir quelque chose qui n'existe pas réellement, constituant ainsi l'hallucination. Cependant, il ne s'agit pas de visions complexes, comme un visage ou une personne, mais de formes simples comme des lignes en zigzag ou des taches d'où le terme d'hallucination primitive.

Comme cette activité implique le cortex occipital, les formes perçues sont brillantes, scintillantes et parfois colorées. De plus, l'activité se propage à travers le cortex occipital d'une manière particulière, donnant un mouvement à ces lignes ou taches. L'observation clinique suivante illustre la vitesse de cette propagation, l'aura visuelle migraineuse durant généralement de quinze a trente minutes.

Une femme de quarante-sept ans souffre de migraine depuis l'âge de dix-neuf ans. Les céphalées sont progressivement devenues plus fréquentes, jusqu'à survenir une à deux fois par semaine. Elles apparaissent généralement pendant la journée, atteignent leur intensité maximale en deux heures et durent un à trois jours.

Les céphalées sont toujours localisées à droite et s'étendent du front, au sommet du crâne, jusqu'à l'arrière de la tête. Elles sont d'intensité modérée à sévère, de nature pulsatile, et associées à une sensibilité à la lumière et, lorsqu'elles sont sévères, à des nausées. Deux à quatre fois par an, les céphalées sont précédées d'un trouble visuel survenant cinq à dix minutes avant leur apparition.

Sur une période de quatre ans, la patiente a présenté treize épisodes de troubles visuels, dont six à gauche et sept à droite, tous suivis d'une céphalée du côté droit. À trois reprises, les troubles sont apparus pendant le sommeil et étaient encore présents au réveil. À dix reprises, ils sont apparus pendant la journée, ce qui a permis à la patiente de chronométrer leur durée.

La durée moyenne de ces dix troubles visuels était de 25,2 minutes, allant de 22 à 29 minutes. Ils consistaient en un arc de lignes ondulées en zigzag, qui s'élargissaient progressivement à mesure que le trouble se déplaçait vers la périphérie, suivi d'un tourbillon gris comme une image rémanente. En outre, des taches aveugles apparaissaient avant, pendant ou après l' arc de lignes ondulées en zigzag.

Nous pensions autrefois que l'aura visuelle migraineuse résultait d'une vasoconstriction des vaisseaux cérébraux postérieurs privant le cerveau d'oxygène. Nous savons désormais qu'il s'agit en réalité d'une activation particulière de la zone visuelle cérébrale.

Cette activation est brève et suivie d'une dépression plus prolongée. Comme nous avons découvert cette dépression en premier en raison de sa durée, nous parlons de dépression corticale envahissante alors qu'il s'agit en réalité d'une excitation corticale envahissante. Nous ignorons ce qui la déclenche, pourquoi elle survient ou quel est son rôle. Nous savons cependant que la stimulation visuelle peut provoquer l'aura visuelle migraineuse, particulièrement en situation de fatigue.

Un scénario typique est celui d'une conduite sur une route bordée d'arbres au printemps ou à l'automne, lorsque le soleil est bas, générant une stimulation stroboscopique qui déclenche facilement une aura migraineuse visuelle. Cependant, cela est beaucoup plus susceptible de se produire le soir, par exemple en rentrant du travail, que le matin, en se rendant au travail. La différence réside dans le fait que le soir, surtout après une journée de travail, nous sommes fatigués, contrairement au matin, où nous sommes reposés après une nuit de sommeil.

Nous appliquons ces connaissances en laboratoire lorsque nous voulons étudier l'aura migraineuse visuelle. Dans le cadre d'une étude, nous demandons aux migraineux de faire de l'exercice physique intense, par exemple en jouant au basket, puis nous les stimulons visuellement à l'aide d'un stroboscope.

Les cellules cérébrales et les cellules musculaires partagent le besoin d'énergie pour mettre fin à leur activité, ce qui, pour les cellules musculaires, signifie se relâcher. De la même manière, les cellules cérébrales ont besoin d'énergie pour se détendre, même si leur détente ne va bien sûr pas au-delà de la cessation de leur activité.

Si elles ne se calment pas, les cellules cérébrales restent actives et excitables et peuvent même entrer en crise. C'est ce qui peut se produire lorsque l'on passe une nuit blanche, comme c'est le cas des étudiants qui révisent toute la nuit ou des recrues qui montent la garde toute la nuit.

La propagation de l'excitation corticale pourrait être la soupape de sécurité du cerveau pour interrompre son activité lorsqu'il n'est pas en mesure de le faire naturellement, par exemple en raison d'un manque d'énergie métabolique. Provoquer les hallucinations visuelles primitives de l'aura migraineuse et obscurcir temporairement la vision est certainement préférable à une crise convulsive!

Le premier signe de l'aura visuelle migraineuse est typiquement une tache scintillante près du centre du champ visuel. En s'élargissant, cette tache s'ouvre vers l'intérieur pour former un croissant ou un demi-cercle de lignes scintillantes en zigzag, brillantes et parfois colorées. Ce croissant, appelé scotome scintillant, spectre de fortification ou teichopsie, se déplace ensuite lentement vers la périphérie du champ visuel.

L'aura migraineuse visuelle se développe généralement dans un champ visuel ou dans l'autre, mais il est très rare qu'elle progresse dans les deux en même temps. Il devient alors très difficile de voir et dangereux de conduire. Conduire avec une aura migraineuse dans un seul champ visuel est déjà suffisamment pénible!

Du début à la fin, l'aura migraineuse visuelle dure généralement entre quinze a trente minutes. Elle disparaît progressivement à la périphérie du champ visuel dans lequel elle s'est développée ou en sortant du champ de vision.

Aura somatosensitive

Il est possible que l'excitation corticale qui se propage affecte d'autres zones du cerveau que le cortex occipital, où siège la vision. Cependant, ce phénomène reste rare, et les symptômes qui en découlent dépendent de la localisation cérébrale de cette excitation. La deuxième zone la plus fréquemment touchée est le cortex somatosensoriel, situé sur le côté du cerveau. Cette région reçoit et traite les informations sensorielles, comme le toucher, provenant du côté opposé du corps, ou soma. Dans le cerveau, toutes les voies sont croisées, et le cortex visuel à l'arrière du cerveau ne fait pas exception.

L'activation du cortex somatosensoriel provoque une sensation de picotements dans la partie opposée du corps, similaire à celle que nous ressentons lorsqu'un membre s'engourdit. Elle peut également donner une impression de faiblesse, comparable à ce qu'on éprouve en essayant d'utiliser un membre engourdi. Nous appelons cette manifestation résultant de l'activation du cortex somatosensoriel «syndrome cheiro-oral» ou «paresthésies digitolinguales».

Ce syndrome consiste en des picotements commençant généralement au niveau des doigts d'une main, remontant progressivement le bras, pour finalement affecter la région nez-bouche du même côté. L'observation clinique suivante en donne un exemple et illustre également le troisième et plus rare symptôme d'aura migraineuse: des troubles du langage dus à l'atteinte du centre de la parole cérébral.

Dans cette observation, l'aura visuelle démontre la composante excitation du phénomène d'excitation-dépression corticale envahissante à travers le croissant de lignes scintillantes en zigzag. Elle montre la composante dépression dans la zone grise se déplaçant avec lui comme une bande située contre sa face interne.

Une femme de trente-cinq ans souffre de migraine depuis l'âge de neuf ans. Les céphalées surviennent une à deux fois par an, précédées d'un trouble visuel qui consiste en une zone grise au centre du champ visuel. À droite de cette zone grise se développe un croissant de lignes scintillantes en zigzag qui s'étend progressivement vers la périphérie du champ visuel droit. Tandis que le croissant se déplace, la zone grise l'accompagne comme une bande contre sa face interne.

Les troubles visuels durent une heure et sont immédiatement suivis de céphalées. Les céphalées sont localisées au niveau de la tempe, généralement à droite, mais parfois à gauche. Elles sont intenses, constantes et accompagnées de nausées et, parfois, de vomissements. Les céphalées durent trente-six heures. Elles sont déclenchées par un jeûne prolongé, les odeurs fortes et l'exercice physique.

Lorsque la patiente prenait un contraceptif contenant des œstrogènes, les troubles visuels étaient associés à une sensation de picotements. Ceux-ci commençaient dans les doigts de la main gauche et s'étendaient progressivement vers l'avant-bras, pour finalement atteindre le côté gauche du visage, affectant le nez, la bouche, la langue et le palais. À une occasion, en plus du trouble visuel, elle a présenté une élocution difficile et des troubles de l'articulation.

Dans le cas clinique ci-dessus, sous contraception œstrogénique, l'aura migraineuse est passée d'une atteinte purement visuelle à une forme incluant également des symptômes somatosensitifs et du langage. L'utilisation de contraceptifs contenant des œstrogènes est associée à un risque accru d'accident vasculaire cérébral, bien que minime; il en va de même, d'ailleurs, pour le traitement œstrogénique de la ménopause. Cependant, il ne faut pas interpréter le changement ci-dessus dans la présentation de l'aura comme étant lié à un accident vasculaire cérébral; il est plutôt dû à un effet des œstrogènes sur le métabolisme énergétique.

Les œstrogènes augmentent la fixation des hormones thyroïdiennes aux protéines sanguines, empêchant ainsi les hormones d'entrer dans les cellules et de remplir leur fonction. Si la glande thyroïde n'a pas la capacité de réserve nécessaire pour compenser cette liaison accrue, il en résulte une diminution de la fonction thyroïdienne et, par conséquent, du métabolisme énergétique. Cela affecte le fonctionnement des cellules cérébrales en les entravant et en annulant leur activité.

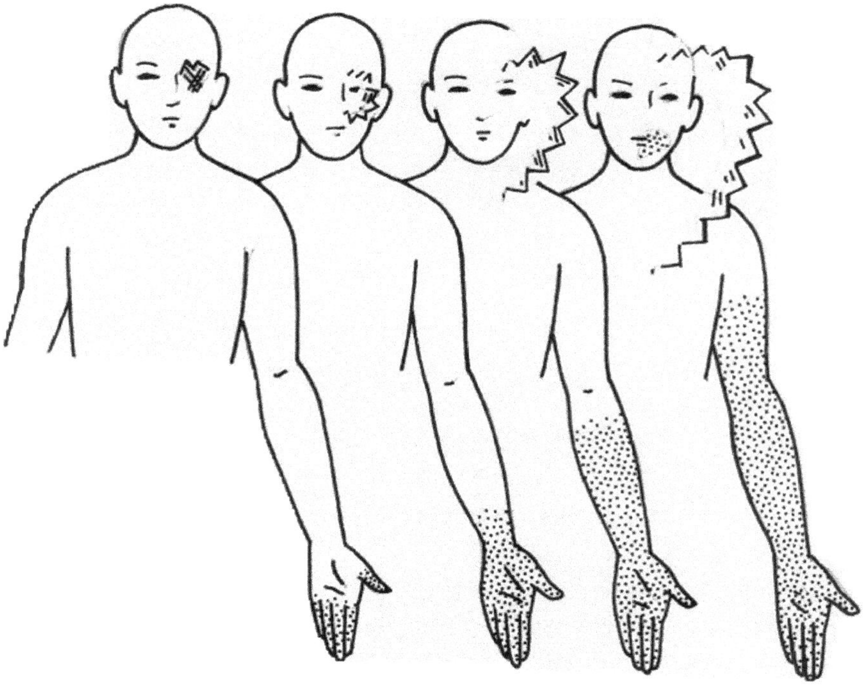

De gauche à droite, représentation schématique du développement de l'aura visuelle migraineuse, appelée scotome scintillant (en haut), et de l'aura somatosensistive migraineuse, appelée paresthésies digitolinguales (en bas).

Chapitre 7

Qu'est-ce qui cause la douleur dans ma tête?

Pulsations

L'humanité connaît la migraine comme une affection d'intenses céphalées récurrentes depuis au moins cinq mille ans, sa première description remontant à 3000 ans avant J.-C. À travers l'histoire, le caractère pulsatile des céphalées migraineuses a conduit à penser qu'elles étaient causées par une dilatation des vaisseaux sanguins cérébraux.

La croyance selon laquelle la vasodilatation cérébrale, comme on l'appelle, est le mécanisme douloureux à l'origine des migraines a persisté jusqu'au début du siècle dernier. Elle a fait l'objet d'une étude approfondie menée par un jeune neurologue de New York, Harold G. Wolff, lui-même migraineux.

Dans les années 1920, le professeur Wolff s'est rendu à Boston, dans le Massachusetts, qui était à l'époque à la pointe de la neurologie clinique et de la recherche neurologique, afin d'étudier le flux sanguin cérébral en relation avec la migraine. Des scientifiques de Harvard travaillant au Boston City Hospital, aujourd'hui le Boston Medical Center, et au Massachusetts General Hospital étudiaient le flux sanguin cérébral, également appelé circulation cérébrale.

Chercheur dans l'âme et animé d'un esprit curieux, le professeur Wolff vint à Boston pour apporter la preuve scientifique que les céphalées migraineuses résultaient d'une dilatation des vaisseaux cérébraux. Il comptait le démontrer au moyen d'un médicament appelé ergotamine.

Ergotamine

Le professeur Arthur Stoll, scientifique et pharmacologue, a isolé l'ergotamine dans les laboratoires Sandoz à Bâle, en Suisse, en 1918. La société pharmaceutique Sandoz l'a ensuite commercialisée aux États-Unis en 1921 sous le nom de Gynergen, en référence à son indication gynécologique, à savoir le traitement des saignements abondants après l'accouchement, appelés hémorragies post-partum, qui constituaient alors l'une des principales causes de mortalité maternelle.

Cette indication spécifique venait de la puissante action contracturante de l'ergotamine sur l'utérus. Cependant, les médecins savaient également qu'elle provoquait une contraction puissante des vaisseaux sanguins, pouvant aller jusqu'à la nécrose des tissus, appelée gangrène, en particulier au niveau des doigts et des orteils. Ce phénomène s'est produit en Europe au Moyen Âge après la consommation de pain cuit avec du seigle contaminé par le champignon Claviceps purpurea. C'est à partir de ce champignon que le professeur Stoll a isolé l'ergotamine et l'a proposé comme traitement de l'hémorragie post-partum.

La croyance selon laquelle la vasodilatation cérébrale était le mécanisme sous-jacent de la migraine a rapidement conduit à l'utilisation hors indication de l'ergotamine pour le traitement abortif de la migraine. Son intérêt majeur pour la recherche sur la migraine tenait au fait qu'il ne s'agissait pas d'un antalgique: il soulageait spécifiquement les céphalées migraineuses sans agir sur d'autres types de douleurs.

Le séjour du professeur Wolff à Boston fut toutefois décevant, car ses recherches ne confirmèrent pas ses attentes. L'ergotamine augmentait modérément le flux sanguin cérébral, ce qui suggérait une ouverture plutôt qu'un rétrécissement des vaisseaux sanguins, ou une vasodilatation plutôt qu'une la vasoconstriction attendue. De même, elle augmentait la pression du liquide céphalo-rachidien, ou LCR, qui est la pression du liquide dans et autour du cerveau et de la moelle épinière.

Le crâne est un espace confiné, et la pression à l'intérieur augmente lorsque quelque chose à l'intérieur prend plus de place, dans ce cas, le volume de sang dû à la vasodilatation. Lorsque la pression à l'intérieur du crâne augmente, la pression du liquide céphalo-rachidien augmente également, ce qui constitue une double preuve que l'ergotamine élargit plutôt que rétrécit les vaisseaux sanguins du cerveau.

Le professeur Wolff était sans doute profondément perplexe quant à la manière dont le médicament soulageait les migraines s'il dilatait davantage les vaisseaux sanguins cérébraux déjà dilatés pour provoquer la migraine. Il a poursuivi ses recherches sur cette découverte contradictoire lorsque mon mentor en matière de traitement des céphalées, John R. Graham, l'a rejoint en tant que premier assistant au New York Hospital, Cornell Medical School, à New York.

Ils se connaissaient probablement depuis l'époque où le professeur Wolff était à Boston, car tous deux étaient diplômés de la Harvard Medical School et le professeur Graham avait suivi une formation en médecine interne au Massachusetts General Hospital. Il travaillait également à la clinique des céphalées de l'hôpital, qui était probablement la première du genre aux États-Unis, voire dans le monde.

Vaisseaux sanguins

Pour revenir à la nature généralement pulsatile des migraines et aux vaisseaux sanguins de la tête, nous les divisons en trois compartiments. Le premier compartiment est celui des vaisseaux sanguins cérébraux, qui constituent la circulation cérébrale. Le deuxième est celui des vaisseaux sanguins situés à l'extérieur du cerveau mais à l'intérieur du crâne, qui sont les vaisseaux sanguins méningés ou duraux. Le troisième comprend les vaisseaux sanguins situés à l'extérieur du crâne, c'est-à-dire dans le cuir chevelu, que nous appelons les vaisseaux sanguins extracrâniens.

Si l'ergotamine ne resserre pas les vaisseaux sanguins du cerveau pour soulager les céphalées migraineuses, les professeurs Graham et Wolff se sont posé la question évidente: quel est son effet sur les autres vaisseaux sanguins de la tête?

Les plus faciles à étudier sont bien sûr les vaisseaux sanguins situés à l'extérieur du crâne, dans le cuir chevelu, qui sont les vaisseaux extracrâniens. Le plus important d'entre eux est l'artère temporale superficielle, qui part de l'oreille, passe par la tempe et arrive au front. Vous pouvez la sentir en posant le bout du doigt sur la pommette, juste devant l'oreille, en exerçant une légère pression.

On peut sentir ses pulsations synchrones au rythme cardiaque, car il s'agit d'une artère, c'est-à-dire un vaisseau transportant le sang oxygéné du cœur vers les tissus. On peut parfois la voir à l'endroit où la tempe rejoint le front, la région dite frontotemporale.

Lorsqu'elle est visible à cet endroit, on l'appelle souvent à tort veine, qui est un vaisseau sanguin qui ramène le sang des tissus de l'organisme vers le cœur. Cependant, il ne s'agit pas d'une veine, mais d'une artère, ce qui se distingue par le fait qu'elle bat au rythme du cœur lorsque vous posez votre doigt dessus.

Dans le cadre de leurs recherches, les professeurs Wolff et Graham ont placé de simples tambours sur l'artère temporale superficielle ainsi que sur d'autres artères extracrâniennes, enregistrant ainsi l'amplitude de leur pulsation. Ils ont procédé ainsi chez des patients migraineux en pleine crise et leur ont administré de l'ergotamine par voie intraveineuse pour soulager leurs céphalées, ce qui a pris quelques minutes.

En suivant le soulagement des céphalées procuré par le médicament, ils ont observé une forte réduction de l'amplitude des pulsations artérielles. Ainsi, contrairement aux vaisseaux sanguins cérébraux, qui se dilatent en réponse à l'ergotamine, les vaisseaux sanguins extracrâniens se rétrécissent ou se contractent. En fait, ils se contractent fortement et cette contraction est parallèle à la diminution rapide de l'intensité des céphalées.

Comme vous pouvez l'imaginer, les vaisseaux sanguins méningés ou duraux, situés entre le cerveau et le crâne, étaient beaucoup plus difficiles à étudier. Afin d'étudier leur réponse à l'ergotamine, les professeurs Graham et Wolff ont collaboré avec les neurochirurgiens du New York Hospital.

Pendant que les patients subissaient une chirurgie cérébrale et que leur crâne était ouvert, ils ont mesuré le diamètre de l'artère méningée moyenne, le plus gros des vaisseaux sanguins méningés ou duraux. Ces patients ne souffraient pas de migraine et étaient sous anesthésie générale, il n'y avait donc pas d'intensité de céphalées à enregistrer. Ils ont observé une légère réduction du diamètre, indiquant un effet vasoconstricteur, mais de loin moins prononcé que celui des artères extracrâniennes.

En raison de l'importance du changement potentiel résultant des expériences ci-dessus pour la compréhension de la localisation de la vasodilatation dans la migraine, le professeur Wolff a mené une autre série d'études chez des migraineux. Il les a étudiés à nouveau pendant des crises de migraine sévères, mais au lieu de leur administrer de l'ergotamine pour soulager leurs céphalées, il a pratiqué des ponctions lombaires et augmenté la pression du liquide céphalo-rachidien (LCR) en injectant une solution saline, atténuant ainsi les pulsations des vaisseaux sanguins cérébraux et méningés, ou duraux.

Il a observé que cette procédure ne soulageait pas leurs céphalées, ce qui confirmait l'hypothèse selon laquelle la vasodilatation extracrânienne, plutôt que la vasodilatation cérébrale ou méningée, était à l'origine des migraines. En corollaire, un médicament comme l'ergotamine soulage les migraines en contractant les artères extracrâniennes, et non en contractant les artères cérébrales ou méningées.

Inflammation

Le professeur Wolff a poursuivi ses recherches pour comprendre le mécanisme à l'origine des migraines en étudiant la sensibilité à la douleur des artères extracrâniennes, toujours en collaboration avec les neurochirurgiens. Les patients qui subissaient une chirurgie cérébrale avaient le crâne rasé, ce qui facilitait l'identification de l'artère temporale superficielle, qui part de l'oreille, passe par la tempe et arrive au front.

Avant d'ouvrir le crâne pour la chirurgie cérébrale, le professeur Wolff a placé une paire de pinces médicales, appelées forceps, dans l'artère, qu'il a ensuite dilatée en l'élargissant. Il a inséré les pinces sous anesthésie locale et a testé la sensibilité des artères après la dissipation de l'anesthésie. Les patients ont déclaré que la dilatation mécanique, ou distension, était douloureuse, mais que la douleur était loin d'être suffisante pour expliquer l'intensité de la migraine. Cela l'a convaincu que la vasodilatation seule ne pouvait pas expliquer les migraines, en tout cas pas leur intensité.

Il s'est ensuite demandé si une diminution du seuil de douleur rendait la vasodilatation suffisamment douloureuse. Afin d'étudier cette question, il a étudié des patients migraineux pendant et entre les crises de migraine et a mesuré le seuil de douleur à l'aide d'un appareil appelé dolorimètre ou algomètre.

À l'aide de cet appareil, il a exercé une pression sur différents points de la région frontotemporale, à la jonction du front et de la tempe, où l'on peut voir l'artère temporale superficielle. Il a observé que le seuil de douleur profonde dans la zone douloureuse était en moyenne trois fois plus bas pendant les migraines qu'entre celles-ci, confirmant son hypothèse.

Quelle était la cause de la diminution du seuil de douleur au niveau de la zone douloureuse pendant les migraines? Bien sûr, cette question s'est alors posée. Afin d'y répondre, le professeur Wolff a mené une expérience plus invasive, toujours sur des patients migraineux pendant et entre les crises.

Il a inséré deux aiguilles à une certaine distance l'une de l'autre dans la région frontotemporale du côté de la céphalée, a injecté une solution saline dans l'une d'elles et l'a recueillie dans l'autre. À partir des échantillons de perfusion tissulaire ainsi prélevés, il a déterminé l'activité inflammatoire et a constaté qu'elle était élevée pendant les migraines sévères. Elle était encore élevée, mais beaucoup moins pendant les céphalées modérées et après, lorsque la zone était encore sensible, par rapport à l'absence de céphalée.

Théorie vasculaire

Sur la base des recherches susmentionnées et d'autres investigations menées par le professeur Wolff pendant trois décennies avec l'aide d'une douzaine d'assistants, il est parvenu à la conclusion suivante concernant les causes de la migraine: une dilatation des artères extracrâniennes étire les fibres nerveuses douloureuses qui s'enroulent autour d'elles, activant ainsi les fibres nerveuses au point qu'elles envoient des signaux au cerveau, ce qui entraîne la perception de la douleur.

Dans le même temps, les fibres nerveuses libèrent des substances chimiques autour des artères qui provoquent leur inflammation, les rendant plus sensibles à la douleur et, en même temps, les élargissant davantage. Ainsi, un cercle vicieux se met en place, s'aggravant comme une avalanche, évoluant rapidement vers une céphalée sévère, avec dilatation et inflammation des artères touchées.

Nous avons appelé cette explication de la pathogenèse de la migraine «théorie vasculaire de la migraine». Cependant, le professeur Wolff s'est probablement rendu compte que, dans le contexte du mécanisme de la migraine, l'inflammation est beaucoup plus importante que la vasodilatation. Après tout, la vasodilatation n'est qu'un élargissement des vaisseaux sanguins, tandis que l'inflammation est à la fois cela et une sensibilisation à la douleur, ou une diminution du seuil de douleur, ce qui rend la vasodilatation beaucoup plus douloureuse qu'elle ne le serait autrement.

L'inflammation migraineuse présente une particularité méconnue en médecine, car rarement étudiée. Habituellement, la recherche sur l'inflammation se concentre sur les infections (virales, bactériennes, fongiques), les pathologies dégénératives (comme l'arthrose) ou les maladies auto-immunes (thyroïdite de Hashimoto).

L'inflammation migraineuse a une origine très différente et provient de l'activation de fibres nerveuses dans le corps qui sont particulièrement sensibles aux stimuli douloureux, les fibres nerveuses nociceptives. Comme elle provient de l'activation de fibres nerveuses, nous l'appelons inflammation neurogène, le préfixe *neuro* indiquant qu'elle est liée aux nerfs ou au système nerveux.

L'inflammation neurogène implique diverses substances chimiques que ces fibres nerveuses libèrent dans les tissus affectés, parmi lesquelles les plus connues sont les neuropeptides appelés peptide lié au gène de la calcitonine, ou CGRP, la neurokinine A et la substance P.

Concernant la cause initiale de la vasodilatation, déclenchant ce mécanisme d'inflammation neurogène, le professeur Wolff éprouva des difficultés à fournir une explication satisfaisante. En conséquence, il revint partiellement, du moins dans une certaine mesure, aux conceptions anciennes et aux croyances originelles. Bien qu'il ait démontré que la vasodilatation cérébrale ne constituait pas le mécanisme sous-jacent de la céphalée migraineuse, il resta convaincu qu'elle jouait un rôle et suggéra que la vasodilatation extracrânienne en découlait.

Cependant, aucune preuve n'indique que les deux systèmes vasculaires de la tête, cérébral et extracrânien, situés dans des compartiments anatomiques distincts soient connectés fonctionnellement. Cette hypothèse n'est d'ailleurs pas plausible, car ces systèmes remplissent des fonctions totalement différentes: la circulation cérébrale est entièrement subordonnée à l'activité cérébrale qu'elle approvisionne en oxygène et nutriments nécessaires, tandis que la circulation extracrânienne fournit oxygène et nutriments aux muscles de la tête et au cuir chevelu, tout en participant à la régulation thermique corporelle.

Aura migraineuse

Si une vasodilatation cérébrale survient lors de migraines – et grâce à des études ultérieures sur le flux sanguin cérébral, nous savons que c'est le cas – la question évidente est de savoir pourquoi. Afin d'étudier cette question, le professeur Wolff s'est intéressé à un sous-groupe de migraineux, environ 15 pour cent d'entre eux, qui souffrent de ce qu'on appelle une migraine avec aura visuelle.

Ces patients présentent des symptômes visuels avant l'apparition de leurs céphalées ou pendant la phase initiale de leur développement. Par conséquent, ils présentent indubitablement une activité particulière dans leur cerveau, ou plus précisément à l'arrière de leur cerveau, le siège de la vision, juste avant ou pendant l'apparition d'une migraine. Il est toutefois difficile d'étudier l'aura migraineuse, car son apparition est imprévisible et sa durée généralement brève quinze à trente minutes, excepté dans les cas plus prolongés que nous qualifions de status migraineux avec aura.

Malgré ces difficultés, le professeur Wolff parvint à étudier plusieurs patients durant une aura visuelle migraineuse. Tout en documentant la progression de leurs auras, il les traita avec du nitrate d'amyle ou du dioxyde de carbone. Ces deux médicaments inhalés, à action rapide, étaient connus pour leur capacité à dilater les vaisseaux cérébraux, comme l'avait montré ses recherches antérieures sur la circulation cérébrale à Boston.

Le nitrate d'amyle est similaire à la nitroglycérine que nous prescrivons pour le traitement de l'angine de poitrine, c'est-à-dire une douleur thoracique à l'effort, s'étendant souvent à la mâchoire ou au bras gauche, due à une obstruction partielle d'une artère du cœur.

Avec ces deux traitements, il a observé une amélioration, voire une régression, des symptômes de l'aura, ce qui lui a suggéré qu'ils étaient causés par un blocage temporaire de la circulation sanguine vers la partie du cerveau où se trouve la vision.

Il existe une affection neurologique appelée accident ischémique transitoire, ou AIT, causée précisément par un blocage temporaire de la circulation sanguine vers une partie du cerveau. Selon la zone affectée, elle se traduit par un affaissement d'un côté du visage, une faiblesse ou un engourdissement d'un bras, une perte de vision d'un côté ou des difficultés à parler, qui ne durent généralement pas plus d'une demi-heure environ.

On parle alors de mini accident vasculaire cérébral (AVC) ou de mini attaque cérébrale, et il est important de reconnaître ce phénomène, car il peut évoluer vers un accident vasculaire cérébral avec des symptômes permanents, entraînant souvent une invalidité importante. Cela peut également se produire au niveau de l'œil, dans ce cas on parle d'amaurose fugace, avec une durée similaire. Un caillot sanguin qui se dissout rapidement provoque le blocage temporaire dans une attaque ischémique transitoire, tandis qu'un caillot permanent provoque un accident vasculaire cérébral ou une attaque cérébrale.

La différence cruciale entre l'aura visuelle migraineuse et l'amaurose fugace réside dans leur présentation: cette dernière implique une perte de vision unilatérale (d'un seul œil), alors que l'aura migraineuse correspond à une hallucination visuelle primitive affectant un hémichamp visuel (gauche ou droit), mais concernant les deux yeux simultanément. Le trouble visuel migraineux atteint donc toujours les deux yeux, mais généralement d'un seul côté du champ visuel.

Spasme vasculaire

En tant que neurologue avisé, le professeur Wolff était bien conscient des différences entre l'amaurose fugace, ou accident ischémique transitoire en général, et l'aura visuelle migraineuse. Néanmoins, et probablement parce qu'il ne disposait pas d'une alternative raisonnable, il pensait que le mécanisme sous-jacent était le même dans les deux cas, à savoir une interruption temporaire du flux sanguin, à la différence que dans la migraine, elle était due à un spasme des vaisseaux sanguins plutôt qu'à un caillot sanguin se dissolvant rapidement.

Il a ensuite proposé que le manque d'oxygène dû au spasme temporaire des vaisseaux sanguins provoquait une réaction du cerveau qui ouvrait ses vaisseaux sanguins. Selon lui, la vasodilatation extracrânienne accompagnait cette vasodilatation cérébrale générale, déclenchant le cycle vicieux de la migraine en initiant le mécanisme de l'inflammation neurogène.

C'était cette inflammation qu'il attribuait à la diminution du seuil de douleur au niveau du site douloureux pendant la migraine et à la sensibilité des vaisseaux sanguins. Mais qu'en est-il des quelque 85 pour cent de migraineux qui ne présentent pas d'aura avec leurs céphalées et souffrent de migraine sans aura, comme on l'appelle aujourd'hui, et que l'on désignait autrefois sous le nom de migraine commune?

Le professeur Wolff était un homme intelligent et ingénieux; aucune question ne dépassait ses capacités intellectuelles, qu'il puisse ou non effectuer des recherches à ce sujet. Il a proposé que lorsqu'il n'y avait pas d'aura, le spasme temporaire des vaisseaux sanguins se produisait tout de même, mais dans une zone du cerveau où il ne provoquait pas de symptômes, une zone dite cliniquement silencieuse. En faisant cette suggestion, il a rendu la séquence d'événements menant à la migraine indépendante de la présence ou non d'une aura.

Traditionnellement, la migraine n'était considérée comme telle qu'en présence d'une aura, et les céphalées similaires sans aura étaient appelées «céphalées de malaise», car elles étaient généralement associées à des nausées, voire à des vomissements. C'est grâce à la médecine américaine que nous avons également inclus les céphalées de malaise dans le paradigme de la migraine, initialement appelées «migraine commune», mais désormais appelées «migraine sans aura».

Un demi-siècle plus tard, il en a été de même pour les céphalées mixtes ou combinées, une forme de céphalée de tension chronique regroupée sous le terme de migraine chronique. Cette classification n'est toutefois pas le fruit de la médecine américaine, mais de la psychologie américaine, qui a constaté qu'environ la moitié des personnes souffrants de céphalées de tension chronique présentaient d'intenses céphalées similaires à celles de la migraine.

Ces céphalées répondaient aux traitements abortifs et préventifs des migraines, et leur requalification améliora considérablement leur prise en charge. Elles relevaient auparavant des psychologues, car nous considérions les céphalées de tension chroniques comme équivalentes à une dépression, c'est-à-dire une dépression se manifestant par des céphalées continues et légères plutôt que par une humeur dépressive.

Fonction cérébrale

Concernant l'aura visuelle migraineuse, nous savons désormais grâce à des études plus récentes, également menées à la Harvard Medical School, qu'elle est causée par un trouble de la fonction cérébrale plutôt que par un spasme vasculaire temporaire. Ce trouble consiste en une excitation corticale de courte durée, suivie d'une dépression plus prolongée. Une augmentation du flux sanguin cérébral accompagne l'excitation, tandis qu'une diminution survient avec la dépression, confirmant ce que j'ai mentionné précédemment: le flux sanguin cérébral sert le métabolisme cérébral et reflète donc l'activité cérébrale.

Des études danoises ont montré une augmentation du flux sanguin cérébral lors des crises migraineuses pleinement développées, sans aucun doute due à la stimulation cérébrale par la douleur intense, entraînant une activité cérébrale accrue et par conséquent une augmentation de la circulation cérébrale.

La douleur en général active le cerveau en stimulant le système nerveux sympathique, qui fait partie du système nerveux involontaire ou autonome. Cette activation est très importante dans la migraine, entraînant des symptômes tels que la pâleur du visage et la froideur des extrémités, tous deux dus à une vasoconstriction, ainsi que des nausées et des vomissements dus à une altération de la vidange gastrique.

L'hypersensibilité des sens, comme dans le cas de la photophobie, de la phonophobie et de l'osmophobie, c'est-à-dire la sensibilité à la lumière, au bruit et aux odeurs, pourrait également résulter de l'excitation accrue, également causée par la stimulation du système nerveux sympathique.

La photophobie, ou sensibilité à la lumière, peut toutefois avoir une autre explication qui n'est pas liée à l'activité cérébrale, comme le suggère son association occasionnelle avec une vision trouble. La vision trouble ne provient pas du cerveau et n'est donc jamais un symptôme de l'aura; lorsqu'elle survient avec des migraines, nous devons la considérer comme un symptôme associé, de la même manière que la photophobie ou les nausées.

Bien que nous utilisions généralement ces symptômes associés pour diagnostiquer la maladie, nous devons garder à l'esprit qu'ils ne sont pas spécifiques à la migraine. Nous pouvons les observer dans toute situation où le système nerveux sympathique est fortement activé, la migraine n'étant qu'un exemple parmi d'autres.

Vision trouble

Si une vision trouble précède l'apparition de la céphalée comme un prodrome, cela indique que la fatigue oculaire est à l'origine de la migraine. Le même principe s'applique, bien que dans une moindre mesure, à la photophobie (sensibilité à la lumière) survenant avant le début de la céphalée.

En ce qui concerne la fatigue oculaire, de petits muscles appelés muscles de l'accommodation, ou muscles ciliaires, entourent les cristallins de nos yeux. Lorsque ces muscles se contractent, ils rendent les cristallins plus convexes, ce qui nous permet de voir de près et aide nos yeux à s'adapter à la lumière vive. Les muscles ciliaires sont des muscles dits lisses et, à ce titre, ils sont traversés par des fibres nerveuses, dont certaines sont spécifiques à leur relaxation. Ces fibres nerveuses relaxantes font partie du système nerveux sympathique et s'activent lorsque celui-ci est stimulé.

La relaxation des muscles ciliaires aplatit le cristallin, ce qui entraîne une photophobie, ou sensibilité à la lumière, et lorsqu'elle est prononcée, une vision trouble. La fatigue oculaire produit un effet très similaire, non pas par stimulation du système nerveux sympathique, mais par épuisement des muscles. Ce processus peut déclencher une céphalée qui, chez un migraineux, prendra la forme d'une crise migraineuse.

Les mêmes stress ou efforts, mentaux ou physiques, qui provoquent des céphalées en général peuvent déclencher des migraines. Le fait que la céphalée qui en résulte soit ou non une migraine dépend de la vulnérabilité individuelle. Il s'agit d'une prédisposition spécifique que nous héritons, et qui, selon moi, réside dans le seuil d'activation du mécanisme d'inflammation neurogène mentionné précédemment. Plus ce seuil est bas, plus les migraines sont faciles à déclencher et plus elles sont intenses.

L'intensité de la crise détermine ensuite l'activation du système nerveux sympathique et l'apparition de symptômes systémiques comme nausées, photophobie et phonophobie. Elle influence aussi, au moins en partie, la durée de la céphalée: plus la douleur est intense, plus le corps mettra de temps à s'en remettre.

Bien que le sommeil nocturne soulage généralement les migraines (mais pas toujours), les symptômes persistent fréquemment le lendemain. Les migraines cataméniales, liées au cycle menstruel, durent encore plus longtemps, souvent plusieurs jours, car elles ne s'estompent généralement qu'avec la stabilisation des changements hormonaux sous-jacents.

Lien

Si les mécanismes sous-jacents à l'aura migraineuse et à la céphalée migraineuse ne sont pas liés entre eux comme le suggère le professeur Wolff, c'est-à-dire par le biais d'un vasospasme cérébral, d'une vasodilatation cérébrale et d'une vasodilatation extracrânienne, sont-ils liés d'une manière ou d'une autre? Et si oui, comment?

Comme mentionné précédemment, aucune preuve n'indique qu'un vasospasme cérébral, qui est un spasme des vaisseaux cérébraux, se produise dans la migraine sans aura ou dans le cas présent, dans le phénomène d'excitation-dépression qui se propage dans l'aura migraineuse. De plus, la diminution du flux sanguin est le résultat final du phénomène d'excitation-dépression et non de la vasodilatation cérébrale. Enfin, rien ne prouve que la vasodilatation extracrânienne accompagne la vasodilatation cérébrale.

Dans l'ensemble, ces éléments constituent, à mon avis, plus que suffisamment de raisons pour abandonner la théorie du professeur Wolff sur le développement des migraines, avec ou sans aura. Cependant, ne jetons pas le bébé avec l'eau du bain: ses solides recherches expérimentales chez des migraineux ont établi les bases de notre compréhension actuelle du rôle de la vasodilatation/inflammation extracrânienne dans la pathogenèse des migraines.

En ce qui concerne le lien entre l'aura migraineuse et la céphalée migraineuse, mon opinion est que l'aura migraineuse n'est pas liée à la céphalée migraineuse de manière causale, comme le propose le professeur Wolff. Bien que je me sois beaucoup intéressé à la recherche sur la migraine, je me considère avant tout comme un clinicien et je base principalement ma réflexion sur des observations cliniques. En réfléchissant au lien entre l'aura migraineuse et la céphalée migraineuse, les observations suivantes, pertinentes pour ce sujet, me viennent à l'esprit.

Premièrement, l'aura ne précède qu'une minorité de migraines, soit seulement 10 à 15 pour cent. Deuxièmement, les céphalées ne suivent pas toujours l'aura, ce qui est peut-être plus fréquent que nous le pensons généralement. Troisièmement, l'aura et les céphalées peuvent se produire en même temps, simultanément ou avec un intervalle de temps considérable. Quatrièmement, et c'est important du point de vue cérébral, les céphalées ne se produisent pas toujours du côté opposé à l'aura; en fait, elles peuvent se produire du même côté ou des deux côtés.

Dans ce dernier cas, il est important de rappeler que tout dans le cerveau est croisé, sauf la douleur. Cela signifie que lorsque, par exemple, un symptôme affecte le côté droit du cerveau et provoque une douleur, les symptômes qui en résultent se manifestent du côté gauche, sauf la douleur, dans ce cas, une céphalée, qui se manifeste du côté droit.

Ma réflexion sur le lien entre l'aura migraineuse et la céphalée migraineuse est que, dans le processus migraineux, le cerveau est impliqué chez certains patients, mais pas chez la majorité, et que cette implication n'est pas essentielle au développement de la céphalée. Par conséquent, la migraine n'est pas, selon moi, un trouble neurologique ou une maladie cérébrale.

L'implication du cerveau signifie le déclenchement du phénomène d'excitation-dépression qui se propage, généralement dans la partie du cerveau où se situe la vision. Cependant, cela peut également se produire dans la zone où se trouve la sensation du côté opposé du corps ou dans la zone impliquée dans la parole. Le phénomène peut progresser de la zone visuelle vers les zones sensorielles puis du langage, entraînant successivement des symptômes visuels, sensitifs puis des troubles de la parole.

Heureusement pour la plupart des patients souffrants d'aura migraineuse, ce phénomène de propagation disparaît avant d'atteindre les autres zones du cerveau. Cela vaut également pour les personnes souffrants d'aura migraineuse isolée, chez lesquelles l'aura migraineuse se manifeste sans céphalées.

Nous associons souvent aura et céphalée migraineuse parce qu'elles se succèdent généralement dans le temps. Cependant, une relation dans le temps, ou relation temporelle, n'est pas la même chose qu'une relation de cause à effet, ou relation causale, ce que nous oublions souvent.

La raison principale pour laquelle les symptômes de l'aura, quand ils existent, précèdent la céphalée pourrait bien être qu'en tant que tissu, le cerveau est beaucoup plus réactif que les tissus extracrâniens, constitués des muscles, des tendons, des vaisseaux sanguins, des nerfs et de la peau qui composent notre cuir chevelu.

Localisation

Concernant le mécanisme de la céphalée migraineuse, je souhaite aborder un autre point qui, bien que placé en fin de chapitre, n'en est pas moins important: la localisation anatomique précise (le compartiment vasculaire pour ainsi dire) où se situe le mécanisme de vasodilatation-inflammation responsable de la migraine.

Comme nous l'avons vu précédemment, sur la base d'études menées chez des migraineux pendant et entre les crises, le professeur

Wolff a conclu que le mécanisme se produit dans les tissus extracrâniens, c'est-à-dire à l'extérieur du crâne, en particulier dans la région frontotemporale, située entre le front et la tempe.

C'est là que se situe la branche frontale de l'artère temporale superficielle, où nous ressentons typiquement la douleur migraineuse et où l'application de froid ou de pression procure souvent un certain soulagement. D'ailleurs, la compression de la zone frontotemporale, appelée test de compression de Parry, était autrefois utilisée comme aide au diagnostic de la migraine.

Comme expliqué en détail, au cours de la première moitié du XXe siècle, notre compréhension de la localisation du mécanisme migraineux est passée du cerveau aux tissus situés à l'extérieur du crâne, les tissus extracrâniens. Nous avons fondé ce changement sur des recherches expérimentales solides menées chez l'homme et provenant de deux sources: la réfutation de la vasodilatation cérébrale comme mécanisme vasculaire de la migraine et l'implication de la vasodilatation extracrânienne et de l'inflammation.

Vers la fin du XXe siècle, un nouveau glissement conceptuel a déplacé le site du mécanisme migraineux des tissus extracrâniens vers les méninges, ou dure-mère. Cette localisation nous ramène à l'intérieur du crâne, mais reste à l'extérieur du cerveau, ce qui la rend intracrânienne mais extracérébrale, impliquant une structure appelée pachymeninge, ou dure-mère.

La dure-mère est une membrane semblable à un tendon qui recouvre l'intérieur du crâne et qui est sensible à la douleur dans les zones adjacentes aux vaisseaux sanguins. L'une des principales artères de cette membrane est l'artère méningée moyenne, que les professeurs Graham et Wolff ont observée se contracter légèrement en réponse à l'administration intraveineuse d'ergotamine, un puissant médicament abortif contre la migraine.

Comme les vaisseaux sanguins méningés, ou duraux, se trouvent à l'intérieur du crâne, l'augmentation de la pression du liquide céphalo-rachidien, ou LCR, les comprime. Cela atténue à son tour leurs pulsations, ce qui, selon eux, n'améliore pas les migraines, ce qui écarte leur implication pathogénique.

D'où vient ce glissement conceptuel qui a déplacé le mécanisme de la migraine de l'extracrânien au méningé, ou dure-mère, et sur quoi repose-t-il ? Il est intéressant de noter qu'il provient du même endroit où le professeur Wolff a commencé ses recherches sur la migraine dans les années 1920, à savoir le Massachusetts General Hospital, Harvard Medical School. Nous ne nous sommes toutefois pas basés sur des études menées chez des migraineux, mais sur des recherches effectuées chez des rongeurs, en particulier des rats et des cobayes.

Ces travaux se concentraient sur la composante inflammatoire de l'inflammation neurogène, médiée par la substance neuropeptidique P; le peptide lié au gène de la calcitonine, ou CGRP, est le peptide le plus impliqué dans la composante vasodilatatrice de l'inflammation.

La stimulation du ganglion trigéminal était la technique utilisée pour induire une inflammation neurogène dans la tête des rats et des cobayes. Il s'agit du ganglion, ou nœud nerveux, d'où émerge le nerf trigéminal qui transmet les informations sensorielles, notamment la douleur, du visage et du front, ainsi que d'une grande partie de la dure-mère, au cerveau.

Dans ces expériences, l'ergotamine, un médicament abortif contre la migraine également utilisé par les professeurs Wolff et Graham dans leurs recherches, a inhibé l'inflammation dans la dure-mère, mais pas dans les tissus extracrâniens. Les scientifiques de Harvard ont observé le même phénomène lorsqu'ils ont administré du sumatriptan, un médicament abortif contre la migraine développé beaucoup plus tard et ayant un mode d'action similaire.

Ce qui a conduit au passage de l'extracrânien au méningé, c'est que ces médicaments abortifs contre la migraine n'inhibaient pas l'inflammation neurogène induite par la stimulation du ganglion trijumeau dans les tissus extracrâniens, mais uniquement dans la dure-mère. Par conséquent et c'est important, nous avons fondé ce changement sur des recherches menées sur des rongeurs, et non sur des humains, et ce, avec une approche expérimentale que certains ont critiquée comme n'étant pas physiologique et, par conséquent, non pertinente pour les deux espèces, les rongeurs et les humains.

Chapitre 8

Comment traiter mes migraines?

Médicaments

Nous ne traitons certainement pas les migraines avec des médicaments en vente libre, que ce soit en traitement abortif ou préventif. Les migraines dépassent largement ce cadre! Nous devons plutôt nous appuyer sur des médicaments sur ordonnance, de préférence ceux spécifiquement développés pour cette pathologie, car ce sont ceux qui offrent le plus de bénéfices. De plus, quel que soit le traitement choisi, nous devons nous assurer qu'il est bien toléré, sans effets secondaires; dans le cas contraire, il ne convient pas et doit être modifié.

Au cours des près de cinquante années où j'ai traité des patients migraineux, j'ai testé à peu près tout pour les aider, tant pour leurs céphalées que pour leur santé globale. Concernant ce dernier point, je ne saurais trop insister sur l'importance d'une bonne santé physique et mentale pour la prise en charge à long terme de la migraine.

La migraine n'existe pas dans un vide et par conséquent, nous ne devrions pas la traiter comme telle, surtout si l'objectif est une gestion à long terme-ce qui devrait toujours être le cas selon moi. La migraine est un trouble chronique en termes de durée pendant laquelle les patients en souffrent, ce qu'il est important de réaliser, particulièrement dans le contexte du traitement.

Je discuterai des traitements que j'ai trouvés efficaces au fil du temps et que j'ai maintenus. Je mentionnerai peut-être aussi ceux que j'ai spécifiquement trouvés inefficaces, mais je me concentrerai surtout sur ceux qui se sont avérés bénéfiques pour la majorité de mes patients. Si je ne mentionne pas un traitement particulier, c'est probablement parce qu'il n'a pas fonctionné dans mon expérience, ou que je n'ai pas jugé utile de le commenter.

Les traitements doivent être logiques, pertinents et traiter efficacement le ou les problèmes en cause. Si un traitement n'est pas efficace, nous ne devrions pas le poursuivre, surtout s'il implique la prise de médicaments.

Il devrait être clair que nous ne prenons que des médicaments que nous tolérons bien, sans effets secondaires, et qui font ce qu'ils sont censés faire. Si ce n'est pas le cas, nous devrions les arrêter en concertation avec le médecin ou le professionnel de santé qui les a prescrits, et sous sa supervision. En ce qui concerne les médicaments sur ordonnance, le médecin ou le professionnel de santé est ultimement responsable, et nous devons respecter cela.

Traitement abortif

Le traitement efficace des céphalées individuelles, appelé traitement aigu ou abortif, est de loin l'élément le plus important de la prise en charge à long terme de la migraine. Je définis un traitement efficace comme un traitement qui soulage *complètement* la céphalée en moins de deux heures. J'ai souligné le mot complètement, car c'est ce que nous devons viser: l'élimination totale de la céphalée, c'est-à-dire une réduction de son intensité à zéro!

Si vous pensez que cela va de soi, je peux vous assurer, d'après mon expérience, que ce n'est pas le cas. Je dois toujours insister auprès de mes patients pour qu'ils poursuivent le traitement de leurs céphalées jusqu'à leur disparition complète. Une fois commencé, ils doivent le suivre jusqu'au bout, sauf s'ils ne supportent pas bien le médicament; dans ce cas, il ne convient pas et nous devons en changer.

Je pense que, d'une part, de nombreux patients ne réalisent pas qu'ils peuvent obtenir un soulagement complet de leurs céphalées;

d'autre part, ils se contentent généralement d'une réduction de l'intensité à un niveau modéré, car cela leur permet de fonctionner à nouveau. Souvent, la diminution des nausées qui accompagne la réduction de l'intensité des céphalées à un niveau modéré leur permet de reprendre leurs activités normales.

Cependant, il est crucial de soulager complètement les migraines de manière abortive, car il est absurde de souffrir inutilement. Plus significatif encore, le soulagement complet des migraines réduit de deux à quatre fois la probabilité de récidive de la céphalée dans les vingt-quatre heures.

La récidive des céphalées est importante car elle prolonge non seulement la souffrance, mais nécessite souvent la prise de médicaments supplémentaires. La répétition des traitements abortifs, surtout les vasoconstricteurs et particulièrement ceux contenant de la caféine, peut entraîner un cercle vicieux connu sous le nom de céphalée de rebond, dont il peut être difficile de sortir.

Estomac

Croyez-le ou non, le plus grand obstacle au traitement abortif des migraines n'est pas la tête, mais l'estomac. Cela s'explique par notre dépendance aux médicaments administrés par voie orale pour traiter diverses affections, y compris les migraines.

L'organisme n'absorbe pas les médicaments ingérés au niveau de l'estomac. Ils traversent l'estomac pour être absorbés dans l'intestin grêle, certains d'entre eux ayant des sites d'absorption préférentiels à cet endroit. Cela vaut également pour de nombreux sprays nasaux contenant des médicaments qui n'agissent pas localement dans le nez, mais qui visent à produire un effet dans l'organisme.

Nous mettons des médicaments dans les sprays nasaux pour deux raisons: soit pour traiter la muqueuse nasale, soit pour qu'ils soient absorbés dans l'organisme par cette voie. Les sprays nasaux destinés à traiter les symptômes nasaux, tels que la congestion et l'écoulement post-nasal dus à un rhume ou à des allergies, en sont des exemples. Ces sprays contiennent un décongestionnant, un corticostéroïde ou un médicament antiallergique, ce dernier étant généralement un antihistaminique.

Dans le cas de la migraine, les sprays nasaux ont pour but d'utiliser la muqueuse nasale pour que le médicament soit absorbé par l'organisme. La muqueuse nasale n'est toutefois pas une surface très propice à l'absorption des médicaments, contrairement au rectum par exemple.

L'autre problème des sprays nasaux est qu'ils ne permettent d'administrer qu'une petite quantité de liquide dans le nez, qui ne peut contenir qu'une quantité limitée de médicament. Pour contourner cette limitation, des sprays nasaux en poudre ont été mis au point; les médicaments sous forme de poudre adhèrent également mieux à la muqueuse nasale.

Avec les sprays nasaux liquides, qui sont les plus couramment utilisés, le liquide s'écoule à la fois par l'avant et l'arrière du nez. Le liquide qui s'écoule par l'avant est perdu, tandis que celui s'écoulant par l'arrière est avalé. Le médicament ainsi ingéré traverse alors l'estomac pour atteindre l'intestin grêle où il est absorbé.

Un problème supplémentaire lié aux sprays nasaux liquides est que la majeure partie du liquide reste dans la partie inférieure du nez, exposée à une muqueuse nasale limitée et s'écoule à l'arrière. Il n'est donc pas surprenant que seulement environ 15 pour cent du spray nasal liquide à base de sumatriptan utilisé pour le traitement abortif de la céphalée migraineuse soit absorbé dans le nez. Pour le spray nasal liquide à base de triptan contenant du zolmitriptan, ce taux est légèrement meilleur, mais il n'atteint tout de même qu'environ 30 pour cent.

Tout cela signifie que les médicaments contenus dans ces sprays nasaux liquides à base de triptan sont principalement absorbés dans l'intestin grêle et doivent donc passer par l'estomac. La situation est meilleure avec les sprays nasaux en poudre et ceux qui contiennent également un agent dit «améliorant la perméabilité membranaire», une substance chimique qui permet à la muqueuse nasale de mieux absorber les médicaments.

En raison de l'intense douleur qu'elles provoquent, les migraines stimulent le système nerveux sympathique, ce qui a un effet prononcé sur l'estomac et le gros intestin. La nature a créé le système nerveux sympathique pour nous préparer à lutter ou à fuir en cas de danger. Il s'agit d'une menace physique, c'est-à-dire d'un danger pour l'intégrité du corps, mais aussi les menaces mentales ou la douleur intense provoquent les mêmes réactions.

Le stress en général stimule le système nerveux sympathique, nous permettant de réagir physiquement, même si cela n'est généralement plus pertinent, car la menace est mentale et non physique. Nous permettre de réagir physiquement, c'est-à-dire de nous battre ou de fuir, signifie détourner le flux sanguin de l'estomac et du gros intestin au profit des muscles.

Pour l'estomac et le gros intestin, cela signifie également ne rien laisser entrer afin de ne pas gaspiller les ressources et expulser les déchets, c'est-à-dire le contenu du gros intestin. Ce dernier processus entraîne une selle, qui peut être liquide ou diarrhéique, comme la plupart d'entre nous le savent probablement par expérience personnelle lorsque nous sommes soumis au stress.

La fermeture de l'estomac entraîne l'arrêt de l'activité qui fait progresser son contenu, appelée péristaltisme, et la fermeture du sphincter pylorique. Ce sphincter est l'anneau musculaire qui relie l'estomac à l'intestin grêle et lui permet de se vider dans ce dernier.

Lorsque l'intensité de la céphalée dépasse quatre sur une echelle de dix, on observe un ralentissement progressif de la vidange gastrique et une fermeture du sphincter pylorique. Cela se produit indépendamment des nausées, bien que plus la céphalée est intense, plus la rétention gastrique est importante et plus le risque de nausées est élevé.

Lorsque la rétention gastrique est très importante, des vomissements surviennent et le soulagement de la distension gastrique résultant de la rétention peut temporairement atténuer les céphalées. On peut également remarquer que lorsque les vomissements surviennent, les aliments rejetés ont été ingérés longtemps auparavant et n'ont pas été digérés, n'ayant jamais quitté l'estomac.

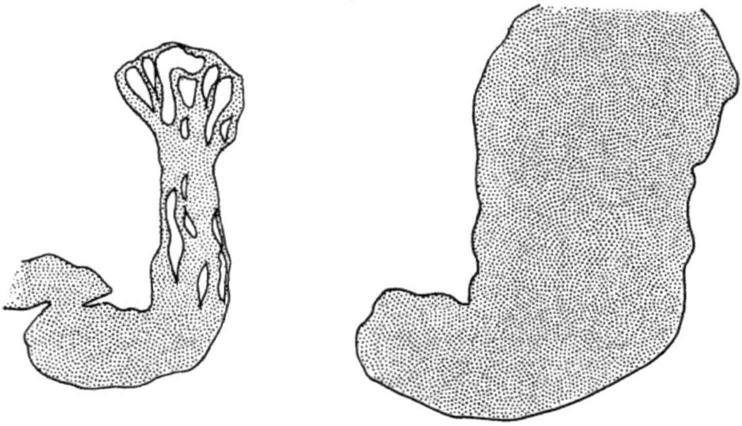

À gauche, un estomac normal, qui se contracte activement et propulse son contenu vers l'avant à travers le sphincter pylorique vers l'intestin grêle; à droite, un estomac tel qu'il apparaît lors d'une migraine modérée ou sévère, distendu par l'inactivité et rempli d'un contenu qu'il ne peut transmettre à l'intestin grêle en raison de la fermeture du sphincter pylorique.

Il est évident que l'impact du système nerveux sympathique stimulé sur la vidange gastrique affecte également l'efficacité des médicaments administrés par voie orale ou nasale. Leur absorption est ralentie par rapport à la normale, or la vitesse d'absorption détermine fortement l'efficacité du traitement abortif de la migraine. Cela signifie que plus l'absorption d'un médicament par l'organisme est rapide, plus son action contre les céphalées migraineuses est puissante.

Intensité des céphalées

Des études menées avec des triptans administrés par voie orale ont montré que lorsqu'ils sont pris dès l'apparition d'une céphalée légère, ils soulagent complètement la céphalée dans 80 à 85 pour cent des cas en deux heures. Si nous les prenons lorsque les céphalées sont modérées, ils soulagent complètement 65 pour cent des patients, contre seulement 45 pour cent lorsque les céphalées sont sévères. Tout cela signifie que si vous laissez l'intensité des céphalées s'aggraver au lieu de les traiter lorsqu'elles sont légères, vous perdez environ la moitié de l'efficacité, littéralement dans les toilettes ou, dans ce cas, dans le tube digestif.

Par conséquent, je déconseille fortement l'utilisation de médicaments en vente libre pour le traitement abortif des migraines. Les prendre en premier recours, comme certains médecins et autres professionnels de santé le conseillent malheureusement encore, ne fait que laisser le temps à la migraine de progresser, ce qui rend finalement le traitement beaucoup moins efficace.

Une fois encore, l'objectif du traitement abortif de la migraine est de soulager *complètement* les céphalées en deux heures, et les médicaments en vente libre ne sont tout simplement pas à la hauteur pour ces céphalées. Nous devrions plutôt nous fier aux médicaments spécifiques à la migraine, et lorsque nous les administrons par voie orale (ou nasale, si nous choisissons cette voie), nous devrions administrer dès l'intensité légère pour en tirer le maximum de bénéfices. J'insiste toujours auprès de mes patients pour qu'ils ne laissent pas l'intensité de leur céphalée dépasser quatre sure une echelle de dix avant de commencer le traitement et qu'ils utilisent à chaque fois des médicaments spécifiques à la migraine.

Médicaments spécifiques

Il existe trois classes de médicaments spécifiques à la migraine pour le traitement abortif: les dérivés de l'ergot, les triptans et les gépants. Les médicaments de ces trois classes agissent principalement sur les vaisseaux sanguins, ou composantes vasculaires, du mécanisme de la migraine. Les dérivés de l'ergot et les triptans soulagent les migraines en rétrécissant ou en contractant les vaisseaux sanguins, tandis que les gépants bloquent leur dilatation spécifiquement par le peptide lié au gène de la calcitonine, ou CGRP.

Dans le contexte du traitement de la migraine, on peut donc considérer les dérivés de l'ergot et les triptans comme des vasoconstricteurs, tandis que les gépants sont des antivasodilatateurs. La différence entre ces médicaments ne réside pas tant dans leur efficacité dans le traitement des migraines, qui est à peu près la même, mais dans les patients qui ne doivent pas utiliser les vasoconstricteurs en raison de contre-indications.

Comme les vasoconstricteurs rétrécissent les vaisseaux sanguins, nous ne devons pas les utiliser chez les patients qui ont déjà des problèmes vasculaires ou qui souffrent d'hypertension artérielle non traitée ou mal traitée. Les problèmes vasculaires sont importants non seulement pour le cœur et le cerveau, mais aussi pour l'intestin et les jambes.

Les affections médicales auxquelles je fais référence sont les maladies coronariennes avec manifestations d'angine de poitrine ou de crise cardiaque. Du point de vue cérébral, les troubles correspondants sont les accidents ischémiques transitoires, ou AIT, et les accidents vasculaires cérébraux, également appelés attaques cérébrales. Au niveau intestinal, une telle attaque se traduirait par une colite ischémique, se manifestant par des douleurs abdominales et des saignements rectaux ou des selles sanglantes.

La maladie sous-jacente des vaisseaux sanguins est le durcissement des artères, ou athérosclérose, qui limite la capacité à marcher sur de longues distances si elle touche les jambes. Dans toutes ces circonstances il ne faut pas utiliser d'ergots ni de triptans, car en tant que vasoconstricteurs, ils sont contre-indiqués.

Ergotamine

Les deux dérivés ergotés développés pour le traitement abortif de la migraine sont l'ergotamine et la dihydroergotamine, tous deux issus de l'ancienne pharmacopée et commercialisés respectivement en 1921 et 1946. La dihydroergotamine est un dérivé de l'ergotamine, synthétisé pour améliorer sa tolérance. Cependant, les ergotés sont globalement assez toxiques et bien plus toxiques que les médicaments développés depuis.

Ils sont si toxiques qu'ils provoquent presque systématiquement des nausées, parfois accompagnées de vomissements, prolongés dans certains cas. De plus, avec une exposition fréquente et prolongée, ils peuvent également entraîner des hallucinations, des convulsions et des gangrènes, avec nécrose des doigts et des orteils. Nous ne devrions plus vraiment les prescrire, mais ils restent disponibles et certains patients y ont encore recours.

Nous utilisons principalement l'ergotamine en association avec la caféine pour améliorer son absorption et potentialiser son effet vasoconstricteur. Elle a vraiment besoin de cette amélioration de l'absorption car sans elle, celle-ci est plutôt faible, de l'ordre de 5 pour cent ou moins. Pourtant, à elle seule, l'ergotamine est déjà un vasoconstricteur très puissant et de longue durée, maintenant les vaisseaux sanguins rétrécis pendant trois à cinq jours. Cela en fait un médicament idéal pour traiter les migraines sévères persistantes sur plusieurs jours, comme celles observées notamment lors des migraines menstruelles.

L'association ergotamine-caféine est disponible sous forme de comprimés et de suppositoires rectaux. Cependant, l'utilisation du comprimé n'est pas recommandée en raison d'une absorption très faible, probablement de seulement 1 à 2 pour cent. L'absorption est légèrement meilleure par voie rectale, avec 5 à 6 pour cent de la dose assimilée.

Les migraines sévères nécessitant un médicament comme l'ergotamine s'accompagnent presque toujours de nausées, voire de vomissements, rendant difficile l'ingestion et la rétention d'un comprimé. De plus, il faut l'administrer avec précaution pour ne pas aggraver les troubles gastriques, surtout s'ils sont déjà présents.

Par conséquent, je conseille généralement de diviser le suppositoire de deux milligrammes d'ergotamine en trois et de prendre un tiers toutes les heures. Si le suppositoire contient un milligramme du médicament, avec une dose de cent milligrammes de caféine, le patient doit prendre un demi-suppositoire à la fois. Je recommande deux milligrammes comme dose quotidienne maximale d'ergotamine administrée par voie rectale, en espaçant les prises autant que nécessaire pour une bonne tolérance.

L'ergotamine est également disponible sous forme de comprimé sublingual – placé sous la langue pour se désagréger dans la bouche. Cependant, il est douteux qu'une partie quelconque soit absorbée par la muqueuse buccale, ne serait-ce que parce qu'elle se dissout mal dans la salive.

Le comprimé sublingual contient deux milligrammes de médicament, et je le prescrivais autrefois pour le traitement abortif d'un trouble appelé algie vasculaire de la face. Il s'agit d'une affection apparentée à la migraine qui touche principalement les hommes et se manifeste par des céphalées qui durent une à deux heures. Elles surviennent fréquemment, souvent quotidiennement et plusieurs fois par jour, pendant des semaines ou des mois, et sont appelés «grappes». Entre ces grappes, que l'on qualifie plus justement d'épisodes, aucune céphalée n'apparaît pendant des mois, voire des années, ce que l'on appelle des rémissions.

Le traitement abortif de référence pour l'algie vasculaire de la face est l'injection de sumatriptan, mais nous utilisons aussi l'inhalation d'oxygène. Les patients atteints d'algie vasculaire de la face tolèrent bien mieux les médicaments que ceux souffrants de migraine: une dose unique de deux milligrammes d'ergotamine rendrait la plupart des migraineux malades et provoquerait des vomissements immédiats. En revanche, les patients atteints d'algie vasculaire de la face la tolèrent généralement bien, comme ils tolèrent aussi bien d'autres médicaments sans effets secondaires.

Dihydroergotamine

Contrairement à l'ergotamine, la dihydroergotamine est disponible uniquement sous forme isolée et en deux formulations: spray nasal et injectable. En tant que vasoconstricteur, elle est deux fois moins puissante que l'ergotamine; elle est également quatre fois moins toxique, provoquant moins de nausées et vomissements. Par conséquent, les patients la tolèrent mieux, mais son absorption reste médiocre sauf, bien sûr, lorsqu'elle est administrée par injection.

Le spray nasal liquide disponible contient 0,5 milligramme de médicament par pulvérisation, et nous en administrons une pulvérisation dans chaque narine, à répéter après quinze minutes. La dose totale par traitement est de deux milligrammes, dont une grande partie n'est certainement pas absorbée par le nez, mais par l'intestin grêle.

Le spray nasal liquide est également commercialisé avec un dispositif spécial qui délivre le médicament haut dans la cavité nasale, où il serait mieux absorbé. Avec ce dispositif, le patient administre une dose de 1,45 milligramme sous forme de deux pulvérisations de 0,725 milligramme, une dans chaque narine, qu'il peut répéter une fois après une heure si nécessaire.

Quelle que soit la méthode d'administration, l'amélioration est lente car les ergotés agissent progressivement, et leur efficacité en termes de disparition de la céphalée n'est pas clairement établie. Cependant, la dihydroergotamine injectable est bien plus efficace que le spray nasal, et je l'ai largement utilisée en clinique pour des patients se présentant avec une céphalée sévère.

Ces patients consultent généralement pour d'intenses céphalées qu'ils endurent depuis des jours sans soulagement durable. Je les traite avec de la dihydroergotamine à la dose d'un milligramme, administrée par voie sous-cutanée (sous la peau) ou intramusculaire (dans le muscle).

Je commence toujours par administrer un médicament antinauséeux afin de ne pas aggraver leur état, même si le patient ne ressent pas encore de nausées au moment de la consultation. Comme médicament antinauséeux, j'utilise soit de la métoclopramide, à raison de dix milligrammes par voie intramusculaire, soit de l'ondansétron, à raison de quatre milligrammes par voie intramusculaire.

Dans les cas de céphalée sévère prolongée, je préfère la dihydroergotamine au sumatriptan en raison de sa durée d'action bien plus longue. Le sumatriptan est éliminé de l'organisme en environ dix heures, et surtout lorsqu'il est injecté, la céphalée peut revenir de manière violente. Ce n'est généralement pas le cas avec la dihydroergotamine, qui reste dans l'organisme au moins cinq fois plus longtemps, voire davantage.

L'inconvénient de la dihydroergotamine, cependant, est qu'elle nécessite une prémédication antiémétique et que son effet bénéfique met beaucoup plus de temps à se manifester. Le sumatriptan injecté soulage les céphalées sévères en vingt à quarante minutes, tandis que la dihydroergotamine injectée met deux à quatre heures pour apporter une amélioration similaire.

Nous administrons également de la dihydroergotamine par voie intraveineuse, souvent pendant l'hospitalisation, afin de mettre fin à ce que nous appelons un état migraineux ou status migrainosus. Ce terme désigne une migraine qui persiste bien au-delà de sa durée habituelle, pour laquelle nous retenons souvent le seuil arbitraire de trois jours. Cette définition repose sur l'hypothèse erronée que les migraines durent entre quatre et soixante-douze heures, ce qui est absurde.

État migraineux

En règle générale, les migraines durent au moins une bonne partie de la journée, voire toute la journée, nécessitant une nuit de sommeil pour un soulagement complet, particulièrement chez l'adulte. Il n'existe pas de durée maximale, et je considère personnellement qu'il s'agit d'un état de migraine lorsque la céphalée, comme mentionné précédemment, persiste bien au-delà de sa durée habituelle pour un patient donné, quelle qu'elle soit.

Un traitement efficace contre le statut migraineux est l'administration de dihydroergotamine par injection. Cependant, pour recevoir ce traitement, le patient doit se rendre en clinique, ce qui peut s'avérer difficile, surtout en cas de nausées et de vomissements. Une alternative consiste à prescrire une ou deux doses d'un somnifère à action rapide et de courte durée, ou hypnotique, comme le zolpidem, pour permettre au patient de dormir pendant la nuit.

Si la céphalée sévère persiste depuis plusieurs jours, cette approche ne suffira pas, et nous devons alors recourir à un traitement corticoïde de trois jours. Dans ce cas, je prescris de la prednisone à raison de quinze milligrammes quatre fois par jour pendant un jour, dix milligrammes quatre fois par jour le jour suivant, puis cinq milligrammes quatre fois par jour le troisième jour. Je recommande toujours de prendre le médicament pendant les repas et au coucher avec un peu de nourriture pour protéger l'estomac.

Si la céphalée s'accompagne d'une importante tension des muscles du cou, des épaules et du haut du dos, ce qui est souvent le cas, j'ajoute du diazépam comme relaxant musculaire. Sans ce myorelaxant, la céphalée peut récidiver après l'arrêt de la prednisone, ce qui annulerait l'effet recherché. Je préfère le prescrire également quatre fois par jour à des doses d'un à cinq milligrammes, selon la tolérance du patient.

Il est crucial que le patient interrompe tous les médicaments abortifs pris pour la céphalée, y compris les médicaments en vente libre. La prednisone, avec ou sans diazépam, doit laissée agir seule pour soulager la migraine, ce qu'elle fera généralement en douze à vingt-quatre heures.

Céphalée de rebond

Si nous utilisons un dérivé de l'ergot pour le traitement abortif de la migraine, ce qui devrait désormais être rare, voire inexistant, il ne doit pas être utilisé plus d'une fois par semaine en moyenne en raison de sa longue durée d'action qui, comme mentionné précédemment, est de trois a cinq jours. Nous voulons éviter son accumulation dans l'organisme, qui survient lors d'administrations répétées pendant sa période d'activité.

La disparition de l'effet du médicament entraîne une céphalée de rebond, aujourd'hui appelée céphalée par abus médicamenteux, un cercle vicieux dans lequel une nouvelle céphalée apparaît chaque fois que l'effet du traitement abortif s'estompe. Ainsi, le médicament devient progressivement moins efficace, probablement parce que les céphalées s'aggravent.

De plus, cela entraîne une diminution ou une perte de réponse au traitement préventif, bien que cela soit moins problématique avec les nouveaux médicaments préventifs plus puissants contre la migraine, tels que les anticorps anti-peptide lié au gène de la calcitonine (CGRP) et les gepants.

Pour illustrer ce point, j'ai suivi un homme souffrants de migraines environ tous les cinq jours, qu'il traitait par injection de dihydroergotamine. Comme les migraines ne surviennent quasiment jamais avec une telle régularité, j'ai suspecté une céphalée de rebond et lui ai conseillé d'arrêter le médicament.

Pour l'aider à surmonter la céphalée de sevrage, je lui ai prescrit le schéma de prednisone mentionné précédemment, mais sur six jours plutôt que trois en raison de la longue demi-vie de la dihydroergotamine. À ma grande surprise, après ce traitement, il s'est avéré qu'il souffrait en réalité d'algies vasculaires de la face, que j'ai pu traiter efficacement avec les médicaments appropriés.

Triptans

Les triptans sont les successeurs des ergotés, et leur développement s'est appuyé sur un modèle animal de migraine validé avec les ergotés, ce que j'ai étudié lors de mon doctorat en pharmacologie expérimentale. Par conséquent, les triptans ont un mode d'action similaire, voire identique, dans la migraine, mais ils diffèrent à plusieurs égards, ce qui les rend plus efficaces, mieux tolérés et plus sûrs.

Comme les ergotés, ce sont des vasoconstricteurs et partagent donc les mêmes contre-indications. En termes de taille moléculaire, ils sont beaucoup plus petits que les ergotés qui sont, en fait, de petites protéines. De ce fait, l'organisme les absorbe mieux et les dégrade plus facilement, ce qui se traduit par un délai d'action plus rapide et une durée d'action plus courte.

Administrés par voie orale dès l'apparition d'une céphalée légère, les triptans soulagent complètement les migraines en deux heures dans 80 à 85 pour cent des cas, et environ 65 pour cent lorsqu'ils sont pris pour une intensité modérée. Par voie intranasale, ils sont légèrement plus efficaces; administrés par voie sous-cutanée, ils soulagent les migraines sévères en vingt à quarante minutes.

À l'exception de l'injection, les triptans procurent généralement un bénéfice pendant au moins vingt-quatre heures, à condition que la céphalée soit complètement soulagée. Dans le cas contraire, elle récidive dans les vingt-quatre heures pour un quart à un tiers des céphalées traitées. On peut cependant améliorer ce résultat de deux à quatre fois si le traitement est poursuivi jusqu'à l'obtention d'un soulagement complet, plutôt que de laisser persister une céphalée résiduelle, même légère.

Les patients tolèrent généralement bien les triptans, avec peu ou pas d'effets secondaires. Les effets secondaires les plus courants sont des picotements dans les doigts et une sensation d'oppression dans la gorge. La congestion nasale, l'écoulement post-nasal et un goût désagréable dans la bouche ou à l'arrière de la gorge sont des effets secondaires généraux des sprays nasaux, quel que soit le médicament qu'ils contiennent.

L'injection de sumatriptan six milligrammes provoque généralement des effets secondaires apparaissant assez rapidement qui, combinés à leur intensité, peuvent déclencher une crise de panique. Ils consistent en une sensation de chaleur ascendante dans le corps, comme une bouffée de chaleur, associée à une sensation d'oppression dans la partie supérieure de la poitrine, la gorge, la nuque et la tête. Ces effets secondaires se développent en cinq à dix minutes et durent aussi longtemps, après quoi la céphalée est rapidement soulagée.

Le sumatriptan injectable existe également en doses de trois et quatre milligrammes, qui sont généralement mieux tolérées par les patients tout en étant tout aussi efficaces. Je préfère ces doses, que je demande à mes patients de renouveler après une heure si la céphalée n'est pas complètement soulagée.

Si des doses répétées sont généralement nécessaires et que le médicament est bien toléré, j'augmente la dose à six milligrammes. Si la céphalée est presque disparue mais pas complètement, le patient peut compléter par un comprimé de sumatriptan pour un soulagement total.

L'association de l'injection et du comprimé de sumatriptan présente l'avantage supplémentaire de garantir l'absence de céphalées pendant au moins vingt-quatre heures. Avec l'utilisation de l'injection seule, les céphalées réapparaissent généralement après douze à seize heures, parfois avec une intensité telle qu'une autre injection est nécessaire.

La dose quotidienne maximale de sumatriptan par injection est de douze milligrammes, ce qui équivaut à deux injections de six milligrammes, trois de quatre milligrammes ou quatre de trois milligrammes.

Lorsque le traitement initial n'est pas une injection de sumatriptan mais un comprimé ou un spray nasal de triptan, il est prudent d'attendre deux heures pour évaluer l'efficacité, car l'absorption du médicament est plus lente. Si la céphalée n'est pas complètement soulagée à ce moment-là et que la tolérance est bonne, le traitement doit être répété immédiatement pour obtenir un bénéfice cumulatif.

Les patients doivent toujours utiliser la dose optimale de triptan et, si des doses répétées sont nécessaires la plupart du temps et que la tolérance est bonne, ils doivent prendre le double de la dose optimale dès le début. Trois des triptans, élétripan, sumatriptan et zolmitriptan sont disponibles en comprimés à double dose optimale. Je les prescris donc volontiers, car ils peuvent être divisés en deux pour obtenir la dose optimale et il est facile de passer à la double dose optimale.

Sept

Au total, sept triptans sont disponibles sur le marché, chacun possédant une dose quotidienne maximale qu'il est important de respecter. Si une nouvelle dose s'avère nécessaire, ce que les patients ne devraient faire qu'en cas de bonne tolérance, elle doit toujours être administrée à intervalles ne dépassant pas deux heures pour en obtenir le bénéfice cumulatif.

Le tableau suivant présente les sept triptans oraux par ordre alphabétique, avec leurs dosages disponibles, leurs doses optimales et leurs doses quotidiennes maximales.

Tableau: Triptans oraux avec leurs dosages en comprimés, leurs doses optimales et leurs doses quotidiennes maximales

Nom du Triptan	Dosages Disponibles	Doses Optimales	Doses Quotidiennes Maximale
Almotriptan	6,25 et 12,5 milligrammes	12,5 milligrammes	25 milligrammes
Élétriptan	20 et 40 milligrammes	20 milligrammes	80 milligrammes
Frovatriptan	2,5 milligrammes	2,5 milligrammes	7,5 milligrammes
Naratriptan	1 et 2,5 milligrammes	2,5 milligrammes	5 milligrammes
Rizatriptan	5 et 10 milligrammes	10 milligrammes*	30 milligrammes*
Sumatriptan	25, 50 et 100 milligrammes	50 milligrammes	200 milligrammes
Zolmitriptan	2,5 et 5 milligrammes	2,5 milligrammes	10 milligrammes

*En cas d'utilisation simultanée avec le propranolol, la dose optimale de rizatriptan est de cinq milligrammes et la dose quotidienne maximale est de quinze milligrammes.

Comme mentionné, seuls l'élétriptan, le sumatriptan et le zolmitriptan existent en dosages correspondant au double de la dose optimale. Ces formes sont indiquées lorsque le patient doit généralement répéter la dose optimale pour obtenir un soulagement complet et qu'il tolère bien le médicament sans effets secondaires. Si la céphalée n'est pas complètement soulagée, le triptan oral doit être répété après deux heures, à l'exception du naratriptan qui doit être répété après quatre heures en raison de son absorption plus lente.

Quatre triptans oraux existent en dosages qui ne devraient être utilisés que dans des circonstances particulières. C'est le cas du rizatriptan, dont le comprimé de cinq milligrammes doit être prescrit exclusivement aux patients sous propranolol. Ce bêta-bloquant particulier inhibe la dégradation hépatique du médicament, ce qui justifie l'utilisation de la moitié de la dose optimale et une dose quotidienne maximale réduite à quinze milligrammes.

Pour l'almotriptan, le naratriptan et le sumatriptan, les dosages les plus faibles ne sont commercialisés que parce qu'ils représentent les doses minimales efficaces. Ils sont parfois confondus avec des doses pédiatriques, qui n'existent pas pour les triptans; chez les adolescents, nous devons utiliser les doses optimales indiquées.

Pour deux triptans, le rizatriptan et le zolmitriptan, il existe également des comprimés à dissolution orale, que nous appelons orodispersible. Le patient les place sur ou sous la langue pour qu'ils se désagrègent dans la bouche. Le médicament se dissout dans la salive, que le patient avale pour qu'il soit absorbé dans l'intestin grêle.

On pense généralement que les médicaments pris de cette manière agissent plus rapidement, mais c'est généralement le contraire, car la salive met du temps à descendre dans l'estomac. Je recommande donc, lorsque la prescription indique un comprimé à dissolution orale, que le patient l'avale comme un comprimé normal.

Nous considérons souvent que les comprimés à dissolution orale sont plus faciles à utiliser, car les patients peuvent les prendre sans eau. Cependant, les comprimés de triptans sont généralement suffisamment petits pour être avalés sans eau.

On peut également les considérer comme idéales en cas de nausées, mais si tel est le cas, les céphalées sont au moins modérées, voire sévères. Elles sont alors d'une intensité telle qu'elles ont déjà stimulé le système nerveux sympathique au point de ralentir la vidange gastrique, affectant ainsi l'absorption et, par conséquent, l'efficacité du médicament.

Sprays nasaux

Deux des triptans, le sumatriptan et le zolmitriptan, sont également disponibles sous forme de sprays nasaux liquides. Le spray de sumatriptan existe en deux dosages, cinq et vingt milligrammes, tandis que le spray de zolmitriptan n'existe qu'en dosage de cinq milligrammes.

Pour le spray nasal de sumatriptan, nous devrions prescrire le dosage de vingt milligrammes, que le patient peut répéter une fois après deux heures si nécessaire, avec une dose quotidienne maximale de quarante milligrammes. Pour le spray nasal de zolmitriptan, il peut également être répété après deux heures si nécessaire, avec une dose quotidienne maximale de dix milligrammes.

Les sprays nasaux liquides ne sont que légèrement plus efficaces que les comprimés oraux, car seulement 15 pour cent du sumatriptan administré par voie intranasale et 30 pour cent du zolmitriptan administré par voie intranasale sont absorbés dans le nez. Par conséquent, la majeure partie des médicaments administrés par voie intranasale, soit 85 pour cent du sumatriptan et 70 pour cent du zolmitriptan, sont absorbés dans l'intestin grêle comme s'ils avaient été pris par voie orale.

Ceci peut être amélioré avec le spray nasal en poudre de sumatriptan, dont la dose est de vingt-deux milligrammes (deux fois onze milligrammes), que le patient peut répéter une fois après deux heures, si nécessaire, avec une dose quotidienne maximale de quarante-quatre milligrammes.

Ce spray nasal particulier est livré avec un dispositif spécial: le patient place un côté dans la bouche et l'autre dans le nez, puis souffle la poudre dans la cavité nasale. L'action de souffler ferme le voile du palais, bloquant le passage entre le nez et la gorge, ce qui maintient le médicament dans la cavité nasale pour une meilleure absorption.

L'absorption nasale peut également être améliorée avec le spray nasal liquide de sumatriptan contenant ce qu'on appelle un promoteur de perméabilité membranaire. La dose de ce spray est de dix milligrammes, que le patient peut répéter toutes les heures si nécessaire, avec un maximum de trois sprays, trente milligrammes par jour.

En Europe, le sumatriptan est également disponible sous forme de suppositoire rectal en dosages de 12,5 et 25 milligrammes. La dose recommandée est de 25 milligrammes, que le patient peut répéter après deux heures si nécessaire, avec un maximum de 50 milligrammes par jour.

Gépants

Les gépants sont les nouveaux venus parmi les traitements abortifs de la migraine. Contrairement aux ergotés et triptans, qui sont vasoconstricteurs, les gépants sont des antivasodilatateurs et n'ont donc pas les contre-indications liées à l'hypertension artérielle non contrôlée ni aux pathologies affectant les vaisseaux sanguins du cœur, du cerveau, du tube digestif ou des membres inférieurs.

Cependant, les gépants sont contre-indiqués avec l'utilisation simultanée de médicaments inhibant fortement le système enzymatique hépatique CYP3A4. Ce système enzymatique est essentiel pour la dégradation des gépants, et lorsqu'il est fortement inhibé, il entraîne une accumulation prolongée du médicament dans l'organisme. Cela peut provoquer des effets secondaires plus marqués, notamment somnolence, fatigue, nausées et constipation.

Parmi les inhibiteurs puissants du CYP3A4, on trouve principalement les traitements des infections virales ou fongiques, mais d'autres médicaments ont également cet effet. L'utilisation concomitante d'un puissant inhibiteur du CYP3A4 est également une contre-indication pour les traitements abortifs mentionnés précédemment: dihydroergotamine, almotriptan et élétriptan.

Les gépants sont des antivasodilateurs dans le sens où ils bloquent l'effet vasodilatateur, ou dilatation des vaisseaux sanguins, du peptide lié au gene de la calcitonine, ou CGRP. Afin de provoquer une vasodilatation, le peptide lié au gène de la calcitonine doit se lier à ses récepteurs sur les vaisseaux sanguins et les stimuler, et les gépants bloquent l'accès à ces récepteurs.

C'est pourquoi nous les qualifions donc d'antagonistes des récepteurs CGRP à petites molécules, un antagoniste étant un médicament qui se fixe à un récepteur sans le stimuler. Un médicament qui se lie à un récepteur et le stimule est quant à lui appelé agoniste.

Les ergotés et triptans mentionnés précédemment sont des exemples d'agonistes: ils soulagent les migraines en se liant aux récepteurs dit «sérotonine 1B», situés principalement sur les vaisseaux céphaliques, qui se dilatent et s'enflamment lors d'une crise migraineuse.

Les ergotés en particulier stimulent également de nombreux autres récepteurs, comme les récepteurs dit «sérotonine 2A» des vaisseaux cardiaques et les récepteurs α-adrénergiques des vaisseaux des membres inférieurs. En stimulant les récepteurs dopaminergiques du tronc cérébral, ils provoquent les nausées et vomissements qui les rendent si redoutables.

Trois

Les trois gépants disponibles pour le traitement abortif de la migraine sont le rimégépant, l'ubrogépant et le zavégépant. Ils sont très similaires en termes d'efficacité, de tolérance et de sécurité. Leur efficacité est comparable à celle des triptans, mais leur durée d'action est plus longue, ce qui signifie qu'ils procurent un bénéfice légèrement plus prolongé. En général, les patients tolèrent les gépants aussi bien que les triptans oraux; lorsque des effets secondaires surviennent, il s'agit plutôt de somnolence ou de fatigue avec les gépants, et de picotements ou de tension musculaire avec les triptans.

Le rimégépant n'est disponible qu'en un seul dosage de soixante-quinze milligrammes, tandis que l'ubrogépant est disponible en comprimés de cinquante et cent milligrammes. Le comprimé de rimégépant est un comprimé à dissolution orale, ou orodispersible, que le patient peut avaler ou placer sur ou sous la langue, pour le laisser se désagréger dans la bouche.

Le médicament se dissout ensuite dans la salive, que le patient avale pour permettre son absorption dans l'intestin grêle. L'ubrogépant, quant à lui, n'est disponible que sous forme de comprimé classique à avaler; le zavégépant se présente sous forme de spray nasal liquide.

Le comprimé de rimégépant (soixante-quinze milligrammes) ne peut pas être répété dans un délai de vingt-quatre heures, tandis que l'ubrogépant peut être administré à nouveau toutes les deux heures si nécessaire, avec une dose quotidienne maximale de deux cents milligrammes. Le spray nasal de zavégépant existe en dosage de dix milligrammes et, comme le rimégépant, ne peut être administré qu'une seule fois en vingt-quatre heures.

La seule indication médicale véritable justifiant l'utilisation des gépants comme traitement abortif de la migraine est la présence de contre-indications aux triptans. Il s'agit, comme mentionné précédemment, des pathologies affectant les vaisseaux sanguins du cœur, du cerveau, du tube digestif ou des membres inférieurs, ou d'une hypertension artérielle non traitée ou mal contrôlée.

Inflammation

Outre la vasodilatation, l'inflammation fait également partie du mécanisme de la migraine et joue probablement un rôle au moins aussi important. Nous pouvons la traiter avec des anti-inflammatoires, comme la prednisone mentionnée précédemment pour le traitement du status migrainosus.

Il s'agit d'un corticostéroïde, ou stéroïde, un médicament puissant qui doit être utilisé avec parcimonie en raison de ses effets secondaires potentiellement graves. Pour le traitement abortif de la migraine, il doit être administré à une dose relativement élevée, par exemple soixante milligrammes, et il faut compter entre douze a vingt-quatre heures pour en ressentir les effets bénéfiques.

Il existe cependant une autre classe d'anti-inflammatoires: les anti-inflammatoires non stéroïdiens (AINS). Comme leur nom l'indique, ils ne sont pas des corticostéroïdes et n'ont donc pas les mêmes restrictions quant à leur fréquence d'utilisation.

En plus de réduire l'inflammation, les anti-inflammatoires non stéroïdiens ont un effet analgésique. Le plus connu est l'aspirine, ce pourquoi on les appelle aussi analgésiques de type aspirine. D'autres membres bien connus de cette classe sont l'ibuprofène et le naproxène sodique, disponibles sans ordonnance comme l'aspirine.

En tant qu'analgésiques, ils ne sont pas spécifiques à la migraine car ils agissent sur la douleur en général. Cependant, leur action anti-inflammatoire les rend partiellement spécifiques à la migraine.

Comme ils ne sont que partiellement spécifiques, ils ne soulagent généralement pas les migraines aussi efficacement que les médicaments abortifs spécifiques à la migraine, à savoir les ergotés, les triptans et les gépants. Cela signifie que si nous les utilisons pour interrompre une migraine, nous devons administrer des doses relativement élevées, telles que 1000 milligrammes d'aspirine, 800 milligrammes d'ibuprofène ou 880 milligrammes de naproxène sodique.

Cependant, même à des doses aussi élevées, leur efficacité peut être insuffisante et il peut être nécessaire d'améliorer leur absorption. Il existe plusieurs moyens d'y parvenir, et j'ai une grande expérience du prétraitement avec des médicaments qui stimulent la vidange gastrique, en particulier le métoclopramide.

Avant l'avènement des triptans dans les années 1990, je recommandais souvent de prendre dix milligrammes de métoclopramide, suivis quinze minutes plus tard par mille milligrammes d'aspirine soluble. Cette forme d'aspirine, dissoute dans l'eau, est mieux tolérée par l'estomac et prête pour l'absorption intestinale.

La métoclopramide est un médicament antinauséeux qui stimule de manière unique l'estomac afin qu'il se vide plus rapidement dans l'intestin grêle. L'association d'une dose relativement élevée d'aspirine, de son état dissous et de la stimulation de la vidange gastrique rend cette approche raisonnablement efficace pour interrompre une migraine. À la place de la métoclopramide, nous pouvons également utiliser un médicament appelé dompéridone à la même dose de dix milligrammes.

La différence majeure entre les deux réside dans le fait que la dompéridone, contrairement à la métoclopramide, ne pénètre pas dans le cerveau. Elle ne présente donc pas les effets secondaires potentiels de la métoclopramide, tels que l'agitation, appelée akathisie, bien que ceux-ci soient rares en cas de prise par voie orale.

L'akathisie est toutefois un effet secondaire fréquent lorsque nous administrons la métoclopramide par voie intraveineuse, c'est pourquoi je ne recommande pas cette voie d'administration. Certains médecins y associent systématiquement de la diphénhydramine pour prévenir cet effet indésirable gênant.

Nous traitons l'agitation, ou akathisie, quelle que soit sa cause, avec de la diphénhydramine, un antihistaminique qui, en tant que tel, provoque une somnolence. Je n'aime pas l'administrer dans le cadre du traitement abortif des migraines, car je privilégie le retour rapide du patient à une activité normale. L'administration d'un médicament potentiellement sédatif comme la diphénhydramine, qui provoque presque invariablement une somnolence, va à l'encontre de cet objectif.

Une autre façon d'améliorer l'efficacité d'un analgésique de type aspirine pour le traitement abortif de la migraine consiste à l'associer à de la caféine. Une dose relativement élevée d'analgésique de type aspirine est toujours nécessaire, mais la caféine ajoutée, généralement à une dose de cinquante ou cent milligrammes, améliore son absorption. Elle présente l'avantage supplémentaire d'être un vasoconstricteur, ce qui resserre les vaisseaux sanguins dilatés dans la tête qui contribuent à la migraine.

Il existe plusieurs combinaisons d'analgésiques de type aspirine et de caféine disponibles en vente libre pour traiter les céphalées ou les migraines. Cependant, je ne les recommande généralement pas pour le traitement abortif de la migraine, et ce pour deux raisons. D'une part, les traitements spécifiques de la migraine sont bien plus efficaces; d'autre part, leur utilisation fréquente entraîne deux complications que je rencontre régulièrement en pratique: la céphalée de rebond et la toxicité gastrique.

Complications du traitement

Les céphalées de rebond, également appelées aujourd'hui céphalées par abus médicamenteux, résultent de l'utilisation régulière de vasoconstricteurs (médicaments qui rétrécissent les vaisseaux sanguins) pour traiter les céphalées, y compris les migraines. Lorsque nous prenons un tel vasoconstricteur suffisamment fréquemment pour qu'il s'accumule dans l'organisme, une céphalée survient chaque fois que son effet s'estompe. Une vasodilatation de rebond en est la cause, et même les non-migraineux peuvent en faire l'expérience lors d'un sevrage caféiné.

Les gens ne réalisent généralement pas que la caféine est non seulement un puissant vasoconstricteur, mais aussi que son effet persiste dans l'organisme pendant deux à trois jours. Cela signifie que si nous prenons un médicament contenant de la caféine pour une céphalée ne serait-ce qu'un jour sur deux, la caféine s'accumule dans l'organisme et peut provoquer une céphalée de rebond. Par conséquent, je recommande de ne pas utiliser ces médicaments, qu'ils soient sur ordonnance ou en vente libre, plus de deux fois par semaine en moyenne.

Les patients ne devraient pas prendre un ergoté plus d'une fois par semaine pour les céphalées, car son effet vasoconstricteur dure deux fois plus longtemps que celui de la caféine. En revanche, ils peuvent prendre un triptan quotidiennement mais pas plus d'une fois par jour, leur durée d'action étant généralement inférieure à une journée.

Les gépants ne posent pas ce problème particulier de rebond car ils ne sont pas vasoconstricteurs, et les anti-inflammatoires non stéroïdiens sans caféine n'ont pas non plus cette restriction de fréquence d'utilisation. Ils ne provoquent pas de céphalée de rebond.

Nous savons que les anti-inflammatoires, stéroïdiens et non stéroïdiens, utilisés fréquemment ou de manière prolongée, sont nocifs pour l'estomac. Ils affaiblissent la couche protectrice qui tapisse l'estomac, permettant à l'acide gastrique d'irriter sa paroi et de provoquer une inflammation, appelée gastrite.

Les médicaments de type aspirine contenant de la caféine sont les pires à cet égard, car la caféine stimule la production d'acide gastrique, créant une situation où il y a plus d'acide et moins de protection contre ses effets potentiellement nocifs.

L'inflammation de l'estomac, ou gastrite, s'accompagne de micro-ulcérations, à travers lesquelles nous perdons du sang de manière invisible, ce qu'on appelle une perte de sang occulte. Bien que ne dépassant généralement pas quelques gouttes par jour, ces pertes s'accumulent avec le temps et, sur plusieurs années, conduisent à une carence en fer et à une anémie.

Ces deux conditions contribuent à la fatigue, cause fréquente de céphalées, y compris de migraines. Par conséquent, si nous utilisons un anti-inflammatoire non stéroïdiens pour le traitement abortif des migraines, je préfère ceux qui ne contiennent pas de caféine.

Nous avons mis au point deux médicaments de ce type, le diclofénac et le célécoxib, dans des formulations spécifiques pour le traitement abortif de la migraine. Le diclofénac est disponible sous forme de poudre soluble dans l'eau et contient cinquante milligrammes de médicament. Cependant, les patients ne peuvent le prendre qu'une seule fois en vingt-quatre heures pour interrompre une migraine.

Le célécoxib se présente sous forme de solution orale contenant 120 milligrammes de principe actif, ainsi qu'un agent améliorant la solubilité afin d'en faciliter l'absorption. Comme pour le diclofénac, les patients ne peuvent le prendre qu'une fois en vingt-quatre heures. Cela signifie qu'aucune de ces deux formulations ne peut être répétée dans les vingt-quatre heures, et qu'une seule dose doit suffire à soulager complètement la migraine en deux heures.

Bien entendu, ces deux anti-inflammatoires non stéroïdiens peuvent également être pris après un prétraitement à la métoclopramide ou à la dompéridone afin d'améliorer leur absorption et, par conséquent, leur efficacité.

Comme les patients ne peuvent pas répéter le traitement dans les vingt-quatre heures, il est important qu'une seule dose soulage complètement les migraines, avec ou sans prétraitement. Dans le cas contraire, il y a un risque non négligeable que la céphalée réapparaisse plus tard dans la journée, nécessitant la prise d'un autre médicament, une situation loin d'être idéale que nous devons éviter.

Développement de la céphalée

Il est essentiel de connaître le mode de développement des migraines chez un patient donné pour garantir un traitement abortif efficace, défini comme un traitement qui soulage complètement les symptômes en moins de deux heures. Si un médecin ou autre professionnel de santé ne s'enquiert pas de cet aspect particulier des céphalées, obtenir un traitement abortif efficace relève de l'illusion.

Premièrement, il est important de savoir si les migraines sont généralement présentes au réveil le matin, surviennent dans la journée ou réveillent le patient la nuit. Concernant ce dernier cas, seules les céphalées sévères sont suffisamment intenses pour perturber le sommeil et donc réveiller le patient. Dans cette situation, aucun questionnement supplémentaire n'est nécessaire, et nous devons considérer que la vidange gastrique est altérée au moment du traitement, même en l'absence de nausées.

Le traitement généralement le plus efficace des céphalées réveillant le patient la nuit est l'injection de sumatriptan, que je préfère initier à la dose de trois ou quatre milligrammes pour une meilleure tolérance. Si la céphalée reste d'intensité modérée ou sévère après une heure, je recommande de répéter l'injection une fois. Si cela s'avère efficace et bien toléré, j'augmente alors la dose à six milligrammes.

Les patients tolèrent généralement moins bien la dose de six milligrammes de sumatriptan que les doses de trois ou quatre milligrammes. Bien que les effets secondaires de la dose de six milligrammes puissent être intenses, leur durée est relativement courte, ne dépassant pas cinq à dix minutes.

Si le médicament a significativement atténué la céphalée après une heure sans la faire complètement disparaître, le patient devrait alors prendre un comprimé de sumatriptan cinquante milligrammes pour un soulagement complet. Ce comprimé peut être répété après deux heures si nécessaire, l'ensemble constituant une seule prise bien qu'étalée sur plusieurs heures.

Pour les migraines présentes au réveil matinal, il est crucial d'en connaître l'intensité habituelle à ce moment-là. Pour cela, je demande au patient de la coter sur une échelle de dix, dix représentant la douleur maximale imaginable.

Si la céphalée est légère, c'est-à-dire jusqu'à trois ou quatre sur un échelle de dix, le patient doit commencer le traitement immédiatement et sans hésiter, de préférence avec un médicament spécifique contre la migraine sous forme orale, tel qu'un triptan ou un gépant.

En ce qui concerne les triptans, je préfère le sumatriptan, car il est commercialisé depuis 1991, soit depuis plus de trente ans. Nous avons donc une grande expérience de ce médicament, y compris chez des populations spécifiques telles que les adolescents et les femmes enceintes.

Il est facilement disponible et bon marché, en tout cas sous forme de comprimés, qui coûtent environ un dollar américain par comprimé, quelle que soit leur concentration. Enfin, il existe également sous forme injectable avec un auto-injecteur pour une auto-administration facile par le patient. C'est un produit formidable à avoir sous la main si les céphalées deviennent incontrôlables et que les médicaments administrés par voie orale ne sont pas disponibles.

Pour le comprimé de sumatriptan, la dose optimale est de cinquante milligrammes, que je recommande toujours à mes patients de renouveler après deux heures si la céphalée n'est pas complètement soulagée et si le médicament est bien toléré, ce qui est généralement le cas. Si une dose supplémentaire est généralement nécessaire pour soulager complètement la céphalée et que le médicament est bien toléré, je passe à la dose de cent milligrammes. Si nécessaire, cette dose peut également être répétée après deux heures, car la dose quotidienne maximale est de deux cents milligrammes.

Pour une céphalée matinale d'intensité modérée, j'utilise le comprimé de sumatriptan cent milligrammes pour tenter de surmonter le ralentissement de la vidange gastrique présent à cette intensité.

Pour une céphalée matinale sévère, je recommande l'injection de sumatriptan, en commençant par trois ou quatre milligrammes et en augmentant éventuellement à six milligrammes.

Le spray nasal liquide classique n'est pas assez puissant pour les céphalées sévères, son efficacité étant peu supérieure à celle du comprimé. En revanche, le spray nasal en poudre et celui contenant un promoteur de perméabilité membranaire peuvent s'avérer suffisamment efficaces dans ces cas.

Ils peuvent être bénéfiques lorsque le comprimé de cent milligrammes, répété si nécessaire après deux heures, ne soulage pas les céphalées modérées. Là encore, l'objectif du traitement est de soulager complètement les céphalées, si possible en moins de deux heures et sans effets secondaires.

Lorsque les migraines surviennent dans la journée, ce qui est heureusement le plus souvent le cas, il est important de savoir combien de temps elles mettent généralement pour atteindre leur intensité maximale. En général, les migraines s'intensifient en une à deux heures, rarement plus, mais parfois moins. Cela devrait laisser suffisamment de temps pour commencer le traitement à une intensité légère, c'est-à-dire jusqu'à trois ou quatre sur l'échelle de dix points.

Le traitement peut être initié comme mentionné précédemment, par exemple avec un comprimé de sumatriptan cinquante milligrammes, répétable après deux heures. En cas de mauvaise tolérance, je change de triptan en choisissant en fonction de la nature des effets secondaires et du bénéfice observé.

Effets secondaires

Il est important de distinguer les effets secondaires spécifiques et non spécifiques des médicaments. L'effet secondaire non spécifique est la fatigue, que je considère comme la réponse de l'organisme à toute substance étrangère qu'on y introduit.

Il faut se rappeler que les médicaments sont des toxines. Le mot latin pour médicament est pharmacon, qui signifie à la fois *remède* et *poison*. De nos jours, nous disposons également de médicaments biologiques, tels que les anticorps, auxquels cela ne s'applique pas nécessairement, car ils sont soit humains ou humanisés, c'est-à-dire principalement humains.

La fatigue survient particulièrement comme effet secondaire si le patient souffre déjà d'un manque d'énergie. Cela diminue sa tolérance globale, augmentant la probabilité de fatigue. Changer de médicament peut aider, mais il est généralement plus efficace d'identifier et de traiter la ou les causes de cette baisse d'énergie. Cela constitue aussi une étape importante dans la prise en charge globale des céphalées, notamment migraineuses, surtout lorsqu'elles sont fréquentes.

Un effet secondaire courant et spécifique du sumatriptan est la nausée, généralement légère et sans commune mesure avec celle provoquée par les ergotés, tels que l'ergotamine et la dihydroergotamine. L'origine de la nausée est également différente dans le sens où les dérivés de l'ergot la provoquent en stimulant les récepteurs de la dopamine dans le tronc cérébral, tandis que le sumatriptan peut la provoquer en retardant légèrement la vidange gastrique.

Je n'ai pas constaté de nausées avec les autres triptans, tels que le rizatriptan ou le zolmitriptan. Ces deux médicaments sont aussi efficaces que le sumatriptan pour soulager les migraines, le rizatriptan agissant légèrement plus rapidement mais aussi pendant une durée un peu plus courte. Dans la pratique, je préfère le zolmitriptan au rizatriptan, principalement parce que, comme le sumatriptan, il est disponible en comprimés dont la concentration est deux fois supérieure à la dose optimale, ce qui facilite son utilisation et le rend moins coûteux. Par conséquent, j'ai tendance à le prescrire comme deuxième triptan, le rizatriptan venant en troisième position.

L'élétriptan appartient à la même catégorie que le rizatriptan, le sumatriptan et le zolmitriptan en termes d'efficacité dans le soulagement des migraines. Cependant, l'utilisation simultanée d'un inhibiteur puissant du CYP3A4, tel qu'un médicament antifongique ou antiviral, est une contre-indication à son utilisation. Il en va de même pour l'almotriptan, qui peut être un peu moins efficace pour soulager les migraines, mais que les patients tolèrent généralement mieux, si cela pose problème.

Toutefois, les triptans les mieux tolérés sont généralement le frovatriptan et le naratriptan, en particulier en ce qui concerne les effets secondaires typiques des triptans, tels que les picotements dans les doigts ou la sensation d'oppression dans la gorge. Dans les essais cliniques, ces triptans se sont révélés moins efficaces que les autres, mais ce n'est pas nécessairement le cas chez tous les patients. Par exemple, j'ai constaté que le naratriptan était efficace chez des patients chez lesquels un médicament comme le sumatriptan était inefficace.

Trouver un traitement abortif bien toléré est crucial, car pour une efficacité maximale, il doit être pris dès les premiers signes de céphalée légère. Les patients hésitent à le faire s'ils redoutent des effets secondaires, surtout si leur fonctionnement est altéré par la fatigue ou la somnolence.

Ces derniers sont des effets secondaires spécifiques des gépants, mais ils ne surviennent que chez un faible pour cent de patients (moins de dix pour cent). Il en va de même pour les nausées et la constipation observées occasionnellement avec ces médicaments. Comme pour l'almotriptan et l'élétriptan, l'utilisation simultanée d'un inhibiteur puissant du CYP3A4, tel qu'un médicament antifongique ou antiviral, est une contre-indication à leur utilisation.

Les patients peuvent répéter la prise de n'importe quel triptan à sa dose optimale après deux heures et doivent le faire si la tolérance est bonne et si la céphalée n'est pas complètement soulagée. Parmi les trois gépants disponibles pour le soulagement de la migraine, seul l'ubrogépant peut être répété après deux heures, si nécessaire, avec un maximum de deux cents milligrammes par jour. Il est donc impératif que l'utilisation du rimégépant ou du zavégépant soulage complètement les céphalées, car le patient ne peut pas les répéter dans les vingt-quatre heures.

Les patients peuvent associer des gépants et des triptans, mais cela complique les choses s'ils ont besoin de deux médicaments pour soulager complètement leurs migraines. La simplicité reste primordiale, y compris dans le traitement abortif de la migraine.

Une observation intéressante: plus l'intensité de la céphalée est faible lors de la prise, meilleure est la tolérance malgré une absorption accrue. Cette meilleure absorption se traduit par une plus grande efficacité, et je pense que l'état quasi-normal de l'organisme lors de céphalées légères favorise cette tolérance.

Les migraines affectent l'ensemble de l'organisme, et cet impact s'accélère avec l'intensité de la céphalée, réduisant rapidement la tolérance à toute substance introduite, y compris les médicaments.

Association de médicaments

Si le patient tolère bien le triptan, l'administre à la dose appropriée pour l'intensité de la céphalée traitée et le répète après deux heures, mais que les migraines ne sont toujours pas complètement soulagées, il doit le prendre en association avec un anti-inflammatoire non stéroïdien.

À cette effet, il existe un produit combiné contenant quatre-vingt-cinq milligrammes de sumatriptan et cinq cents milligrammes de naproxène sodique, que le patient peut prendre une fois de plus après deux heures, si nécessaire, avec un maximum de deux comprimés par jour.

Bien entendu, cette association spécifique n'est pas obligatoire, et le patient peut tout aussi bien prendre n'importe quel triptan avec 500 milligrammes d'aspirine, 400 milligrammes d'ibuprofène ou 440 milligrammes de naproxène sodique. La même approche peut être adoptée avec un gépant si nécessaire.

Cette stratégie s'applique également lorsque le triptan ou le gépant soulage complètement la migraine mais qu'une sensibilité du cuir chevelu persiste, phénomène fréquent après des céphalées prolongées. Dans ce cas, l'inflammation résiduelle rend le cuir chevelu douloureux au toucher et le coiffage inconfortable.

Nous faisons souvent référence à cette sensibilité du cuir chevelu sous le nom d'allodynie, mais ce n'est pas exactement le terme correct, car l'allodynie désigne une douleur provoquée par un stimulus normalement indolore. Ce dont il s'agit ici, c'est d'une sensibilité du cuir chevelu due à une inflammation résiduelle, tandis que l'allodynie est due à une lésion nerveuse, ce qui n'est pas le cas des migraines.

Lasmiditan

Un traitement abortif spécifique de la migraine, non encore mentionné est le lasmiditan, qui présente malheureusement un certain nombre de problèmes. En termes de soulagement des céphalées migraineux, il est aussi efficace que les triptans et les gépants, mais les patients ne le tolèrent pas bien. Des étourdissements ou des vertiges sont un effet secondaire fréquent, tout comme la fatigue et la somnolence.

Pour un médicament oral que le patient doit prendre lorsque l'intensité des céphalées est légère, ces effets secondaires sont évidemment dissuasifs. Ils sont également la raison pour laquelle les patients ne doivent pas conduire ou utiliser des machines pendant au moins huit heures après l'avoir pris. La dose est de cinquante, cent ou deux cents milligrammes, que le patient ne peut prendre qu'une fois en vingt-quatre heures et qui doit donc soulager complètement les céphalées pour être satisfaisante.

Comme les gépants, le lasmiditan n'est pas un vasoconstricteur; par conséquent, nous pouvons l'utiliser chez les patients présentant des contre-indications aux ergotés et aux triptans en raison d'affections touchant les vaisseaux sanguins du cœur, du cerveau, de l'intestin ou des jambes, ou d'une hypertension artérielle non traitée ou mal traitée.

Ce médicament a un mode d'action unique dans le traitement des migraines: en stimulant les récepteurs dits «sérotonine 1F», il inhibe la libération des substances chimiques par les fibres nerveuses de la douleur qui provoquent une inflammation neurogène. Contrairement à tous les autres médicaments spécifiques contre la migraine mentionnés, il pénètre dans le cerveau et peut donc également bloquer la transmission des signaux de douleur dans le système nerveux central, une propriété distinctive de ce médicament.

Cependant, cette pénétration cérébrale explique justement ses problèmes de tolérance. Lorsque le cerveau n'est pas la cible thérapeutique, mieux vaut l'épargner, surtout pour optimiser la tolérance.

C'est particulièrement vrai pour le traitement de la migraine, qu'il soit abortif ou préventif. Nous avons démontré que des médicaments n'agissant pas sur le cerveau pouvaient être très efficaces. Influencer le cerveau n'est donc pas nécessaire pour traiter ou prévenir les migraines, et une grande partie des progrès récents en matière de tolérance découle de ce constat.

Chapitre 9

Comment puis-je prévenir ces céphalées?

Facteurs déclenchants des céphalées

Nous pouvons prévenir les migraines de trois manières: premièrement, en identifiant leurs facteurs déclenchants et en les évitant; deuxièmement, en améliorant notre santé générale, mentale et physique; et troisièmement, en prenant un traitement préventif de la migraine efficace et bien toléré, de préférence spécifiquement développé à cet effet.

La liste des facteurs déclenchants des céphalées est longue, et j'ai par ailleurs compris qu'il n'existe pas de facteurs déclenchants spécifiques à la migraine, mais seulement des facteurs déclenchants de céphalées. Leur capacité à provoquer une céphalée ou une migraine dépend de l'individu, la migraine étant une vulnérabilité génétiquement déterminée et héréditaire aux intenses céphalées.

En général, les céphalées ne surviennent pas sans raison; elles n'apparaissent pas comme un éclair dans un ciel bleu. Quelque chose les déclenche, même si ce n'est pas toujours évident. J'entends souvent deux affirmations opposées de la part des patients: soit rien ne les déclenche, soit tout les déclenche.

Pour moi, ces deux déclarations signifient fondamentalement la même chose et appellent une approche systématique: d'abord identifier les facteurs déclenchants, puis les éviter autant que possible. Comme plusieurs facteurs agissant ensemble déclenchent généralement une céphalée, plutôt qu'un seul facteur isolé, il s'agit souvent davantage d'empêcher leur accumulation que de les éviter individuellement.

Cycle menstruel

Le cycle menstruel est de loin le facteur déclenchant le plus puissant des céphalées, y compris les migraines. Pour l'identifier comme déclencheur, la patiente doit tenir un journal notant d'une part ses céphalées, et d'autre part ses jours de menstruation. Comme il s'agit d'un déclencheur si important, je recommande à toutes les femmes menstruées de tenir un tel journal jusqu'à ce qu'il soit clair si les céphalées surviennent en lien avec le cycle menstruel et, le cas échéant, à quel moment.

Il existe trois périodes du cycle menstruel où les femmes sont les plus vulnérables aux céphalées et, par conséquent, aux migraines. La première et la plus importante est un ou deux jours avant les règles, lorsque la plus forte baisse du taux d'œstrogènes dans le sang se produit. La deuxième est au milieu du cycle, au moment de l'ovulation, lorsque le taux d'œstrogènes dans le sang baisse également, mais dans une moindre mesure. La troisième période se situe à la fin des règles, lorsque le taux d'œstrogènes dans le sang, faible pendant les règles, remonte.

La situation est légèrement différente chez les femmes qui prennent un contraceptif cyclique contenant des œstrogènes. Dans ce cas, les migraines surviennent en même temps que les saignements vaginaux pendant la semaine de pause due au retrait des hormones.

Les contraceptifs contenant des œstrogènes suppriment l'ovulation et, par conséquent, les saignements vaginaux associés à leur utilisation cyclique ne doivent pas être appelés menstruations. Celles-ci sont définies comme l'élimination de la paroi utérine due aux changements hormonaux induits par l'ovulation. Avec une contraception œstrogénique, il n'y a pas d'ovulation, et les saignements vaginaux résultent du sevrage de la composante progestative.

Le sevrage des œstrogènes qui accompagne cette période provoque des céphalées, généralement quatre jours après l'arrêt de la contraception. Les femmes commencent généralement à prendre la contraception contenant des œstrogènes le dimanche, puis la prennent pendant trois semaines, les saignements et les céphalées survenant le mercredi de la quatrième semaine, qui est la semaine de pause ou la semaine placebo.

Les femmes migraineuses ne devraient généralement pas utiliser de contraceptifs contenant des œstrogènes, car ceux-ci sont susceptibles d'aggraver leurs céphalées. C'est particulièrement le cas lorsque les céphalées surviennent systématiquement pendant la semaine de pause ou la semaine placebo, comme décrit ci-dessus, ce qui indique une sensibilité hormonale.

Il est important de déterminer si les céphalées sont liées au cycle menstruel et, le cas échéant, à quel moment précis elles sont plus susceptibles de survenir. Cela permet à la femme d'anticiper, tant sur le plan du traitement que de l'évitement des facteurs déclenchants supplémentaires qui pourraient aggraver la situation.

Les migraines qui surviennent avant les règles, un ou deux jours avant, ont tendance à être particulièrement intenses et de longue durée, pouvant facilement durer trois ou quatre jours, voire plus. Elles se manifestent soit au réveil avec une intensité sévère, soit réveillent la patiente tôt le matin, généralement entre quatre et six heures.

Les deux scénarios nécessitent un traitement puissant, tel que celui que nous pouvons fournir avec l'injection de sumatriptan, le suppositoire d'ergotamine ou l'injection de dihydroergotamine. En raison de la durée d'action relativement courte du sumatriptan, le patient peut avoir besoin de répéter le traitement pendant plusieurs jours consécutifs.

Une bonne stratégie consiste à réduire considérablement l'intensité de la céphalée à l'aide de l'injection de sumatriptan, puis à prendre le comprimé de sumatriptan pour la soulager complètement. Une fois complètement soulagée, la céphalée reste généralement sous contrôle pendant environ vingt-quatre heures, mais elle peut réapparaître le lendemain matin au réveil. Le patient doit alors répéter l'injection, prendre le comprimé ou les deux, en fonction de l'intensité de la céphalée au moment de la prise du médicament, et poursuivre le traitement jusqu'à ce que la céphalée soit complètement soulagée.

L'avantage de l'utilisation du suppositoire d'ergotamine ou de l'injection de dihydroergotamine est que, comme les dérivés de l'ergot, ils ont une longue durée d'action. Par conséquent, avec un traitement d'un ou deux jours, ils peuvent mettre fin à une migraine qui, autrement, durerait trois ou quatre jours.

Lors de l'utilisation d'un ergoté, il est conseillé de prendre au préalable un médicament antinauséeux, par exemple dix milligrammes de métoclopramide ou quatre milligrammes d'ondansétron par voie orale quinze minutes avant, même en l'absence de nausées. Si des nausées sont déjà présentes, il peut être nécessaire d'administrer les médicaments par injection intramusculaire pour obtenir un effet satisfaisant.

La dose de dihydroergotamine est d'un milligramme, et le suppositoire d'ergotamine contient généralement deux milligrammes de principe actif, ainsi que cent milligrammes de caféine. La dose de deux milligrammes contenue dans le suppositoire est souvent trop forte pour les migraineux en raison des nausées et des vomissements qu'elle provoque. Un suppositoire contenant un milligramme de principe actif, ainsi que cent milligrammes de caféine, est parfois également disponible.

Je recommande toujours aux patients de diviser le suppositoire de deux milligrammes d'ergotamine en trois et de ne prendre qu'un tiers à la fois, si nécessaire, en répétant l'opération toutes les heures en fonction de la tolérance. Ils doivent répéter l'opération jusqu'à ce que la céphalée soit complètement soulagée et peuvent devoir prendre un médicament supplémentaire le lendemain matin si une céphalée résiduelle persiste au réveil. Il est prudent de diviser également en deux le suppositoire d'ergotamine à un milligramme, de ne prendre qu'une moitié à la fois et de répéter l'opération si nécessaire.

J'ai observé que les patients migraineux sont particulièrement sensibles aux médicaments et que, si des effets secondaires apparaissent, il est difficile, voire impossible, de les convaincre de reprendre le traitement. Il est donc préférable de jouer la carte de la prudence: commencer par une dose aussi faible que possible et la répéter à des intervalles suffisamment courts pour obtenir un effet cumulatif, mais suffisamment longs pour éviter l'apparition d'effets secondaires.

Si le cycle menstruel est de loin le facteur déclenchant le plus puissant des céphalées, y compris les migraines, qui touchent la majorité des femmes migraineuses, les facteurs déclenchant les céphalées les plus courants sont le stress, le fait de ne pas manger à heures régulières, la fatigue et le manque de sommeil.

Parmi ces quatre facteurs, les repas irréguliers sont sans aucun doute les plus faciles à traiter en mangeant régulièrement pendant la journée, de préférence trois fois, et en ne restant pas trop longtemps sans manger, ce qui inclut le jeûne. En termes de prévention des migraines, il est probablement plus important de manger régulièrement que de surveiller son alimentation. Cela signifie que je ne recommande pas de restrictions alimentaires ou de régimes anti-migraine, car les bénéfices ne justifient généralement pas les efforts ou les dépenses souvent nécessaires.

Insomnie

En ce qui concerne le manque de sommeil, il est important de réaliser que la plupart des gens ont besoin de huit à neuf heures de sommeil ininterrompu par nuit pour se sentir bien et fonctionner à pleine capacité. Si le manque de sommeil est dû au mode de vie, il est crucial d'y remédier en se couchant à temps, car dormir trop le matin peut également déclencher une céphalée.

Pour l'alimentation comme pour le sommeil, la régularité est essentielle. Ainsi, prenez vos repas à heures fixes dans la journée, et appliquez la même rigueur au sommeil: couchez-vous et levez-vous à des horaires constants.

Si le manque de sommeil est dû à des difficultés à s'endormir, à dormir toute la nuit ou à se réveiller tôt, il faut s'attaquer à ces problèmes. Lorsque ces trois problèmes coexistent, on parle d'insomnie primaire, et d'après mon expérience, le meilleur traitement est un médicament appelé trazodone. Initialement commercialisé comme antidépresseur, il s'est avéré peu efficace pour cette indication.

La fluoxétine, premier inhibiteur sélectif de la recapture de la sérotonine, ou ISRS, est bien plus efficace comme antidépresseur mais peut provoquer des insomnies, pour lesquelles nous avons découvert l'utilité du trazodone. Cela a conduit à son utilisation pour l'insomnie primaire, bien qu'il ne s'agisse pas d'un hypnotique.

Les somnifères, également appelés hypnotiques, présentent l'inconvénient de pouvoir créer une dépendance et de rendre le sommeil conditionné à leur prise, ce qui signifie qu'après un certain temps, il devient difficile de dormir sans eux. La trazodone ne présente pas cet inconvénient et, de plus, les patients la tolèrent généralement bien, sans effets secondaires.

En cas de difficulté d'endormissement, le médicament doit être pris environ deux heures avant le coucher, car son absorption et son effet sédatif nécessitent du temps. Si une somnolence persiste au réveil, la dose est trop élevée et son ajustement peut prendre plusieurs essais.

Une dose initiale de 25 ou 50 milligrammes est raisonnable, mais même cette dose peut déjà être excessive, et nous pouvons certainement commencer le traitement avec une dose aussi faible que 12,5 milligrammes. L'augmentation doit être progressive, en laissant suffisamment de temps pour évaluer l'efficacité et la tolérance en termes de somnolence diurne. L'objectif final est d'obtenir huit à neuf heures de sommeil ininterrompu par nuit et un réveil frais et dispos, non vaseux.

La dose habituelle pour y parvenir se situe entre 50 et 150 milligrammes, mais elle peut être aussi faible que 12,5 ou 25 milligrammes ou aussi élevée que 300 ou 400 milligrammes. La dose absolue n'est pas importante; ce qui importe, c'est d'assurer un sommeil suffisant et de bonne qualité sans provoquer de somnolence diurne. Après tout, le but ultime est de réduire la fatigue diurne, dont le manque de sommeil est souvent responsable.

Endormissement

Lorsque les troubles du sommeil se limitent à l'endormissement, la question centrale est d'identifier ce qui empêche la personne de trouver le sommeil. S'agit-il de pensées envahissantes, d'une incapacité à se mettre à l'aise au lit, ou d'une agitation des jambes avec un besoin irrépressible de les bouger?

Si le problème réside dans l'incapacité à trouver une position confortable dans le lit, il peut s'agir d'un facteur que nous pouvons traiter, comme une gêne ou une douleur. En cas de pensées envahissantes, un sédatif à action relativement rapide et de courte durée, comme la gabapentine, peut être utile. Dans ce cas, il faudra également un certain temps pour trouver la dose appropriée, qui peut varier entre cent et six cents à neuf cents milligrammes, à prendre au coucher ou peu avant.

Si le problème est une tension ou une douleur au niveau des muscles du cou, des épaules et du haut du dos, un problème courant chez les patients souffrants de migraine chronique, l'utilisation d'un coussin chauffant avant le coucher peut apporter un soulagement. Chez ces patients, je recommande de toute façon l'utilisation quotidienne de chaleur, de préférence au lever et au coucher, pendant quinze à vingt minutes à chaque fois. L'utilisation quotidienne d'un coussin chauffant permet, à terme, de réduire les tensions et les douleurs musculaires, ce qui a souvent un effet bénéfique sur les céphalées.

Si la difficulté à s'endormir est due à une agitation des jambes accompagnée d'une envie irrésistible de les bouger, il s'agit du syndrome des jambes sans repos, ou SJSR. D'après mon expérience, le meilleur traitement consiste à prendre une petite dose d'un médicament contre la maladie de Parkinson, appelé pramipexole, au moment du dîner et au coucher. Je prescris généralement 0,125 milligramme à chaque prise, mais je peux augmenter la dose à 0,25 milligramme. Les patients tolèrent généralement bien ces doses sans effets secondaires.

Si les difficultés à s'endormir sont associées à une incapacité à se lever le matin, il s'agit probablement d'un trouble de retard de phase du sommeil, comme nous l'appelons. Cette affection est très similaire au décalage horaire que l'on ressent lorsqu'on voyage vers l'est: on ne peut s'endormir qu'à une ou deux heures du matin et on ne peut se lever le matin qu'au prix d'un effort considérable. De plus, malgré huit heures de sommeil ou plus, on se sent fatigué toute la journée, voire épuisé.

Le syndrome de retard de phase du sommeil est un trouble que nous rencontrons particulièrement chez les adolescents, plus souvent chez les garçons que chez les filles, d'après mon expérience, et qui est dans une certaine mesure normale à cet âge. Cependant, lorsqu'il est grave, il perturbe considérablement la scolarité et les résultats scolaires en raison de l'incapacité à assister aux cours tôt le matin et de la fatigue extrême qui y est associée. La fatigue entraîne facilement des céphalées, et lorsque la migraine est héréditaire, ces céphalées sont susceptibles d'être intenses, ce qui handicape davantage la personne.

Le traitement est complexe et, à part déménager vers l'ouest ou, si l'on travaille, d'opter pour des heures de travail de nuit, la mélatonine est la meilleure solution. Il s'agit d'une hormone qui régule le cycle veille-sommeil, également appelé rythme circadien. Pour que la mélatonine soit efficace, le patient doit toutefois la prendre avec une grande régularité et au bon moment. Cela signifie non seulement tous les jours, mais aussi à peu près à la même heure, deux heures avant l'heure souhaitée pour se coucher ou s'endormir. La dose ne semble pas avoir d'importance tant qu'il s'agit d'une libération immédiate, mais la régularité et le moment de la prise sont très importants.

Fatigue

Que le manque de sommeil soit dû à un mode de vie, à une insomnie primaire, au syndrome des jambes sans repos, à un retard de phase du sommeil ou à toute autre cause, il provoque de la fatigue. Lorsque cette fatigue est telle qu'elle s'accompagne de longues heures de sommeil la nuit et de siestes supplémentaires pendant la journée, on parle d'hypersomnolence, ce qui suggère un problème de métabolisme énergétique.

Pour approfondir l'étude de ce type de fatigue, qu'il serait peut-être plus approprié de qualifier d'épuisement, il convient de réaliser des analyses sanguines afin de détecter une éventuelle carence en hémoglobine ou anémie, une faible réserve en fer, une hypothyroïdie ou une insuffisance thyroïdienne, ainsi qu'une carence en vitamines B, en particulier en vitamine B_9, également appelée folate ou acide folique, et en vitamine B_{12}, également appelée cobalamine.

Il est important d'interpréter les résultats des analyses sanguines en fonction des niveaux optimaux plutôt que de se baser sur les valeurs de référence, souvent appelées à tort «valeurs normales». En matière d'analyses sanguines, nous ne savons pas ce qui est normal, car nous ne naissons pas avec un mode d'emploi. Les laboratoires établissent leurs propres fourchettes de référence, qui leur sont spécifiques.

Le taux d'hémoglobine optimal pour les femmes est d'environ 13.5 grammes par décilitre (8,4 millimoles par litre), pour les hommes, il est d'environ 15 grammes par décilitre (9,3 millimoles par litre), et le taux optimal de ferritine, qui correspond aux réserves de fer, est de soixante à quatre-vingts nanogrammes par millilitre.

En ce qui concerne la fonction thyroïdienne, il convient de mesurer le taux d'hormone thyréostimulante, ou TSH, en plus de celui de l'hormone thyroïdienne lévothyroxine, ou T4. Ces taux doivent être inversement proportionnels l'un à l'autre, de préférence avec un taux de lévothyroxine libre, ou T4L, relativement élevé et un taux d'hormone thyréostimulante relativement faible, par exemple environ 0,5 micro-unité internationale par millilitre.

Le taux recommandé de vitamine B_9 est de vingt nanogrammes par millilitre ou plus, et le taux de vitamine B_{12} doit être d'au moins trois cents picogrammes par millilitre.

Stress

Le stress est un sujet très différent et généralement difficile à traiter. Bien qu'il fasse partie de la vie normale, il devient problématique lorsqu'il dépasse la capacité d'adaptation de la personne, une limite qui varie selon les individus.

Le stress chronique nuit à la santé physique et mentale et il est important d'y remédier, de préférence en s'attaquant à sa ou ses causes, aussi difficile que cela puisse être. L'aide d'un thérapeute peut être nécessaire pour aider à gérer le stress et, si possible, atténuer ses effets sur la santé physique et mentale et le bien-être.

Il existe toute une gamme d'exercices de relaxation et de gestion du stress, mais lorsqu'ils sont utilisés, le patient doit les pratiquer de manière régulière et quotidienne. Le seul exercice de relaxation que je ne recommande pas est la relaxation musculaire progressive, qui consiste à contracter fortement les muscles puis à les relâcher. J'ai vu cette technique provoquer de violentes céphalées chez des migraineux lorsque ceux-ci appuyaient l'arrière de leur tête contre le sol, ce qui provoquait des spasmes dans les muscles de la nuque. Chez les patients souffrants de migraine chronique en particulier, ces muscles sont tendus en raison d'une incapacité à se détendre, et le fait de les contracter aggrave les céphalées.

Il en va de même pour les traitements physiques agressifs ciblant ces muscles, qui peuvent être tout aussi néfastes. Je préfère l'utilisation quotidienne d'un coussin chauffant et, si nécessaire, des exercices d'étirement très doux effectués en même temps et dans une seule direction à la fois. Cependant, l'utilisation quotidienne de la chaleur peut suffire, à condition que le patient l'applique tous les jours, si possible deux fois par jour, pendant quinze à vingt minutes à chaque fois.

Les approches de relaxation que j'apprécie particulièrement sont celles issues de l'hypnothérapie, comme l'auto-hypnose, par exemple, avec la lévitation des bras. J'aime aussi l'imagerie mentale, mais même de simples exercices de respiration, comme se concentrer sur la respiration abdominale, peuvent être bénéfiques. Plus les exercices sont simples, mieux c'est; moins ils coûtent cher, mieux c'est aussi.

Pour être efficaces, ces exercices n'ont pas besoin d'être coûteux. Cependant, pour obtenir les meilleurs résultats, ils doivent être pratiqués régulièrement, de préférence quotidiennement; si le temps le permet et qu'ils sont courts, plusieurs fois par jour.

Alimentation

La question de l'alimentation revient souvent lorsqu'il est question de migraine, mais quelle qu'elle soit, je n'ai jamais vu qu'elle fonctionne. De plus, ces régimes sont difficiles à maintenir sur le long terme, comme en témoigne l'échec général des régimes amaigrissants.

Mon conseil général en matière d'alimentation pour les migraineux est de ne pas boire plus d'une ou deux tasses de café par jour et, si possible, de ne boire que du café décaféiné. Je n'ai pas de problème avec le thé en raison de sa faible teneur en caféine et du fait que les gens en boivent généralement moins que le café. Bien sûr, ce qui vaut pour le café s'applique également aux sodas caféinés.

Je recommande également aux migraineux de faire attention à l'alcool, en particulier au vin rouge, surtout en présence d'autres facteurs déclenchants. Cependant, le conseil alimentaire le plus important et le plus efficace, à mon avis, est de manger régulièrement, trois repas par jour.

Le pire scénario pour déclencher une migraine est probablement de sortir boire un verre le vendredi soir après le travail. La semaine a peut-être été chargée et stressante, boire un verre retarde le dîner, un dîner tardif repousse l'heure du coucher, et le samedi matin est le moment de faire la grasse matinée, ce qui fait manquer la première tasse de café de la journée. Plusieurs facteurs déclenchants peuvent alors se combiner pour rendre une migraine plus probable que non.

Une crise de migraine déclenchée par le stress survient généralement après celui-ci, pendant la phase de détente qui suit; à cet égard, il s'agit davantage d'une «céphalée de relaxation» que d'une «céphalée de stress». Plus le stress est intense, plus le changement physiologique du corps est brutal lorsque la relaxation survient enfin, et plus le risque de migraine est élevé.

Ajoutez à cela la fatigue d'une semaine de travail chargée, le fait de ne pas avoir mangé depuis trop longtemps, l'alcool, le fait d'avoir trop dormi et le sevrage de la caféine qui, combinés, créent le scénario idéal pour l'apparition d'une migraine.

Effet cumulatif

Ce qui déclenche une migraine, ou toute autre céphalée, n'est souvent pas un facteur isolé mais, comme dans l'exemple ci-dessus, une combinaison de facteurs déclencheurs. Par conséquent, il est généralement plus efficace et moins difficile d'empêcher les facteurs déclencheurs de se combiner que de les éviter.

Cependant, il faut d'abord les identifier parmi la très longue liste de déclencheurs potentiels, et un bon moyen d'y parvenir est que le patient note les déclencheurs possibles chaque fois qu'il a mal à la tête. Il est préférable de le faire après le mal de tête, lorsque l'esprit est à nouveau clair, en se demandant ce qui a pu le provoquer.

Il est important de noter toutes les pensées qui vous viennent à l'esprit et de ne pas vous fier à votre mémoire, car elle vous fera défaut. En procédant ainsi au fil du temps, vous obtiendrez une liste de déclencheurs potentiels, qui sera longue pour la plupart des migraineux.

L'étape suivante consiste à les examiner tous et à en sélectionner une demi-douzaine qui sont les plus faciles à éviter sans perturber votre mode de vie. Vous devriez essayer de les éliminer de votre vie et, avec un peu de chance, vous réduirez la combinaison des déclencheurs au point que la fréquence de vos migraines diminuera.

Système nez-sinus

D'après mon expérience, les migraineux sont particulièrement sensibles aux odeurs, agréables ou désagréables, comme déclencheurs de leurs céphalées, ainsi qu'aux changements climatiques, en particulier à la baisse de la pression barométrique annonçant la pluie ou la neige. Je les mentionne ensemble car je pense que les deux impliquent le système nez-sinus, qui pourrait jouer un rôle plus important dans la migraine qu'on ne le pense généralement.

Le problème sous-jacent pourrait être une inflammation chronique et légère de la muqueuse du nez et des sinus. D'une part, cette inflammation sensibilise les fibres nerveuses olfactives du nez, provoquant une sensibilité aux odeurs ou une osmophobie, également appelée odorphobie. D'autre part, elle rétrécit les orifices entre le nez et les sinus, qui sont déjà naturellement étroits chez certaines personnes dès la naissance, c'est-à-dire de manière congénitale.

Si tel est effectivement le cas, ce rétrécissement supplémentaire peut suffire à obstruer complètement l'accès aux sinus, empêchant leur adaptation aux variations de pression atmosphérique. Il en résulte un gradient de pression au niveau des sinus lorsque la pression barométrique chute, provoquant cette douleur typique de la face moyenne caractéristique de la céphalée sinusienne. Chez les migraineux, ce gradient de pression exerce un stress sur le système, déclenchant une crise migraineuse, avec ou sans céphalée sinusienne intermédiaire.

Les allergies non saisonnières, telles que celles aux acariens ou aux animaux, si elles sont présentes, sont très susceptibles de provoquer l'inflammation chronique et légère mentionnée ci-dessus. Dans de telles circonstances, nous pouvons effectuer des tests d'allergie formels, mais je n'ai jamais vraiment trouvé cela utile, peut-être parce que des résultats négatifs ne signifient rien et que des résultats positifs peuvent ne pas être pertinents.

En cas de suspicion de rhinite allergique, ou plus précisément de rhinosinusite allergique, il est plus judicieux d'initier un traitement pour observer son impact sur la survenue des céphalées. Le traitement anti-allergique que je privilégie est un antihistaminique nasal comme l'azélastine, à raison d'une pulvérisation quatre fois par jour. Une alternative est le cromoglicate, un stabilisateur des mastocytes, également à la posologie d'une pulvérisation quatre fois par jour. Les mastocytes sont à l'origine de l'histamine libérée dans la muqueuse nasosinusale lors des réactions allergiques, provoquant l'inflammation.

Prodromes

L'évocation des facteurs déclencheurs des céphalées nous amène à aborder la question complexe des prodromes migraineux, ces symptômes généralement vagues qui peuvent précéder une crise de migraine de plusieurs heures ou jours. Ils se distinguent de l'aura migraineuse, qui se manifeste par des symptômes neurologiques bien définis, principalement visuels, survenant pendant une période clairement délimitée, généralement de quinze à trente minutes.

Parmi les symptômes prodromiques, on retrouve notamment le bâillement, la fatigue, l'irritabilité, l'anxiété, les difficultés de concentration, une sensation de froid, une humeur dépressive, des envies de sucré, une photophobie, une vision trouble, des tensions musculaires et des nausées. Beaucoup de ces symptômes peuvent également accompagner la crise migraineuse ou même lui succéder, on parle alors de postdromes.

Est-il pertinent de s'intéresser aux symptômes prodromiques et postdromiques dans la migraine? À mon avis, pas de manière significative, et certainement pas pour les postdromes, qui résultent probablement d'un traitement inadéquat de la crise, d'une absence de prise en charge du facteur déclenchant, ou d'un autre problème médical.

En revanche, l'étude des symptômes prodromiques peut fournir quelques indices sur l'origine des crises. Cependant, lorsqu'on les analyse comme facteurs déclencheurs, il est important de comprendre que certains sont liés et partagent une cause commune.

La fatigue, qui est très importante et, à mon avis, le déclencheur biologique des céphalées, s'accompagne de bâillements, d'irritabilité, de difficultés de concentration, d'une sensation de froid, d'une envie de sucré et de tensions musculaires. La raison pour laquelle elle s'accompagne d'une envie de sucré est que les glucides constituent le moyen le plus rapide et le moins coûteux en énergie pour produire de l'énergie métabolique. Les muscles ont besoin d'énergie pour se détendre et, en cas de fatigue, lorsque l'énergie métabolique est insuffisante, la relaxation est insuffisante et les muscles restent tendus.

La sensation de froid accompagnée de fatigue est un effort de l'organisme pour conserver la chaleur en rétrécissant ou en contractant les vaisseaux sanguins dans les parties distales, en particulier dans les mains et les pieds, appelées acras. Cela ressemble beaucoup à ce que nous faisons chez nous en hiver: pendant la journée, nous éteignons le chauffage dans les chambres pour conserver la chaleur et garder le salon bien chaud.

D'autres symptômes fréquemment associés sont la photophobie et la vision trouble, particulièrement de près. Lorsqu'ils surviennent avant la crise, ils suggèrent une fatigue oculaire comme facteur déclencheur potentiel.

La fatigue oculaire survient lorsque les muscles de l'accommodation, qui sont les petits muscles des yeux qui entourent les cristallins, sont relativement faibles. Lorsque ces muscles, également appelés muscles ciliaires, se contractent, les cristallins deviennent plus ronds et permettent de faire la mise au point sur tout ce qui se trouve à proximité. L'inverse se produit lorsqu'ils se relâchent et que les cristallins s'aplatissent, permettant une vision nette de loin.

Lorsque les muscles de l'accommodation sont relativement faibles et sollicités de manière intensive, par exemple lors d'une lecture prolongée ou d'un travail devant un écran d'ordinateur, ils se fatiguent et cèdent. Cela entraîne une vision trouble, en particulier de près, et les yeux deviennent sensibles à la lumière, ou photophobes. Ce dernier phénomène s'explique par le fait que les yeux réagissent à la lumière de la même manière qu'ils permettent la vision de près, c'est-à-dire en contractant les muscles de l'accommodation.

Pour y remédier, il convient d'interrompre régulièrement la lecture ou le travail devant un écran d'ordinateur et de détendre les muscles de l'accommodation en regardant au loin, de préférence par une fenêtre. Il est tout aussi important d'effectuer ces activités dans un environnement bien éclairé, de préférence par une lumière incandescente. Augmenter la taille des caractères et réduire le contraste sont également des moyens de lutter contre la fatigue oculaire, tout comme l'utilisation de loupes de faible puissance, par exemple des lunettes de lecture de +0,5 ou +1 dioptrie.

Pour la sensibilité à la lumière, des lunettes de soleil à verres teintés en vert constituent la solution idéale. Le vert altère moins l'acuité visuelle que le brun tout en protégeant aussi efficacement contre la lumière intense. Les verres en plastique, par opposition au verre minéral, déforment la vision, ce qui sollicite davantage les yeux – un facteur important pour les personnes fréquemment photophobiques qui portent souvent des lunettes de soleil.

Gastrite

Les nausées survenant avant ou après une crise migraineuse, comme prodrome ou postdrome, ou accompagnant des céphalées relativement modérées, suggèrent la présence d'un problème gastrique, en particulier une gastrite. Il s'agit d'une inflammation chronique de faible intensité de la muqueuse gastrique qui, outre les nausées, peut provoquer des douleurs épigastriques, des brûlures d'estomac ou un reflux. La région épigastrique correspond à la partie supérieure de l'abdomen, immédiatement sous le sternum.

Cette condition résulte d'une rétention d'acide due à un ralentissement de la vidange gastrique, l'acide irritant alors la muqueuse et entretenant l'inflammation. Cette inflammation entraîne à son tour de micro-ulcérations responsables d'une perte sanguine chronique dans les selles, pouvant finalement conduire à une anémie (baisse de l'hémoglobine) et à une carence martiale.

En soi, la nausée ne constitue probablement pas un facteur déclencheur de céphalée. Cependant, j'ai décrit dans des publications le reflux comme déclencheur de migraines. La plupart des processus en biologie et médecine suivent des schémas circulaires plutôt que linéaires – c'est particulièrement vrai pour les céphalées, surtout intenses comme les migraines.

Les intenses céphalées provoquent une contraction des muscles cervicaux, scapulaires et du haut du dos; cette tension musculaire augmente à son tour la fréquence et l'intensité des céphalées. Le même phénomène circulaire s'observe au niveau gastrique: les intenses céphalées ralentissent la vidange gastrique, causant une rétention acide qui peut déclencher des crises.

La médecine regorge d'exemples de ces relations circulaires, y compris dans le domaine migraineux, avec l'avantage que ces cercles vicieux offrent plusieurs possibilités d'intervention thérapeutique.

Mentor

En ce qui concerne les facteurs déclenchant les céphalées, mon mentor, John R. Graham, dans un livre intitulé *Treatment of Migraine*, publié en 1955 par Little, Brown, & Company, a écrit ce qui suit au sujet des erreurs de mode de vie:

Voici une liste d'habitudes de vie courantes par rapport à un mode de vie hygiénique, auxquels de nombreuses personnes peuvent se livrer sans conséquences, mais qui sont souvent à l'origine de céphalées chez les personnes souffrants de migraine. Derrière ces erreurs de mode de vie se cachent des attitudes chez le patient qui contribuent à les provoquer et à intensifier les dommages qu'elles causent. Ces erreurs peuvent devoir être éliminées arbitrairement au début, mais au fur et à mesure que le traitement progresse, il est fondamental pour le succès final du patient qu'il prenne conscience des attitudes et des traits de personnalité qui les ont provoquées et qu'il tente de les modifier de manière appropriée. Ces erreurs sont les suivantes:

- Repas déséquilibrés. Petits déjeuners et déjeuners légers et dîners copieux pris dans un état de fatigue.
- Horaires de repas irréguliers. Retarder le déjeuner d'une heure peut provoquer une légère céphalée chez quiconque, mais peut provoquer une violente migraine chez les personnes qui en souffrent.

- Les matinées précipitées. Le temps entre le réveil et départ précipité pour l'école ou le travail est insuffisant.
- Grasses matinées le week-end et jours fériés. Les personnes souffrants de migraine ont besoin de beaucoup de sommeil, mais pas le matin. À l'inverse, il est important de se coucher tôt, car à ce jour, le seul remède efficace contre la fatigue est le repos.
- Absence de pauses dans la journée. De courtes pauses matinales et durant l'après-midi, prises régulièrement, sont bénéfiques.
- Emploi du temps surchargé. Les patients essaient généralement de participer à trop d'activités dans une même journée. Ils doivent répartir leurs activités de manière plus équilibrée sur plusieurs jours.
- Négligence des vacances.
- Absence de moments sans les enfants.
- Participation excessive aux activités communautaires et religieuses.
- Anxiété excessive liée à la préparation de la réception d'invités, aux courses et aux vacances.
- Longs trajets en voiture. Le migraineux veut souvent parcourir 800 kilometres en une journée et termine avec une crise.
- Acceptation systématique de présider (parce que personne d'autre n'accepte). Les migraineux ne délèguent pas – ils font tout eux-mêmes.
- Rattrapage de temps perdu. Dès qu'une crise passe, les patients se précipitent pour compenser le temps perdu, déclenchant ainsi la crise suivante plus rapidement.
- Tolérance excessive des petits griefs jusqu'à ce qu'ils deviennent insupportables. Il serait préférable de régler les différends lorsqu'ils sont encore mineurs.
- Fixation d'objectifs irréalistes et inquiétude lorsqu'ils ne sont pas atteints.
- Manque d'exercice physique.
- Absence de loisirs.

Chapitre 10

Qu'en est-il de mon état de santé général?

Migraine chronique

La santé générale, tant physique que mentale, ne pose généralement pas problème chez les migraineux souffrants de céphalées relativement peu fréquentes, une présentation clinique que nous qualifions de migraine épisodique. La situation est presque toujours différente chez les patients présentant des céphalées fréquentes, que nous considérons aujourd'hui comme souffrants de migraine chronique. Nous distinguons ces deux entités par la fréquence globale des céphalées, que j'aime appeler « charge totale des céphalées ».

Dans la migraine épisodique, ce fardeau est officiellement inférieur à quinze jours par mois, tandis que dans la migraine chronique, il atteint ou dépasse quinze jours. Bien entendu, ce seuil de quinze jours n'a rien de magique, rendant cette distinction basée sur la fréquence des céphalées arbitraire et, par conséquent, dépourvue de signification biologique ou médicale particulière. La perspective change cependant lorsque nous examinons ces tableaux cliniques à la lumière de l'état de santé général des patients: celui-ci tend à être bon chez les migraineux épisodiques et relativement altéré chez les chroniques.

L'évolution vers une migraine chronique se produit souvent progressivement. Bien que ce ne soit nullement systématique, je pensais autrefois que cette détérioration de la santé générale survenait également de manière progressive chez les migraineux chroniques, peut-être même en raison des céphalées elles-mêmes. C'est principalement l'observation de jeunes patients souffrants de migraine chronique, en particulier des adolescents, qui m'a amené à reconsidérer cette problématique complexe.

Avant d'approfondir cette réflexion, permettez-moi de présenter quelques exemples cliniques de migraine chronique tels que je les ai observés dans ma pratique. J'ai délibérément sélectionné des patients d'âges variés pour démontrer l'absence de corrélation avec l'âge, ce qui se traduit par une différence due à la durée de la migraine.

Une femme de dix-huit ans souffre de migraines depuis l'âge de onze ans; ses premières règles sont survenues à douze ans. Les céphalées se manifestent quotidiennement, survenant en journée sans horaire précis. Leur intensité est modérée (7-8/10) en règle générale, mais devient sévère (9-10/10) une à deux fois par semaine pendant un ou deux jours.

Les céphalées siègent au niveau du front, des yeux, des tempes et de la région occipitale. Elles sont de nature pulsatile et s'aggravent à l'effort physique. Elles s'accompagnent d'une photophobie et d'une phonophobie, ainsi que de nausées lorsqu'elles atteignent une intensité sévère.

Outre les céphalées, la patiente présente une insomnie avec une durée moyenne de sommeil de cinq heures par nuit. Il en résulte une asthénie diurne, la patiente évaluant son niveau d'énergie à deux sur un echelle de dix. On note également un tableau anxiodépressif et un trouble déficitaire de l'attention. Sur le plan digestif, on observe un reflux gastro-œsophagien et un syndrome du côlon irritable à prédominance diarrhéique (la patiente présentait auparavant une constipation). Les muscles cervicaux et scapulaires sont tendus et douloureux.

Une femme de vingt-huit ans souffre de migraines depuis l'âge de treize ans; ses premières règles sont survenues à douze ans. Les céphalées sont quasi quotidiennes et souvent présentes dès le réveil le matin avec une intensité modérée (5/10). Dans environ la moitié des cas, elles s'aggravent au cours de la journée pour atteindre une intensité sévère (8/10) en début d'après-midi; dans les autres cas, elles restent d'intensité modérée.

Les céphalées concernent l'ensemble de la tête mais, lorsqu'elles sont sévères, se concentrent dans la partie gauche du front et derrière l'œil gauche. Elles sont de nature pulsatile et l'activité physique les aggrave. Les céphalées s'accompagnent d'une sensibilité à la lumière et au bruit et, lorsqu'elles sont sévères, également de nausées et, en moyenne deux fois par mois, de vomissements.

En dehors des céphalées, elle souffre d'insomnie et dort, en moyenne, six ou sept heures par nuit de manière interrompue. En conséquence, elle se sent fatiguée pendant la journée et évalue son niveau d'énergie à six sur une échelle de dix.

Elle présente une dépression et un syndrome du côlon irritable, alternant entre diarrhée et constipation. Ses règles surviennent deux fois par mois, durent sept jours, et sont abondantes et très douloureuses. Les muscles de son cou et de ses épaules sont tendus et douloureux, et elle souffre de douleurs lombaires depuis l'enfance.

Une femme de quarante-trois ans souffre de migraines depuis l'âge de seize ans; elle a commencé à avoir ses règles à quinze ans. Les céphalées ont été sévères (8-9/10) depuis leur apparition, associées à des nausées et une vision trouble. Initialement, elles survenaient une fois par semaine mais, en raison d'une augmentation progressive de leur fréquence, elles sont devenues quotidiennes depuis l'âge de trente-sept ans.

Les céphalées quotidiennes apparaissent en fin de matinée et leur intensité augmente au cours de la journée. Elles sont d'intensité modérée (7/10) et sévère (8-9/10) deux fois par semaine pendant un ou deux jours. Les céphalées sévères se développent pendant la journée et atteignent leur intensité maximale en une demi-heure.

Les céphalées sont localisées à travers le front et à l'arrière de la tête. Elles sont de nature pulsatile et l'activité physique les aggrave. Les céphalées ne surviennent jamais ni ne s'aggravent en relation avec le cycle menstruel. Ses règles ont toujours été peu fréquentes, courtes et légères mais très douloureuses. Elle a subi une hystérectomie à l'âge de trente-six ans en raison de rapports sexuels douloureux et a eu des sueurs nocturnes depuis.

À l'âge de trente ans, elle a commencé à ressentir des douleurs dans le cou, les épaules, le haut du dos et le bas du dos, qui se sont aggravées avec le temps. Par la suite, elles se sont étendues à ses extrémités, conduisant au diagnostic de fibromyalgie. Au même moment, elle a commencé à avoir des difficultés à s'endormir et à dormir toute la nuit, entraînant une fatigue.

À l'âge de trente-trois ans, elle a développé un syndrome du côlon irritable avec constipation et diarrhée. Deux ou trois fois par semaine, elle n'a pas de selles pendant un ou deux jours puis développe une douleur crampoïde dans le bas de son abdomen. Invariablement, dans les dix minutes suivant un repas, elle a deux ou trois selles avec amélioration de la douleur. Les selles commencent par des selles dures, suivies de diarrhée ou de selles aqueuses.

À l'âge de trente-sept ans, on a découvert qu'elle avait une tension artérielle élevée, conduisant au diagnostic d'hypertension. À l'âge de trente-huit ans, elle a développé des douleurs dans les mâchoires, plus marquées à droite qu'à gauche, progressives dans le temps. Au même âge, son nez est devenu chroniquement congestionné, supposément à cause d'allergies.

À l'âge de trente-neuf ans, elle a développé des nausées quotidiennes alors qu'auparavant elle ne les ressentait qu'avec des céphalées sévères. Les nausées quotidiennes sont associées à des brûlures d'estomac, mais pas à des douleurs d'estomac ou à un reflux.

Voici une liste des affections potentielles observées en association avec la migraine chronique, dans ce contexte, des troubles que nous appelons comorbidités de la migraine chronique:

- Anxiété
- Nausées chroniques
- Reflux gastro-oesophagien, ou RGO
- Constipation
- Dépression
- Fatigue chronique
- Douleurs corporelles généralisées, ou fibramyalgia
- Troubles du sommeil, ou insomnie
- Syndrome du côlon irritable, ou SCI
- Douleurs lombaires, ou lombalgie

- Troubles du cycle menstruel, tels que règles peu fréquentes, ou oligoménorrhée, règles fréquentes ou polymenorrhée, et cycle menstruel irrégulier
- Troubles menstruels, tels que règles abondantes, appelées hyperménorrhée ou ménorragie, et règles douloureuses, ou dysménorrhée
- Douleurs cervicales, ou cervicalgie
- Troubles temporomandibulaires, ou TTM

Comorbidités

Je suis certain que la liste ci-dessus n'est pas exhaustive, mais elle couvre certainement la plupart des troubles médicaux et psychiatriques régulièrement observés chez les patients souffrants de migraine chronique. Nous les appelons généralement « troubles comorbides » ou « comorbidités », c'est-à-dire des troubles supplémentaires survenant en même temps qu'un trouble primaire, en l'occurrence la migraine chronique.

Les comorbidités peuvent être une coïncidence fortuite, résulter d'une cause commune, être la conséquence d'une autre affection comorbide, ou être causées par une troisième pathologie inconnue. Nous supposons souvent qu'elles sont indépendantes du trouble primaire et sans impact sur celui-ci. Cependant, particulièrement en ce qui concerne la migraine chronique, cela pourrait ne pas être le cas, comme je le mentionnerai plus tard.

Par le passé, nous ne considérions les comorbidités que pour choisir le traitement préventif de la migraine, espérant que le médicament préventif traiterait également la comorbidité spécifique. Parmi les exemples: l'utilisation de propranolol pour la prévention de la migraine lorsque l'hypertension artérielle est également présente, la prescription d'amitriptyline en cas d'insomnie, ou l'emploi de topiramate lorsque nous visons à stabiliser l'humeur du patient.

Je considère cette approche comme dépassée, car nous pouvons désormais espérer des bénéfices à la fois sur le trouble primaire et sur les comorbidités grâce à des médicaments spécifiques. L'utilisation de médicaments spécifiques est cruciale, qu'il s'agisse du traitement abortif ou préventif de la migraine ou du traitement de toute autre affection, comorbide avec la migraine ou non. Lorsqu'un médecin ou un autre professionnel de santé prescrit un médicament non spécifique pour une affection quelconque, migraine ou autre, il est important de s'enquérir de sa justification.

Les médicaments spécifiques pour le traitement abortif de la migraine sont les dérivés ergotés, les triptans et les gépants. Nous ne devrions pas utiliser les dérivés ergotés pour interrompre une crise migraineuse sans raison particulière. Pour le traitement préventif de la migraine, les médicaments spécifiques sont les bêta-bloquants, les gépants et les anticorps CGRP. Lors de la prescription d'un médicament de la classe des bêta-bloquants, nous devrions éviter le propranolol en raison de sa tolérance généralement médiocre.

Anxiété et dépression

L'anxiété et la dépression sont des comorbidités fréquentes de la migraine, mais nous les observons bien plus souvent dans les migraines chroniques que dans les migraines épisodiques. Nous supposons généralement que l'imprévisibilité des crises migraineuses et leur caractère invalidant provoquent l'anxiété, qui à son tour conduit à la dépression. Cela est certainement vrai, mais ce n'est peut-être pas toute l'histoire.

En réalité, des études suggèrent que l'anxiété précède l'apparition de la migraine et que la dépression la suit. Parallèlement, l'anxiété peut augmenter la fréquence des migraines et la dépression peut rendre plus difficile leur gestion. Ce n'est qu'un exemple parmi d'autres de la complexité de la situation et de l'enchevêtrement dans lequel les patients peuvent se retrouver, pris dans un enchevêtrement de diagnostics et de traitements dont il est difficile de sortir.

Il existe de nombreux traitements disponibles pour l'anxiété et la dépression, allant du conseil psychologique et de la psychothérapie aux médicaments. Une première étape relativement simple dans la bonne direction consiste à envisager des exercices de relaxation, dont il existe une grande variété. Il est important de trouver celui qui vous plaît vraiment, car ils ne sont efficaces que s'ils sont pratiqués régulièrement, idéalement quotidiennement.

De plus, l'exercice doit être simple et facile à apprendre, sans nécessiter d'appareil ou d'accessoire particulier. Probablement l'exercice de relaxation le plus simple est de prendre un moment pour se concentrer sur la respiration abdominale, ce que vous pouvez faire non seulement quotidiennement mais plusieurs fois dans la journée. C'est simple, physique, ne demande pas beaucoup de concentration et c'est facile à pratiquer en cas d'anxiété accrue.

Contrôler l'anxiété améliore la dépression, si elle est légère, car les deux vont de pair comme frère et sœur. Si l'une ou l'autre est plus que légère, nous devrions envisager des mesures supplémentaires, comme une thérapie, un traitement médicamenteux, ou les deux. Nous disposons d'une pléthore de médicaments pour traiter l'anxiété et la dépression, et nous devrions les utiliser lorsqu'ils sont indiqués.

J'ai observé que les migraineux tolèrent généralement mal les médicaments ayant un effet stimulant sur l'organisme. J'ai pris conscience de cela à la fin des années 1980 lorsque l'antidépresseur fluoxétine était en développement, et que je consultais des patients souffrants de céphalées comme effet secondaire.

Ces patients trouvaient le médicament très utile et ne voulaient donc pas l'arrêter. Compte tenu de la nature de leurs céphalées, je les ai traités avec succès par l'un des bêta-bloquants connus pour être efficaces dans la prévention de la migraine. Une faible dose suffisait généralement, et j'évitais le propranolol en raison de sa probabilité relativement élevée d'aggraver la dépression.

J'ai trouvé que le sertraline, le prochain antidépresseur apparu sur le marché, était beaucoup mieux toléré, et il est resté mon traitement de choix pour l'anxiété et la dépression, en particulier chez les migraineux. Bien sûr, lorsque l'un ou l'autre est grave, des traitements plus avancés sont nécessaires; toutefois, à mon avis, il vaut toujours mieux éviter les médicaments stimulants. Cela vaut également pour le traitement du trouble déficitaire de l'attention, ou TDA, et nous ne devrions jamais les prescrire pour traiter la fatigue en soi.

En médecine, nous considérons souvent la fatigue comme un symptôme lié à la dépression, ce qui peut certainement être le cas. Cependant, avant de la qualifier ainsi, nous devons toujours rechercher d'abord les causes médicales courantes, telles qu'un faible taux d'hémoglobine ou une anémie, une carence en fer et une faible fonction thyroïdienne ou une hypothyroïdie.

Insomnie

Comme l'anxiété et la dépression, la fatigue est presque invariablement présente chez les patients souffrants de migraine chronique, et elle est généralement de nature chronique. Bien qu'elle soit souvent comorbide avec la dépression, elle ne devrait lui être attribuée qu'après une évaluation approfondie, médicale et autre. La raison la plus fréquente de fatigue chez le migraineux chronique est probablement l'insomnie comorbide.

L'insomnie est généralement de type primaire, avec des problèmes d'endormissement, de maintien du sommeil et de réveil précoce. Il est important de la traiter, également dans le cadre de la prise en charge de l'anxiété et de la dépression, qui ont peu de chances de s'améliorer si l'on permet à l'insomnie de persister. Cependant, nous ne devrions généralement pas la traiter avec des somnifères, hypnotiques, car ils rendent le sommeil dépendant d'eux et, avec le temps, aggravent la situation.

Un bon médicament pour traiter l'insomnie primaire est la trazodone, elle-même un antidépresseur mais peu efficace comme tel et, par conséquent, rarement encore prescrite pour cette indication. Elle a gagné en popularité pour le traitement de l'insomnie lorsque la fluoxétine est devenue disponible et que nous avons réalisé que cette dernière provoquait souvent des insomnies.

Les patients tolèrent généralement bien la trazodone, sans effets secondaires, et peuvent l'utiliser à long terme pour l'insomnie sans aucun problème. Une bonne alternative est la gabapentine, particulièrement lorsque l'endormissement pose problème, car son action est brève.

Si l'endormissement est le seul problème et que le patient dort bien une fois endormi, nous devrions envisager les possibilités de syndrome des jambes sans repos (SJSR) ou de trouble de la phase de sommeil retardée. Dans ce dernier cas, se lever le matin est également difficile, comme lorsque nous souffrons du décalage horaire en voyageant vers l'est. Ce trouble n'est pas facile à traiter, mais nous pouvons essayer la mélatonine à libération immédiate, prise quotidiennement de manière très régulière, environ deux heures avant le coucher.

Le syndrome des jambes sans repos se caractérise par une envie irrésistible de bouger les jambes, généralement lorsqu'on se couche pour dormir. Cependant, il peut déjà commencer le soir en s'asseyant pour se détendre ou regarder la télévision. L'agitation peut être si intense qu'elle oblige le patient à se lever de sa position assise ou allongée et à marcher, généralement sans grand soulagement. Le meilleur traitement, selon mon expérience, est un médicament commercialisé pour la maladie de Parkinson appelé pramipexole. Généralement, une petite dose suffit, et je préfère commencer à l'administrer dès le dîner, avec 0,125 ou 0,25 milligrammes à ce moment-là et la même dose au coucher.

Fatigue

L'évaluation médicale de la fatigue nécessite des analyses sanguines afin de déterminer les taux d'hémoglobine, de ferritine, de vitamine B_9 (folate ou acide folique), de vitamine B_{12} (cobalamine), de thyréostimuline (TSH) et de lévothyroxine libre (T4L).

L'hémoglobine permet de diagnostiquer une anémie, et son taux devrait être d'environ 13,5 grammes par décilitre chez les femmes (8,4 millimoles par litre) et d'environ 15 grammes par décilitre chez les hommes (9,3 millimoles par litre).

Le taux de ferritine détermine les réserves en fer et devrait être d'au moins soixante à quatre-vingts nanogrammes par millilitre chez les femmes en âge de procréer. Cependant, je considère que cette valeur est également appropriée pour toutes les femmes et constitue une bonne référence pour les hommes.

Le métabolisme énergétique nécessite des vitamines B, particulièrement la vitamine B_9, la folate ou acide folique, et la vitamine B_{12}, la cobalamine, dont les taux doivent être respectivement d'au moins vingt nanogrammes par millilitre et trois cents picogrammes par millilitre.

Concernant la fonction thyroïdienne, nous ne devrions pas seulement déterminer le taux de thyréostimuline (TSH), comme c'est souvent le cas, mais aussi celui de lévothyroxine libre (T4L). Idéalement, les résultats de ces deux hormones devraient présenter une relation inverse l'une par rapport à l'autre, avec un taux de lévothyroxine relativement élevé par rapport aux valeurs de référence et un taux de thyréostimuline relativement bas.

Je ne me souviens pas avoir déjà observé les deux taux élevés par rapport aux valeurs de référence, mais j'ai certainement constaté les deux taux dans la partie basse. À mon avis, cela est anormal, et je procède alors à une évaluation plus approfondie en prescrivant une faible dose de lévothyroxine, généralement cinquante microgrammes par jour, avec un nouveau contrôle après six à huit semaines. Cela devrait augmenter le taux de lévothyroxine et faire baisser davantage le taux de thyréostimuline.

Cependant, j'ai également observé qu'une faible quantité de lévothyroxine pouvait augmenter le taux de thyréostimuline, ce qui constitue une réponse anormale. Dans de tels cas, j'augmente progressivement la dose jusqu'à ce que le taux sanguin de lévothyroxine soit relativement élevé et que le taux de thyréostimuline soit à nouveau abaissé, établissant ainsi la relation inverse souhaitée entre les deux.

Bien entendu, pendant ce temps, je surveille le niveau de fatigue et m'assure que mes efforts se traduisent par une diminution de la fatigue et une amélioration du niveau d'énergie, objectif ultime du traitement.

Raideurs musculaires

Comme la fatigue, qui résulte d'un manque d'énergie métabolique et probablement à cause de cela, les muscles d'un migraineux chronique, particulièrement les muscles posturaux, sont tendus. Ces derniers sont les muscles qui nous maintiennent droits, et comme nous sommes des êtres érigés, ils nécessitent plus d'énergie que nos muscles du mouvement.

Contrairement à ce que l'on pense généralement, les muscles n'ont pas besoin d'énergie pour se contracter, mais pour se détendre. Sans l'énergie nécessaire, ils ne peuvent pas se détendre et restent donc tendus; dans le cas des muscles posturaux, cela se traduit par des tensions dans la nuque, les épaules, le haut du dos, le bas du dos et les mollets.

Une tension ou une sensibilité continue, ou persistante, des muscles du cou, des épaules et du haut du dos est invariablement présente chez les patients souffrants de migraine chronique. Elle influence la fréquence des céphalées et, dans une certaine mesure, également leur intensité, comme je l'ai constaté grâce à ma vaste expérience dans le traitement de ces patients par la toxine botulique.

La tension musculaire chronique, qui existe également au niveau de la tête mais y est moins perceptible en raison de l'absence d'articulations, est la cible du traitement par toxine botulique. Elle est souvent présente aussi dans les muscles de la mâchoire, qui ne sont pas des muscles posturaux mais s'alignent avec eux pour empêcher notre bouche de s'ouvrir lorsque nous tenons debout.

L'affection résultant de la tension chronique des muscles de la mâchoire est connue sous le nom de trouble temporomandibulaire, ou TTM. Les gens l'appellent souvent à tort ATM, mais cet acronyme désigne l'articulation temporomandibulaire, que vous pouvez sentir devant l'oreille lorsque vous ouvrez et fermez la bouche.

Le traitement par toxine botulique est très efficace pour le trouble temporomandibulaire et, selon mon expérience, davantage que pour la migraine chronique. Nous l'administrons tous les trimestres, et si l'effet bénéfique est de plus courte durée dans la migraine chronique, il peut persister trois à six mois ou même plus longtemps dans le trouble temporomandibulaire. Pour cette affection, nous pouvons l'utiliser seule ou en association avec une gouttière occlusale, traitement standard pour prévenir le serrement et le grincement des dents, ou bruxisme, et très important, pour protéger également la structure dentaire.

Pour la tension des muscles du cou, des épaules et du haut du dos, je recommande l'utilisation quotidienne d'un coussin chauffant pendant quinze à vingt minutes à chaque fois. Avec une application régulière, nous observerons une réduction progressive de la tension musculaire sur plusieurs semaines ou mois. À cette fin, je préfère le coussin chauffant chauffable au micro-ondes plutôt que le coussin chauffant électrique, car il procure une chaleur humide qui pénètre mieux les tissus.

La chaleur ne pénètre généralement pas bien, c'est pourquoi prendre une douche ou un bain chaud ne suffit pas. Cela signifie également qu'un bon contact est nécessaire – par exemple en s'allongeant sur le coussin chauffant ou en s'asseyant dans un fauteuil haut avec la bouillotte entre le corps et le dossier.

Un massage doux est également une option, mais en complément de l'utilisation quotidienne de la bouillotte et non en remplacement. Il doit cependant être doux pour ne pas aggraver les maux de tête, ce qui peut facilement se produire s'il est trop vigoureux. Si vous ajoutez des étirements, ceux-ci doivent également être effectués avec précaution et dans une seule direction à la fois, plutôt qu'en faisant rouler la tête.

Lors des étirements latéraux, veillez à ne pas trop forcer, et je préfère que ce type d'exercice ne soit pas inclus dans le traitement. Pour étirer l'arrière du cou, il suffit de pencher la tête vers l'avant ou de rentrer le menton. Vous pouvez faire cela pendant l'application quotidienne de la bouillotte, que vous pouvez également combiner avec un exercice général de relaxation.

L'exercice de relaxation que je ne recommande pas est la relaxation musculaire progressive. Elle nécessite de contracter vigoureusement les muscles avant de les relâcher, et contracter les muscles de la nuque, surtout contre une surface dure comme le sol, peut provoquer des spasmes et déclencher une céphalée sévère.

Si la tension musculaire affecte les mollets, elle peut causer des crampes, surtout nocturnes, pour lesquelles j'ai constaté que la vitamine B_1, ou thiamine à raison de cent milligrammes par jour était bénéfique.

Muscles digestifs

J'ai l'impression que le problème de relaxation musculaire qui affecte les muscles posturaux peut également toucher les muscles lisses du tube digestif. Lorsque ces muscles ne se détendent pas correctement, le mouvement vers l'avant de l'intestin, son activité propulsive, est ralenti. Cette activité de mouvement vers l'avant, également appelée péristaltisme, vide l'estomac, fait passer les selles dans l'intestin grêle et vide le gros intestin.

Avec un péristaltisme ralenti, l'estomac ne se vide pas correctement et retient l'acide, ce qui provoque des nausées, des brûlures d'estomac, des reflux ou des douleurs abdominales. Lorsque le gros intestin, ou côlon, ne se vide pas correctement, il en résulte une constipation avec des selles peu fréquentes et dures qui nécessitent un effort pour être évacuées.

Lorsque l'irritation de l'estomac causée par l'acide, appelée gastrite, est particulièrement sévère, elle stimule de manière excessive le réflexe gastrocolique. Ce réflexe, comme son nom l'indique, relie l'estomac (gaster en grec) au gros intestin (colon en latin); sa stimulation excessive entraîne un trouble appelé syndrome du restaurant ou une diarrhée simple. Le syndrome du restaurant se caractérise par une envie pressante d'aller à la selle et, par conséquent, le besoin d'aller aux toilettes immédiatement après avoir consommé un repas, en particulier lorsqu'il est copieux.

La constipation résultant de la lenteur de la vidange du gros intestin peut entraîner une diarrhée, signe d'aggravation. Cette diarrhée est différente de celle mentionnée précédemment, que j'ai qualifiée de diarrhée simple, car elle alterne avec la constipation ou l'absence totale de selles.

Un schéma peut ensuite se développer, caractérisé par une absence de selles pendant deux ou trois jours, voire plus, suivie de ballonnements et de douleurs dans le bas-ventre. Ces douleurs se manifestent souvent par des crampes violentes, et la diarrhée qui s'ensuit peut être explosive. Lorsque les selles soulagent les ballonnements et les douleurs abdominales, on parle alors de syndrome du côlon irritable, dans ce cas de type mixte, ou SCI-M.

La diarrhée qui survient dans le cadre d'un syndrome du côlon irritable mixte est dite paradoxale, car elle est due à une constipation sous-jacente. Il s'agit d'une tentative de l'organisme d'atténuer le problème en provoquant une diarrhée derrière la constipation, dans le but ultime d'évacuer les selles dures.

Dans ces circonstances, il est important de s'assurer que, parallèlement à la diarrhée, vous évacuez bien les selles dures. Sinon, un cercle vicieux s'installe, dans lequel la diarrhée passe à côté de la constipation, et il n'y a aucun progrès, seulement de la souffrance. Le traitement est également paradoxal, c'est-à-dire qu'il consiste à prendre un adoucisseur de selles, un laxative ou les deux, car il s'agit après tout d'une constipation.

Si la diarrhée est due à une stimulation excessive du réflexe gastro-colique en raison d'une gastrite, c'est celle-ci qu'il faut traiter.

Nous disposons de plusieurs classes de médicaments pour ce faire, parmi lesquels les inhibiteurs de la pompe à protons, ou IPP, sont de loin les plus efficaces.

Cependant, nous pouvons également utiliser des anti-H_2, où H signifie histamine, tels que la cimétidine et la famotidine, ainsi que des médicaments qui recouvrent l'estomac, comme le sucralfate. Les patients les tolèrent généralement bien, sans effets secondaires, mais je préfère les inhibiteurs de la pompe à protons en raison de leur efficacité.

Cependant, malgré leur efficacité, il est essentiel que le patient prenne ces médicaments à dose suffisamment élevée et pendant une durée adéquate. La posologie doit être de deux prises par jour, de préférence avant le petit-déjeuner et le dîner, mais si une dose est oubliée, elle peut être prise à tout autre moment.

Si la dose est suffisante, le soulagement des symptômes survient en une à deux semaines ou moins, mais cela ne signifie pas que le problème est résolu. La guérison complète de la gastrite peut nécessiter six à douze mois ou plus, ce qui implique de poursuivre le traitement pendant cette durée.

Ce que je constate régulièrement avec l'utilisation d'un inhibiteur de la pompe à protons pour le traitement de la gastrite, c'est que la dose est trop faible et n'apporte donc pas de bénéfice ou ne soulage pas complètement les symptômes. De plus, les patients arrêtent souvent le traitement dès que les symptômes disparaissent, sans se rendre compte que même s'ils se sentent mieux, le trouble sous-jacent est toujours présent. Ils se demandent pourquoi leurs symptômes réapparaissent après l'arrêt du médicament et ne réalisent pas que le soulagement des symptômes n'est pas synonyme de guérison.

Lorsqu'un inhibiteur de la pompe à protons à dose relativement élevée ne suffit pas, j'ajoute du sucralfate, à raison d'un gramme avant le déjeuner et au coucher. Ce n'est pas véritablement un médicament, car il ne quitte pas l'estomac et n'est pas absorbé par l'organisme. Il tapisse la paroi gastrique et favorise la guérison de l'irritation et donc de l'inflammation en se liant à l'acide.

Toutefois, le sucralfate se lie non seulement à l'acide mais aussi à tout ce qui est ingéré simultanément. Il ne doit donc pas être pris en même temps que d'autres médicaments. Lorsqu'il est prescrit seul pour traiter la gastrite, la posologie est d'un gramme quatre fois par jour, avant les repas et au coucher.

Dans le cadre de la gestion de la migraine, il est primordial de traiter la gastrite et la constipation lorsqu'elles sont présentes, tout comme il est essentiel de traiter l'insomnie comorbide par exemple. Le traitement de ces troubles peut, à l'instar du traitement de l'insomnie, réduire la fréquence et l'intensité des crises migraineuses.

Même sans effet direct sur les céphalées, ce traitement améliore incontestablement le bien-être général du patient et donc sa capacité à faire face aux crises, tant mentalement que physiquement. Il peut également atténuer l'impact des migraines sur l'estomac, qui sera moins perturbé en l'absence de gastrite. Le traitement de la gastrite réduit systématiquement l'association des céphalées avec nausées et vomissements, même s'il n'agit pas directement sur les maux de tête eux-mêmes.

Vous trouverez ci-dessous des exemples de patients migraineux qui souffraient respectivement de reflux gastrique et de constipation comme troubles comorbides, dont le traitement a amélioré leur état migraineux global. J'ai ajouté un troisième exemple d'un migraineux chez qui l'indigestion était un facteur déclenchant majeur des céphalées.

L'indigestion, également appelée maux d'estomac ou dyspepsie, se caractérise par une sensation désagréable de satiété peu après le repas, appelée satiété précoce, accompagnée ou non d'une gêne ou de douleurs dans la région de l'estomac. Il s'agit d'un autre exemple de la manière dont la gastrite peut se manifester et qui est directement lié à sa cause, à savoir la vidange lente de l'estomac avec rétention d'acide.

Dans le cas de l'indigestion, cependant, le problème ne vient pas de l'acide, mais des aliments qui sont retenus; dans le cas du patient présenté ci-dessous, c'est probablement ce qui a été ingéré pendant la journée qui a rendu l'estomac incapable de tolérer même une petite quantité de nourriture supplémentaire le soir. Un médicament appelé métoclopramide, pris avant le dîner, a permis de traiter efficacement l'indigestion et d'empêcher l'apparition des céphalées.

La métoclopramide est un médicament antinauséeux efficace qui, en plus de traiter les nausées, a la capacité unique de stimuler la vidange gastrique. Le seul autre médicament antinauséeux qui a la même action est la dompéridone. Les médicaments antinauséeux retardent généralement la vidange gastrique et ne sont donc pas très efficaces dans le traitement abortif de la migraine, lorsque la vidange gastrique est déjà lente en raison des céphalées.

Cas cliniques

Voici quelques exemples de migraines associées à un reflux, à la constipation et à l'indigestion, respectivement, en tant que troubles comorbides ayant une incidence négative sur la fréquence des céphalées:

Un homme de quarante-trois ans souffre de migraines depuis l'âge de dix-neuf ans. Les céphalées surviennent quatre à huit fois par mois, durent généralement une journée, mais parfois deux ou trois. Environ la moitié d'entre elles apparaissent au réveil, surtout en cas de manque de sommeil.

Les céphalées sont généralement localisées à droite, au niveau de la tempe et de l'œil, mais parfois à gauche. Elles sont d'intensité modérée au réveil et deviennent sévères si elles ne sont pas traitées efficacement. Les céphalées sont toujours associées à des nausées. Lorsqu'elles sont sévères, elles s'accompagnent également de vomissements et d'une congestion de la narine du côté de la douleur. La prise de cinquante milligrammes de sumatriptan par voie orale procure généralement un soulagement complet en une heure.

Lorsqu'elles surviennent pendant la journée, les céphalées ont tendance à se situer à gauche, s'étendant de la joue à l'œil. Il a souvent mal à la gorge du côté gauche, surtout le soir. Il souffre depuis des années de reflux avec des douleurs intenses derrière le sternum, mais celles-ci sont contrôlées par l'oméprazole, à raison de vingt milligrammes une fois par jour. L'augmentation de la dose à vingt milligrammes deux fois par jour a soulagé la douleur dans la gorge gauche et fait disparaître les céphalées du côté gauche.

Une femme de quarante-sept ans souffre de migraines depuis l'âge de douze ans, lorsqu'elle a commencé à avoir ses règles. Au début, les céphalées survenaient une fois tous les deux mois. Au fil du temps, leur fréquence a progressivement augmenté et elles surviennent actuellement quatre à six fois par mois. Les céphalées apparaissent systématiquement au moment des règles et durent deux ou trois jours; le reste du temps, elles durent généralement une journée.

Les céphalées sont généralement présentes au réveil le matin. Elles sont localisées au niveau du front et sont sourdes et constantes. Parfois, elles sont localisées uniquement à gauche, au niveau du front et derrière l'œil. Elles s'accompagnent de nausées légères, mais pas d'une sensibilité à la lumière ou au bruit.

Lorsqu'elles sont légères ou modérées, cinq milligrammes de zolmitriptan associés à cinq cents milligrammes de naproxène soulagent systématiquement et complètement les céphalées. Le sumatriptan, administré par injection à raison de six milligrammes, les fait disparaître complètement lorsqu'elles sont sévères.

Elle attribue environ la moitié de ses céphalées à la constipation, dont elle souffre depuis des années, avec des selles dures et difficiles à évacuer. L'absence de selles pendant trois jours déclenche systématiquement une céphalée au réveil. Un traitement à base de citrate de magnésium, à raison de quatre cents milligrammes par jour, a normalisé la consistance des selles et lui a permis d'aller à la selle presque tous les jours, éliminant les céphalées liées à la constipation.

Un homme de cinquante ans souffre de migraine depuis le début de l'âge adulte. Les céphalées surviennent la nuit et le réveillent vers trois heures du matin. Elles sont sévères et durent généralement jusqu'en fin d'après-midi. Les céphalées sont localisées au niveau du front et du sommet de la tête, où elles sont de nature pulsatile. Elles s'accompagnent de nausées et, lorsqu'elles sont sévères, de vomissements.

Initialement, seuls les repas tardifs provoquaient les céphalées. C'était particulièrement le cas lorsqu'il mangeait des plats épicés ou des olives noires. Cependant, la situation s'est aggravée au cours des deux dernières années. Il souffre désormais de céphalées pendant la nuit dès qu'il mange quoi que ce soit, même une collation, après 21 heures. Plus il mange tard, plus il mange, et plus les plats sont épicés, plus il risque d'être réveillé par une céphalée.

Il peut parfois prévenir leur apparition après avoir mangé le soir en allant se promener. Boire des sodas gazeux pour se faire roter ou prendre un antiacide contenant de l'acétaminophène au coucher est également efficace.

Il souffre depuis de nombreuses années de brûlures d'estomac avec tendance à roter, qui s'aggravent avec le temps. Un traitement à base de métoclopramide, à raison de dix milligrammes avant le dîner, a presque complètement résolu les céphalées nocturnes.

Énergie métabolique

Concernant les comorbidités de la migraine chronique, la question se pose de savoir si elles constituent un ensemble désordonné de troubles. Je ne pense pas que ce soit le cas, mais alors comment sont-elles liées entre elles et comment se rattachent-elles à la migraine chronique? Comme je l'expliquerai plus tard, je considère qu'elles sont associées à la migraine chronique sans en faire partie intégrante, contrairement à ce que d'autres ont suggéré.

La migraine est une vulnérabilité génétiquement déterminée et héréditaire aux intenses céphalées, qu'elle soit épisodique ou chronique. À mon avis, elle ne va pas au-delà de cela; la migraine n'est pas une maladie, neurologique ou autre. Cependant, de nombreux facteurs influencent sa manifestation, et c'est là qu'interviennent les comorbidités dans le cas de la migraine chronique.

Les comorbidités ne représentent pas une collection aléatoire de troubles que les migraineux chroniques accumuleraient avec le temps. Leur dénominateur commun, selon moi, est un déficit en énergie métabolique qui se manifeste par de la fatigue et constitue la raison biologique de nos céphalées, bien que de nombreux autres facteurs puissent également les provoquer.

Cette raison biologique explique pourquoi nous expérimentons des céphalées et pourquoi elles existent, pourquoi le mal de tête existe en tant que tel. Cependant, la fatigue directement liée aux céphalées de cette manière est intermittente, ou épisodique, et conduit aux maux de tête lorsqu'elle est ignorée. La fatigue faisant partie des comorbidités de la migraine chronique est persistante, ou chronique, ce qui explique le caractère invariablement chronique des troubles comorbides qui y sont associés.

La fatigue traduit un manque d'énergie métabolique, cette énergie dont chacune des billions de cellules de notre corps a besoin pour fonctionner correctement. Cette énergie provient des aliments que nous consommons, mais pour que nos cellules puissent l'utiliser, le corps doit la convertir en ce que nous appelons l'énergie métabolique. Cette transformation des nutriments comme les glucides et les lipides en énergie métabolique se produit dans de petites usines énergétiques intracellulaires appelées mitochondries.

Ces petites usines énergétiques, ou mitochondries, étaient à l'origine des bactéries indépendantes. Elles ont intégré les cellules il y a environ 1,5 milliard d'années pour leur fournir l'énergie nécessaire à leur fonctionnement. Elles possèdent leur propre matériel génétique qui, comme celui des bactéries, est de nature circulaire, et que nous héritons exclusivement de notre mère.

Les mitochondries résident dans le cytoplasme cellulaire qui, lors de la conception, provient entièrement de la mère, avec la moitié du noyau cellulaire; l'autre moitié provenant du père. Leur matériel génétique mute facilement, le rendant toujours légèrement différent de celui de la mère.

En cas de pénurie d'énergie métabolique, l'approvisionnement énergétique se concentre sur les organes dits vitaux: cerveau, cœur, poumons, reins et foie. Ceci se fait au détriment de certains organes volumineux comme la peau, notre plus grand organe, les muscles squelettiques, qui maintiennent notre posture, permettent nos mouvements et protègent physiquement nos organes vitaux, et également le tube digestif.

C'est probablement la régulation de la fonction thyroïdienne au niveau organique qui orchestre cette redistribution de l'énergie métabolique. Son impact est particulièrement notable sur les muscles, notamment les muscles squelettiques et les muscles lisses du tube digestif.

Contrairement à une idée reçue, les muscles ont besoin d'énergie pour se relâcher, non pour se contracter. L'électrocardiogramme (ECG) illustre ce principe lorsqu'une partie du cœur manque d'oxygène. Un électrocardiogramme est un graphique qui représente l'activité électrique du cœur lorsque ses différentes parties se contractent et se détendent.

La première partie du graphique représente l'activité électrique résultant de la contraction des cavités supérieures et inférieures du cœur, et la seconde partie celle résultant de la relaxation des cavités inférieures. En cas de manque d'oxygène compromettant le métabolisme énergétique, les changements qui en résultent ne sont pas visibles dans la première partie de l'électrocardiogramme, qui correspond à la contraction, mais dans la seconde partie, qui correspond à la relaxation des cavités inférieures.

Par ailleurs, plus les muscles sont actifs, plus le manque d'énergie métabolique affecte leur fonctionnement. Nous divisons les muscles squelettiques de notre corps en muscles posturaux et muscles moteurs. Les muscles posturaux maintiennent notre posture droite et comprennent les muscles du cou, des épaules et du haut du dos, les muscles du bas du dos et les muscles du mollet. Les muscles de la mâchoire font également partie du système musculaire postural, car ils permettent de garder la bouche fermée lorsque nous sommes debout.

Les muscles posturaux sont les premiers à se contracter lorsque le corps fait face à un manque d'énergie métabolique, car ce sont eux qui travaillent le plus pour maintenir notre posture droite. Lorsque les muscles sont contractés, ils interfèrent avec leur irrigation sanguine, créant un cercle vicieux qui les prive encore plus d'énergie métabolique, ce qui entraîne une contraction musculaire accrue au fil du temps.

L'interférence avec l'approvisionnement en sang provoque également l'accumulation des déchets que le sang élimine normalement des muscles. Ces déchets sont acides, et l'acidification des muscles tendus les rend douloureux et sensibles en raison de l'irritation des fibres nerveuses douloureuses qui les traversent. Cela crée à son tour un cercle vicieux qui entraîne une tension musculaire encore plus importante au fil du temps.

Comme vous pouvez le constater, ces muscles posturaux malheureux se retrouvent dans une situation très défavorable; il n'est donc pas surprenant qu'ils nous causent autant de problèmes.

Altération du péristaltisme

Les muscles lisses de notre tube digestif se retrouvent dans une situation tout aussi critique, qui est peut-être moins évidente mais qui, lorsqu'elle se manifeste, ne nous cause pas moins de désagréments.

Une mauvaise relaxation des muscles lisses de l'intestin entraîne une mauvaise propulsion vers l'avant, ou péristaltisme, du contenu de l'estomac et du gros intestin. En conséquence, l'estomac et le gros intestin ne parviennent pas à se vider correctement de l'acide et des selles respectivement.

Lorsque l'estomac ne parvient pas à évacuer correctement son acide, celui-ci finit par irriter sa muqueuse, provoquant une gastrite à l'origine de symptômes tels que pyrosis, reflux, nausées ou douleurs gastriques. De micro-ulcérations entraînent des pertes sanguines pouvant causer à long terme une carence martiale et une anémie ferriprive, deux causes importantes et traitables de fatigue.

La mauvaise évacuation des selles par le gros intestin entraîne leur durcissement en raison de l'extraction de l'eau, qui est l'une des fonctions du gros intestin. Cela rend les selles difficiles à évacuer et une constipation se développe, avec des selles peu fréquentes et dures. L'évacuation devient alors incomplète et insatisfaisante et peut être douloureuse, créant un autre cercle vicieux.

Les efforts de poussée sont une cause d'hémorroïdes, qui peuvent saigner à chaque selle, entraînant également une perte de sang au fil du temps. Les selles dures peuvent elles-mêmes provoquer des déchirures de la muqueuse anale, appelées fissures, qui sont non seulement très douloureuses, mais peuvent également saigner.

La constipation s'accompagne parfois de gênes ou de douleurs abdominales, généralement des crampes qui surviennent avant la défécation et disparaissent après. Dans ce cas, on parle de syndrome du côlon irritable avec prédominance de constipation, ou SCI-C.

La constipation peut entraîner une diarrhée, appelée diarrhée paradoxale, qui est en réalité un effort de l'organisme pour évacuer les selles dures. La diarrhée s'accumule derrière, généralement au prix de douleurs intenses dues à la distension de l'intestin.

La distension intestinale provoque des crampes qui sont censées faire avancer les selles dures, si possible jusqu'à leur évacuation. Cependant, il arrive parfois que la diarrhée passe simplement à côté, causant une souffrance importante sans résultat. Dans ces circonstances, il est important d'inspecter les selles pour s'assurer que la diarrhée évacue bien au moins une partie des selles dures.

Lorsque tel est le cas, il est important de comprendre que le problème est la constipation, même si la diarrhée est le symptôme le plus gênant, et que le traitement consiste à prendre des adoucisseurs de selles, des laxatifs ou les deux. La diarrhée paradoxale transforme le syndrome du côlon irritable à prédominance de constipation, ou SCI-C, en ce que nous appelons le syndrome du côlon irritable mixte, ou SCI-M.

L'alternance de la constipation avec diarrhée représente la manifestation la plus typique du syndrome du côlon irritable. En général, il n'y a pas de selles pendant quelques jours, puis une distension abdominale basse, ou ballonnement, et des douleurs apparaissent progressivement, pour aboutir à une diarrhée explosive. Là encore, le traitement consiste en des adoucisseurs de selles, des laxatifs ou les deux, et non en des médicaments antidiarrhéiques, tels que le lopéramide, qui aggravent la situation.

Troubles de sommeil

Nous ne réalisons souvent pas que la tension musculaire, particulièrement au niveau du cou, des épaules et du haut du dos – constamment présente chez les migraineux chroniques – peut être une cause importante d'insomnie. Bien que ces muscles spécifiques ne soient pas nécessairement en cause, pour s'endormir, nous devons relaxer non seulement notre esprit mais aussi notre corps, c'est-à-dire l'ensemble de nos muscles.

Lorsque les muscles sont chroniquement tendus, la relaxation devient difficile, et cette tension musculaire pourrait bien être la cause la plus fréquente d'insomnie primaire. Dans ce type d'insomnie, le patient présente des difficultés d'endormissement, des réveils nocturnes et un réveil précoce. Un sommeil fragmenté est particulièrement néfaste à la production d'énergie métabolique suffisante pour la journée, mais la durée totale du sommeil est également cruciale.

Les personnes souffrants d'insomnie primaire peuvent ne dormir que quatre à six heures par nuit, ce qui est largement insuffisant, indépendamment de sa fragmentation. Un autre cercle vicieux s'installe alors: des muscles tendus rendent la relaxation problématique et par conséquent le sommeil difficile. Le manque de sommeil aggrave le déficit en énergie métabolique, ce qui à son tour rend encore plus ardu la relaxation musculaire.

Bien sûr, d'autres problèmes peuvent également causer l'insomnie, tels qu'un esprit envahi de pensées difficiles à apaiser, une gêne ou une douleur empêchant de trouver une position confortable au lit, un syndrome des jambes sans repos avec un besoin irrépressible de les bouger, ou un syndrome de retard de phase du sommeil. Ce dernier est comparable à un état de décalage horaire permanent.

Quelle que soit la cause de l'insomnie, il est toutefois primordial de se rappeler que le manque de sommeil est la principale cause de fatigue, en gardant à l'esprit qu'il peut être lié au mode de vie, notamment le fait de se coucher trop tard le soir, de se lever trop tôt le matin ou les deux.

Hormones

Les troubles du cycle menstruel, tels que des règles peu fréquentes, trop fréquentes ou irrégulières, et les troubles menstruels, tels que des règles abondantes, longues ou douloureuses, tous deux associés à une migraine chronique en particulier, suggèrent également une implication hormonale, ou endocrinienne.

Cette composante hormonale peut correspondre à la fatigue chronique si celle-ci est due, en tout ou en partie, à un problème thyroïdien. Les systèmes hormonaux de l'organisme agissent en étroite relation les uns avec les autres, et un dysfonctionnement, même minime, de l'un d'entre eux peut en déclencher d'autres.

Je sais par expérience clinique que le cycle menstruel et les menstruations sont très sensibles aux changements de la fonction thyroïdienne. La prescription aux patientes d'une faible dose d'hormone thyroïdienne, telle que la lévothyroxine, à raison de vingt-cinq ou cinquante microgrammes par jour, peut immédiatement régulariser les anomalies du cycle menstruel ou des menstruations, même lorsque la fonction thyroïdienne se situe dans les limites de référence du laboratoire.

Ces irrégularités du cycle menstruel ou des règles sont souvent associées à l'infertilité, que j'ai également vu se résorber grâce à une petite dose de lévothyroxine, même chez des femmes un peu plus âgées. Par conséquent, je suis très vigilant quant à une fonction thyroïdienne anormale lorsque des troubles du cycle menstruel ou des règles sont associés à des migraines.

Ils peuvent survenir en cas de fonction thyroïdienne trop élevée ou trop faible, c'est-à-dire en cas d'hyperthyroïdie ou d'hypothyroïdie. Cependant, je les ai rencontrés beaucoup plus fréquemment en cas d'hypothyroïdie qu'en cas d'hyperthyroïdie, probablement parce que la première est jusqu'à cinq fois plus fréquente que la seconde.

Les deux peuvent provoquer de la fatigue et l'un peut se transformer en l'autre, ou ils peuvent alterner, en particulier dans le cas d'une maladie appelée thyroïdite de Hashimoto. Dans cette affection, l'organisme produit des anticorps contre la glande thyroïde, tels que les anticorps anti-thyroperoxydase et les anticorps anti-thyroglobuline.

Ces anticorps provoquent une inflammation de la glande thyroïde, entraînant une thyroïdite, et finissent par la détruire, l'inflammation active étant associée à une hyperthyroïdie et la destruction progressive à une hypothyroïdie. Le taux élevé d'anticorps anti-peroxydase thyroïdienne peut également être en partie responsable de la fatigue caractéristique de ce trouble.

Comorbidités psychiatriques

Il est plus difficile, voire plus compliqué, d'expliquer exactement comment les comorbidités psychiatriques de la migraine, à savoir l'anxiété et la dépression, s'inscrivent dans ce tableau. L'anxiété et la dépression sont des troubles apparentés, tous deux associés à la migraine quelle que soit sa forme, mais beaucoup plus fréquents dans le cas de la migraine chronique que dans celui de la migraine épisodique.

Des études suggèrent que l'anxiété, lorsqu'elle est présente, précède l'apparition de la migraine tandis que la dépression la suit, mais une relation causale aussi linéaire, bien que plausible, semble une explication trop simpliste. D'une part, l'anxiété et la dépression, et d'autre part la migraine, sont des troubles fondamentalement distincts. La dépression peut très bien découler de l'anxiété, l'anxiété peut aggraver la migraine, et la migraine peut intensifier la dépression; mais aller au-delà de cette interaction me semble improbable.

À part le fait qu'elles peuvent s'aggraver mutuellement de manière bidirectionnelle – ce qui est probablement le cas dans la plupart des situations – l'anxiété et la dépression sont des entités distinctes de la migraine, sans lien mécanistique sous-jacent.

Syndrome systémique

Je considère que les comorbidités liées, comme expliqué précédemment, partagent un déficit en énergie métabolique se manifestant par de la fatigue comme mécanisme sous-jacent. Ce trouble du métabolisme énergétique est systémique, impliquant l'organisme dans son ensemble, et comporte indubitablement une composante hormonale. Pour ces raisons, je le qualifie de syndrome endocrino-métabolique systémique, ou SEMS.

Ce syndrome englobe la multitude de troubles que j'ai décrits comme résultant d'un manque d'énergie métabolique. Cela signifie que les personnes qui en souffrent n'ont en réalité qu'une seule affection plutôt que plusieurs, et qu'elles ne sont ni folles ni hypocondriaques. Elles présentent un trouble affectant un aspect fondamental de la vie: l'apport énergétique à leurs cellules. La céphalée fait partie de ce syndrome, mais la migraine en est explicitement exclue, comme l'illustre le cas clinique suivant.

Une femme de trente-quatre ans a développé des sensations de pression temporale, une tension mandibulaire et des douleurs scapulaires après sa grossesse. Outre ces symptômes, elle souffre de règles longues et abondantes, qui durent huit à neuf jours et qui ont été très douloureuses depuis ses premières règles jusqu'à sa grossesse. Ses règles sont régulières et mensuelles, mais elle souffre néanmoins de problèmes d'infertilité.

Elle présente une sensibilité au niveau de l'estomac et souffre d'un syndrome du côlon irritable avec prédominance de constipation. Elle est également anxieuse. Elle dort bien et bénéficie de sept à huit heures de sommeil par nuit, mais se sent néanmoins fatiguée pendant la journée et faible en général.

La migraine apparaît dans ce tableau lorsque la vulnérabilité génétique et héréditaire à cette affection est également présente. Dans ce contexte, elle se manifeste sous forme de migraine chronique en raison de la tension permanente des muscles cervicaux, scapulaires, du haut du dos et mandibulaires associée au syndrome. Ceci explique pourquoi la migraine chronique, et non épisodique, est associée aux comorbidités attribuées ci-dessus à un déficit énergétique métabolique.

Comme expliqué précédemment, je ne pense pas que les comorbidités psychiatriques, l'anxiété et la dépression, fassent partie du syndrome endocrinien-métabolique systémique. Elles sont nettement plus fréquemment associées à la migraine chronique qu'à la migraine épisodique, car la migraine chronique est plus grave et, probablement, également en raison des multiples troubles comorbides qui y sont associés. Cela rend sans aucun doute la vie encore plus difficile à supporter pour les migraineux chroniques et rend beaucoup plus difficile la gestion des céphalées, qui constituent souvent déjà un problème lorsqu'elles surviennent de manière épisodique.

Chapitre 11

Quels médicaments préviennent la migraine?

Prévention de la migraine

Le traitement préventif des migraines à l'aide de médicaments, c'est-à-dire la prévention pharmacologique de la migraine, se regroupe sous trois formes: la prévention à long terme, la prévention à court terme et la prévention de dernière chance, ou prévention préemptive. Parmi celles-ci, la prévention à long terme est la plus connue. Elle dispose du plus grand nombre de médicaments disponibles, et ce sont ceux que nous prescrivons le plus souvent, mais malheureusement pas assez souvent. En conséquence, de nombreux migraineux continuent de souffrir inutilement.

La prévention à long terme implique une médication continue, administrée quotidiennement, tous les deux jours, mensuellement ou trimestriellement pour prévenir la survenue de céphalées dans le temps. La fréquence de prise dépend de la durée d'action du médicament, elle-même déterminée par sa persistance dans l'organisme. Les médicaments classiques y restent quelques heures ou jours, tandis que les biologiques, comme les anticorps, persistent pendant des semaines, voire des mois.

La prévention à court terme vise à éviter les migraines pendant les périodes de vulnérabilité accrue, comme autour des règles, c'est-à-dire pendant la période périmenstruelle, ou les fin de semaine. Elle peut également être utilisée lorsque les migraines sont particulièrement indésirables, par exemple lors d'un mariage ou d'une remise de diplôme. Le patient prend alors le médicament pendant une courte période, allant de quelques jours à une semaine environ.

Plusieurs triptans ont démontré leur efficacité pour prévenir les migraines menstruelles lorsqu'ils sont pris quotidiennement pendant cinq à sept jours en période périmenstruelle, à commencer deux jours avant les règles attendues. Il s'agit du frovatriptan, du naratriptan et du zolmitriptan, tous à la dose de 2,5 milligrammes deux fois par jour. Les deux premiers ont une action plus prolongée, mais cela ne semble pas déterminant puisque le zolmitriptan, bien que plus court, donne des résultats similaires.

Par conséquent, n'importe quel triptan peut être utilisé, si nécessaire, pour la prévention à court terme de la migraine, non seulement pour prévenir les céphalées pendant la période périmenstruelle, mais aussi, par exemple, pour s'assurer qu'ils ne gâchent pas les fin de semaine ou les occasions spéciales. J'ai utilisé la même stratégie pour les migraines persistantes, en demandant à la patiente de prendre un triptan à intervalles réguliers deux fois par jour pendant deux jours, puis la moitié de la dose deux fois par jour pendant deux jours.

La prévention de dernière chance, ou préemptive, est la moins connue et donc rarement utilisée. Elle offre aussi le moins d'options thérapeutiques et est la plus difficile à mettre en œuvre. Le patient prend le médicament pour prévenir une migraine imminente, sur la base de symptômes annonciateurs ou prodromes. Cela nécessite que ces symptômes précèdent systématiquement la céphalée de plusieurs heures, permettant une prédiction assez fiable. Autrement, cela reviendrait à une prise aléatoire de médicament avec peu ou pas de bénéfice.

Il existe des preuves de l'efficacité du traitement préventif des migraines par la dompéridone, un médicament antinauséeux et gastrokinétique, à la dose de trente milligrammes, et par l'ubrogépant, un médicament de la classe des gépants, à la dose de cent milligrammes. J'ai une expérience similaire avec un autre médicament anti-nauséeux et gastrokinétique, le métoclopramide, à la dose de dix milligrammes, pris pendant l'aura migraineuse et prévenant la céphalée qui suit.

Les médicaments antinauséeux et gastrokinétiques bloquent tous deux le récepteur d'une substance chimique présente dans l'organisme appelée dopamine, à la différence que le métoclopramide pénètre dans le cerveau, contrairement à la dompéridone. Les gépants ne pénètrent pas non plus dans le cerveau, tout comme les triptans, qui pourraient tous avoir des effets bénéfiques similaires, bien que nous ne les ayons jamais étudiés de cette manière.

Traitement d'appoint

Peu importe sa composition, nous ne devrions jamais utiliser un traitement préventif contre la migraine, qu'il soit pharmacologique ou non, seul. Nous devrions toujours l'appliquer en complément d'un traitement abortif efficace, que je considère comme la base d'une prise en charge à long terme de la migraine. Sans cela, la prévention à long terme de la migraine est illusoire, chaque crise migraineuse subie faisant régresser le patient.

Je ne considère un traitement abortif efficace que s'il soulage complètement les céphalées en moins de deux heures, de manière constante et sans effets secondaires. Tout résultat inférieur à ce standard nécessite, selon moi, des ajustements. La majorité des patients peuvent atteindre cette efficacité abortive, bien que cela puisse demander du temps et des efforts.

La question de savoir s'il est indiqué d'ajouter un traitement préventif doit être discutée entre le patient et le médecin ou un autre professionnel de santé. Il existe des critères pour prescrire un traitement préventif contre la migraine en fonction du nombre de jours de céphalées par mois. Bien sûr, ces critères sont arbitraires et ne tiennent pas compte de la situation particulière du patient. En cas de migraines mensuelles, il convient d'envisager un traitement préventif, et plus elles sont fréquentes et longues, plus il faut y réfléchir sérieusement.

Grâce à un traitement abortif efficace, la plupart des migraines peuvent être limitées à une ou deux heures. Cependant, en particulier pour les céphalées liées au cycle menstruel, un traitement peut être nécessaire sur plusieurs jours consécutifs. Selon le mode de vie, cela peut être difficile à gérer ou constituer une source de stress suffisante pour rendre la vie plus difficile, générer de l'anxiété et, par conséquent, davantage de céphalées.

Imaginez, si vous ne souffrez pas de migraine ou si vous faites partie des chanceux qui n'ont que des céphalées occasionnelles. Devoir faire face régulièrement à une situation qui vous handicape pour la journée ou, si ce n'est pas aussi grave, qui interfère avec votre capacité à fonctionner, peut être très stressant et anxiogène.

L'anxiété est un déclencheur reconnu de céphalées, y compris des migraines, et les céphalées régulières la provoquent, en particulier lorsqu'elles sont sévères et invalidantes. Par conséquent, en cas de migraines régulières et après avoir mis en place un traitement abortif efficace, il est important de discuter d'un traitement préventif et d'examiner les options disponibles.

Comorbidités

Une prévention efficace à long terme de la migraine reste illusoire en présence de comorbidités actives qui rendent le patient malheureux dans son ensemble. Les céphalées sont sensibles à tout ce qui se passe à l'intérieur, physiquement ou mentalement, et à l'extérieur.

L'anxiété augmente la fréquence des céphalées et la dépression rend plus difficile leur gestion. La fatigue est probablement la raison biologique pour laquelle nous souffrons de céphalées, et l'insomnie est une cause fréquente de fatigue. Ces deux facteurs sont particulièrement problématiques lorsqu'ils sont persistants et doivent être pris en compte et, si possible, traités. Il est également crucial de rechercher les causes médicales de fatigue, généralement par des analyses sanguines.

En cas d'insomnie non liée au mode de vie, il est important d'examiner les causes possibles, telles que des pensées envahissantes qui empêchent de s'endormir ou une gêne physique ou des douleurs qui rendent le sommeil difficile en général. Il est également primordial d'envisager d'autres affections pouvant expliquer l'insomnie, telles que le syndrome des jambes sans repos (SJSR) ou le syndrome de retard de phase du sommeil.

Les troubles musculosquelettiques, sources d'inconfort ou de douleurs, affectent souvent le fonctionnement quotidien et le sommeil. Ils sont fréquemment associés à la migraine, en particulier à sa forme chronique, qui s'accompagne invariablement d'une tension chronique des muscles du cou, des épaules et du haut du dos. On observe également souvent une tension chronique des muscles de la mâchoire, provoquant un trouble temporomandibulaire (TTM); une tension chronique des muscles du bas du dos, provoquant des douleurs lombaires chroniques ou lombalgie; et une tension chronique des muscles du mollet, provoquant des crampes nocturnes ou des courbatures dans le bas des jambes ou les pieds.

À mon avis, la tension musculaire chronique n'est pas due au stress, mais à la fatigue chronique comorbide, reflétant un manque d'énergie métabolique qui nuit à la relaxation musculaire. Une relaxation musculaire altérée ralentit également le mouvement vers l'avant du système gastro-intestinal, appelé péristaltisme, ce qui entraîne une gastrite et des problèmes au niveau du gros intestin, tels que la constipation chronique et le syndrome du côlon irritable, ou SCI.

Ces conditions non seulement détériorent la qualité de vie mais peuvent aussi déclencher des céphalées et rendre leur gestion plus difficile, tant physiquement que psychologiquement.

Idéalement, nous ajoutons un médicament préventif contre la migraine lorsque les conditions préalables suivantes sont réunies.

Premièrement, le patient reçoit un traitement abortif efficace contre la migraine qui soulage complètement les céphalées en moins de deux heures, de manière constante et sans effets secondaires.

Deuxièmement, nous avons traité dans la mesure du possible toute affection comorbide, ce qui est particulièrement important chez les patients souffrants de migraine chronique.

Troisièmement, le patient respecte les mesures générales liées au mode de vie, telles que manger régulièrement et ne pas sauter de repas, dormir suffisamment en se couchant à une heure raisonnable et en ne faisant pas la grasse matinée, éviter la consommation excessive de caféine et d'alcool, et répartir ses activités sur la journée en prenant régulièrement des pauses pour éviter la fatigue excessive.

Quatrièmement, un dialogue efficace entre le patient et le médecin ou un autre professionnel de santé garantit l'observance du traitement préventif, qui nécessite l'administration quotidienne, tous les deux jours, tous les mois ou tous les trimestres de médicaments, éventuellement pendant une période prolongée.

Médicaments

Les médicaments disponibles pour le traitement préventif de la migraine ayant démontré leur efficacité, tolérance et sécurité dans de multiples essais cliniques, je les divise en deux catégories: les médicaments anciens et ceux correspondants aux standards actuels de traitement.

Les premiers ne sont pas spécifiques à la migraine et nous ne les avons pas développés spécifiquement pour le traitement de la migraine, qu'ils soient abortifs ou préventifs. Nous les avons développés pour le traitement d'autres affections, telles que la dépression (tricycliques, années 1950), l'hypertension artérielle et l'angine de poitrine (bêta-bloquants, années 1960; antagonistes du calcium, années 1970) et l'épilepsie (anticonvulsivants, années 1930). La découverte de leur bénéfice dans le traitement de la migraine est le fruit du hasard.

En ce qui me concerne, nous ne devrions plus les prescrire au profit de ceux spécifiquement avancés pour le traitement préventif de la migraine, qui sont également beaucoup plus efficaces. Le développement des médicaments en général a considérablement évolué au cours des dernières décennies, l'accent étant davantage mis sur la tolérance et la sécurité. Les médicaments les plus récents sont plus sûrs, en particulier lors d'une utilisation à long terme, et sont mieux tolérés, avec moins d'effets secondaires, voire aucun.

Nous pouvons ajouter à cela le développement des anticorps en tant que médicaments, qui constituent selon moi l'avenir de la médecine. Ils sont hautement ciblés, avec peu ou pas d'activité dite «hors cible», offrant généralement une excellente tolérance et sécurité. Leur longue durée d'action, couvrant souvent plusieurs mois, permet une administration moins fréquente et assure ainsi une meilleure observance.

Les deux classes de médicaments que nous avons spécifiquement développées pour la prévention de la migraine sont les anticorps anti-

CGRP, également appelés anticorps monoclonaux anti-CGRP, ou mAbs, et les antagonistes des récepteurs CGRP à petites molécules, ou gépants. Ces deux classes ciblent la voie CGRP, comme nous l'appelons, dont l'acronyme signifie *peptide lié au gène de la calcitonine*.

Antagonistes de la sérotonine

Nous oublions souvent qu'il existe une autre classe de médicaments spécifiquement développée pour le traitement préventif de la migraine. Il s'agit des antagonistes de la sérotonine, qui incluent le méthysergide et son successeur, le pizotifène. Les laboratoires Sandoz à Bâle, en Suisse, ont développé le premier dans les années 1960, sur la base d'une théorie proposée par le maître italien de la migraine, Federigo Sicuteri.

Le professeur Sicuteri était un interniste et pharmacologue clinicien s'intéressant à l'inflammation liée à la douleur, en particulier celle de la migraine. Ses recherches se concentraient sur les substances chimiques de l'organisme potentiellement responsables de la douleur, comme la bradykinine et la sérotonine. Il a découvert que les migraineux, étudiés pendant leurs crises, excrétaient une quantité accrue d'un produit de dégradation de la sérotonine dans leurs urines. Il a ainsi suggéré qu'une «tempête de sérotonine» provoquait la migraine, les plaquettes sanguines étant la source de la sérotonine libérée.

Afin de contrer l'impact de la tempête de sérotonine, Sandoz a développé le méthysergide, un puissant antagoniste de la sérotonine dérivé du diéthylamide de l'acide lysergique, ou LSD, une drogue psychédélique. Ce médicament s'est révélé très efficace dans la prévention des migraines, mais son efficacité s'accompagnait d'un inconvénient majeur, à savoir la formation de cicatrices au niveau du cœur, des poumons et des reins. La société a ensuite mis au point le pizotifène, mais celui-ci s'est révélé beaucoup moins efficace, probablement parce que, contrairement à la méthysergide, il ne s'agit pas d'un dérivé de l'ergot.

En tant que dérivé de l'ergot, le méthysergide a une activité vasoconstrictrice suffisante pour augmenter le tonus des vaisseaux sanguins dans la tête. Ce faisant, il empêche leur dilatation, qui fait partie du mécanisme de la migraine. Les bêta-bloquants préviennent les migraines de manière similaire en augmentant le tonus des vaisseaux sanguins, bien qu'ils ne soient pas des vasoconstricteurs.

Le pizotifène doit être pris une fois par jour au coucher, car il peut provoquer de la somnolence. Le traitement commence par une dose de 0,5 milligramme, qui peut être augmentée progressivement si nécessaire jusqu'à 3 milligrammes. Outre la somnolence, il peut causer une sécheresse buccale, des étourdissements, ainsi qu'une augmentation de l'appétit et une prise de poids. Ces derniers effets secondaires sont probablement dus à l'élévation du taux d'insuline dans le sang, qui survient avec une utilisation prolongée du médicament.

Le pizotifène n'a pas de contre-indications absolues, mais nous devrions l'éviter chez les patients présentant une pression oculaire élevée due à un glaucome ou des symptômes liés à une hypertrophie de la prostate, comme des difficultés à uriner et des mictions fréquentes, surtout la nuit, appelées nycturie.

Tricycliques

Sur le plan structurel, le pizotifène est similaire aux antidépresseurs dits tricycliques que nous avons développés dans les années 1950 pour traiter la dépression. L'imipramine fut le premier commercialisé en 1959, suivi par l'amitriptyline, le plus connu de sa classe, en 1961.

Nous avons d'abord étudié l'amitriptyline dans le traitement des céphalées de tension chroniques, qui sont des céphalées légères, présentes la plupart du temps ou en permanence, car nous les considérions comme une manifestation de la dépression. Lorsqu'elle s'est avérée efficace, nous l'avons également étudiée dans le traitement de la migraine et avons constaté qu'elle était également bénéfique dans ce cas.

Nous utilisons l'amitriptyline pour prévenir les céphalées à des doses beaucoup plus faibles que pour traiter la dépression, généralement entre vingt-cinq et cent milligrammes par jour, contre deux à quatre cents milligrammes. Son action est relativement longue, ce qui signifie que le patient ne prend qu'une seule dose par jour, de préférence au coucher, car elle provoque une somnolence.

Outre la somnolence, elle peut provoquer une sécheresse buccale et une constipation, mais surtout stimule l'appétit et entraîne une prise de poids. Ces derniers effets secondaires me rendent réticent à la prescrire aux femmes, souvent déjà préoccupées par leur poids. Elle est également contre-indiquée en cas de glaucome, d'hypertrophie prostatique, d'épilepsie ou de cardiopathie.

Si j'utilise l'amitriptyline pour traiter des céphalées de tension chroniques ou prévenir les migraines, je commence par une faible dose, parfois aussi faible que 10 ou 12,5 milligrammes, une fois par jour au coucher. J'augmente ensuite très progressivement la dose jusqu'à ce que le patient ressente une certaine sécheresse buccale. Je ne veux pas que la bouche soit complètement sèche, mais une certaine sécheresse indique que le médicament est présent dans l'organisme à un niveau thérapeutique.

Au fur et à mesure que j'augmente très progressivement la dose, je surveille attentivement l'apparition de fatigue chez le patient, car il s'agit d'un effet secondaire que je souhaite éviter ou atténuer. La fatigue est un facteur déclenchant courant des céphalées, y compris des migraines, et le fait de la provoquer ou de l'aggraver avec un médicament préventif annule son bénéfice potentiel.

Si j'estime qu'il existe une indication pour un tricyclique, ce qui est généralement le cas dans les céphalées de tension chroniques, mais plus dans les migraines, je préfère l'imipramine à l'amitriptyline, car les patients la tolèrent mieux et elle a moins d'effets secondaires. Je la prescris à des doses similaires à celles de l'amitriptyline.

Parfois, nous utilisons la doxépine à la place de l'amitriptyline, également à des doses similaires, mais elle peut provoquer les mêmes effets secondaires, à savoir somnolence, sécheresse buccale, constipation, stimulation de l'appétit et prise de poids.

Une alternative à l'imipramine que je peux utiliser est la nortriptyline, également prescrite à des doses similaires, que les patients tolèrent tout aussi bien. Cependant, les preuves de l'efficacité de l'un ou l'autre de ces tricycliques dans les céphalées de tension chroniques sont limitées, voire inexistantes.

Bêta-bloquants

La classe suivante de médicaments préventifs contre la migraine est celle des bêta-bloquants. Nous les avons initialement développés pour le traitement de l'hypertension artérielle et de l'angine de poitrine, également appelée angine pectoris. Le rétrécissement des vaisseaux sanguins du cœur est à l'origine de cette dernière affection et provoque une douleur thoracique lors d'un effort physique, irradiant parfois dans le bras gauche ou la mâchoire, ce qui est caractéristique de cette affection.

Le premier médicament de cette classe à avoir été mis sur le marché est le propranolol, disponible depuis 1967. Nous avons découvert son effet bénéfique dans la prévention de la migraine par hasard, ou par un heureux hasard, alors que nous l'étudions chez des patients souffrants d'angine de poitrine et également de migraine.

Nous disposons de preuves solides de l'efficacité de six bêta-bloquants dans la prévention de la migraine, qui sont, par ordre alphabétique, l'aténolol, le bisoprolol, le métoprolol, le nadolol, le propranolol et le timolol. Ils ont pour particularité commune d'augmenter le tonus des vaisseaux sanguins, ce qui empêche les vaisseaux sanguins de la tête de se dilater autant qu'ils le feraient autrement. Leurs doses pour le traitement préventif de la migraine sont similaires à celles que nous utilisons pour le traitement de l'hypertension ou de l'angine de poitrine.

Le bêta-bloquant le plus couramment prescrit pour la prévention de la migraine est le propranolol, que je n'utilise jamais, car il présente le plus d'effets secondaires. Je pense que la raison sous-jacente est qu'outre son effet bénéfique sur les vaisseaux sanguins dans le cas des migraines, il diminue également la fonction thyroïdienne. Il agit en inhibant l'activation de la prohormone thyroïdienne lévothyroxine, ou T4, en hormone thyroïdienne triiodothyronine, ou T3.

Une glande thyroïde qui fonctionne bien devrait pouvoir compenser cet effet du médicament, mais je crains que beaucoup de gens, malheureusement, n'aient pas une thyroïde qui fonctionne suffisamment bien.

La fatigue est l'effet secondaire le plus fréquent des bêta-bloquants en général, ce qui est un problème important dans la prévention de la migraine, car c'est une cause fréquente de céphalées, y compris de migraines. Par conséquent, si j'utilise un bêta-bloquant pour prévenir la migraine, ce que je fais encore parfois, je commence toujours par une faible dose, par exemple 25 milligrammes d'aténolol par jour, 2,5 milligrammes de bisoprolol par jour, 25 milligrammes de métoprolol par jour, 20 milligrammes de nadolol par jour ou 2,5 milligrammes de timolol par jour.

Là encore, j'augmente très progressivement la dose, en prenant mon temps, jusqu'à ce que le patient ait une fréquence cardiaque de cinquante à soixante battements par minute, ce qui indique que le bêtabloquant est présent dans l'organisme à un niveau thérapeutique. Pendant ce temps, je surveille également la tension artérielle du patient, car après tout, ces médicaments traitent l'hypertension en abaissant la tension artérielle. Mais surtout, je surveille l'apparition ou l'aggravation de la fatigue, qui peut annuler l'effet préventif du médicament sur la migraine.

Je pense que la fatigue qui s'ensuit est aussi souvent la raison pour laquelle les bêta-bloquants finissent par perdre leur effet préventif sur les migraines. Si cela se produit, je réduis la dose du médicament, ce qui permet souvent de retrouver l'effet préventif une fois que la fatigue s'est atténuée.

Outre la fatigue, le propranolol provoque notamment dépression, insomnie et impuissance. Les patients souffrants d'hypotension artérielle, de bradycardie ou d'une maladie pulmonaire, notamment l'asthme, doivent éviter les bêta-bloquants pour la prévention des migraines ou pour toute autre indication.

Antagonistes calciques

Une autre classe de médicaments préventifs de la migraine initialement développés pour traiter l'hypertension et l'angor est celle des inhibiteurs calciques, ou antagonistes calciques. Nous les avons développés dans les années 1960-1970, le vérapamil étant le premier commercialisé en 1981. Peu après sa mise sur le marché, nous avons démontré son bénéfice en prévention migraineuse, suivi par d'autres dont le nimodipine possède les meilleures preuves d'efficacité.

Aux États-Unis, le vérapamil est le principal antagoniste calcique prescrit en prévention migraineuse, généralement à des doses de 80 ou 120 milligrammes trois fois par jour. Son effet secondaire le plus fréquent est la constipation, et il est contre-indiqué en cas de troubles de conduction cardiaque.

En Europe, un antagoniste du calcium couramment utilisé pour la prévention des migraines est la flunarizine, que nous avons spécialement développée à cette fin. La dose est de dix milligrammes une fois par jour au coucher, car elle peut provoquer une somnolence; elle entraîne parfois également une prise de poids. La flunarizine ne présente aucune contre-indication à son utilisation.

Antiépileptiques

La dernière classe de médicaments non spécifiquement développés pour la prévention migraineuse mais dont l'efficacité a été découverte par hasard est celle des antiépileptiques. Utilisés depuis plus de 150 ans, ils sont employés dans la douleur chronique depuis 80 ans.

Pour la prévention de la migraine, nous avons étudié deux antiépileptiques en particulier, à savoir le topiramate et le valproate, qui ont été officiellement approuvés pour le traitement de la migraine en 2004 et 2008 respectivement. Outre le fait qu'ils ne sont pas spécifiques à la migraine, ces deux médicaments posent le problème d'une mauvaise tolérance des patients en raison de leurs effets secondaires.

Les effets secondaires courants du topiramate sont la fatigue et la somnolence, ainsi que des fourmillements dans les mains ou les pieds. Cependant, et c'est beaucoup plus important, il peut altérer la mémoire, en particulier la récupération des mots, et la pensée ou la cognition, cette dernière n'étant parfois reconnue qu'après l'arrêt du traitement, par exemple en raison d'une absence de bénéfice. Les effets secondaires courants du valproate sont la fatigue, la somnolence, l'indigestion, les nausées, la diarrhée et la prise de poids.

Je ne prescris plus ces médicaments en raison de leur mauvaise tolérance. En particulier, les effets secondaires cognitifs ont un impact négatif sur la capacité du patient à fonctionner à la maison, au travail ou à l'école. La dose de topiramate est de 25 ou 50 milligrammes une ou deux fois par jour, et celle du valproate est de 250 ou 500 milligrammes deux fois par jour. Ce dernier doit être évité chez les patients présentant une fonction hépatique anormale.

Médicaments obsolètes

À l'exception de l'imipramine ou de la nortriptyline, que j'utilise encore occasionnellement pour le traitement des céphalées de tension chroniques, ou d'un bêta-bloquant autre que le propranolol pour la prévention de la migraine, je ne prescris plus les médicaments préventifs non spécifiques mentionnés ci-dessus. Je les considère obsolètes et insiste sur le fait que les standards actuels reposent sur des traitements spécifiques, qu'il s'agisse de la migraine ou de ses comorbidités.

Les médicaments spécifiques pour le traitement abortif de la migraine sont les triptans et les gépants, et pour la prévention de la migraine, ce sont les anticorps anti-CGRP et les gépants. En ce qui concerne spécifiquement le traitement préventif de la migraine chronique, la toxine botulique a encore un rôle à jouer, mais à mon avis, celui-ci est moindre. Les anticorps anti-CGRP et les gépants sont beaucoup plus faciles à administrer et, du moins d'après mon expérience, beaucoup plus efficaces. En général, ils offrent un niveau de bénéfice plus élevé qui peut apparaître dès la première semaine de traitement et qui, en outre, est beaucoup plus stable dans le temps.

À l'inverse, la toxine botulique met dix à quatorze jours à agir et son effet s'estompe souvent deux à trois semaines avant la prochaine série d'injections. De plus, les trente-et-une injections dans la tête, la nuque et les épaules constituent une expérience peu agréable pour les patients.

Anticorps anti-CGRP

Les quatre anticorps anti-CGRP, également appelés anticorps monoclonaux anti-CGRP, ou mAbs, sont, par ordre alphabétique, l'eptinézumab, l'érénumab, le frémanézumab et le galcanézumab. L'acronyme CGRP signifie *peptide lié au gène de la calcitonine,* un peptide ou une protéine présente dans l'organisme qui dilate puissamment les vaisseaux sanguins.

Nous avons mené une étude dite de « preuve de concept » sur les anticorps dans la prévention de la migraine avec le galcanézumab en 2012, et six ans plus tard, en 2018, trois d'entre eux ont été mis sur le marché. Il s'agit d'un délai remarquablement court pour l'autorisation de médicaments, qui prend généralement une décennie ou plus, voire beaucoup plus. Cette rapidité d'autorisation témoigne de la grande efficacité, de la tolérance et de la sécurité de cette classe de médicaments préventifs contre la migraine.

Comme ces médicaments sont des protéines, ou des peptides, ils ne peuvent pas être pris par voie orale, car ils seraient digérés par l'estomac. Nous les administrons donc par voie parentérale, c'est-à-dire par injection sous la peau, ou sous-cutanée, pour l'érénumab, le frémanézumab et le galcanézumab, et par perfusion intraveineuse pour l'eptinézumab.

Les anticorps restent dans l'organisme pendant de longues périodes, généralement environ cent jours, mais les anticorps anti-CGRP restent encore plus longtemps, à savoir cinq à six mois. Cela signifie que nous pouvons les administrer à intervalles peu fréquents, c'est-à-dire une fois par mois ou par trimestre. Pour la plupart des patients, cela est beaucoup plus facile que de prendre un médicament quotidiennement, comme c'est le cas avec les médicaments que nous prescrivons traditionnellement pour le traitement préventif de la migraine.

L'observance est meilleure avec une administration peu fréquente, ce qui se traduit par un bénéfice potentiellement plus important, car les oublis ou les retards de prise sont beaucoup moins fréquents. Je pense que c'est ainsi que se présente l'avenir de la médecine: l'administration peu fréquente de médicaments à action prolongée et, pour la prévention de la migraine, l'avenir est déjà là!

Les gépants destinés à la prévention de la migraine, quant à eux, se présentent sous forme de comprimés que les patients prennent quotidiennement ou tous les deux jours, à l'instar des médicaments préventifs traditionnels contre la migraine. La prise tous les deux jours peut être difficile à mémoriser pour les patients. Je recommande donc de prendre le médicament à jours fixes, à savoir le lundi, le mercredi et le vendredi.

Les trois anticorps que nous administrons sous la peau, ou par voie sous-cutanée, à savoir l'érénumab, le frémanézumab et le galcanézumab, sont disponibles sous forme d'auto-injecteurs faciles à utiliser par le patient. En principe, les injections peuvent être effectuées dans le haut du bras, c'est-à-dire dans la zone dite deltoïde, dans la cuisse ou dans l'abdomen.

Je recommande vivement aux patients de faire les injections dans la peau de l'abdomen. Il y a beaucoup plus de tissu sous-cutané, ou graisse, sous la peau de l'abdomen que dans le haut du bras ou la cuisse. Il est également beaucoup plus facile de voir ce que l'on fait lorsqu'on injecte dans la peau de l'abdomen, contrairement à l'injection dans la peau du haut du bras.

Il est également facile de voir lorsque vous injectez dans la peau de la cuisse, mais en général, la graisse sous-cutanée y est plutôt fine. Bien que les aiguilles des auto-injecteurs ne mesurent pas plus de un centimètre, une injection dans la peau de la cuisse finit facilement par atteindre le fascia sous-jacent.

Le fascia est la couche de tissu conjonctif située entre la graisse sous-cutanée et le muscle, en l'occurrence le quadriceps. L'injection dans le fascia est douloureuse, ce qui ne devrait pas être le cas d'une injection sous-cutanée. De plus, l'absorption à partir du fascia est faible, ce qui peut entraîner une réduction de l'exposition au médicament et, par conséquent, une diminution de son efficacité.

Avec l'injection sous-cutanée de protéines telles que les anticorps anti-CGRP, l'absorption dans le sang pose problème, car les anticorps sont trop gros pour passer directement dans les capillaires. Ce n'est pas le cas des médicaments à petites molécules administrés par voie sous-cutanée, comme l'injection de sumatriptan pour le traitement abortif de la migraine.

Une petite molécule comme le sumatriptan passe directement de la graisse sous-cutanée dans le sang via les capillaires, qui la distribuent rapidement dans tout l'organisme. Ce n'est pas le cas des anticorps administrés par voie sous-cutanée, qui sont absorbés par le système lymphatique et transportés vers le sang.

Ce passage indirect vers le sang via le système lymphatique entraîne une perte pouvant atteindre 25 à 40 pour cent. Une perte d'anticorps signifie une exposition moindre et, par conséquent, une efficacité moindre. Le problème est que nous ne savons jamais quelle est l'ampleur de cette perte et, en l'absence d'amélioration ou si celle-ci est insuffisante, il est impossible de répondre à cette question.

Il n'est possible de répondre à cette question que lorsque l'anticorps est administré par perfusion intraveineuse, ce qui le conduit directement dans le sang. Cela est possible avec l'anticorps anti-CGRP appelé eptinézumab, qui est disponible uniquement en administration intraveineuse. Il peut être avantageux de commencer le traitement par anticorps anti-CGRP avec l'eptinézumab administré par voie intraveineuse, afin de garantir une disponibilité à 100 pour cent du médicament pour prévenir les migraines.

La dose standard est de cent milligrammes, que nous administrons par perfusion pendant une demi-heure tous les trois mois, ou tous les trimestres. Certains cabinets médicaux disposent d'équipements de perfusion, mais ce service est proposé par la plupart des hôpitaux. Il existe également des services de perfusion à domicile, où une infirmière se rend au domicile du patient avec l'équipement et les médicaments nécessaires.

Tolérance

Les anticorps anti-CGRP sont soit humains ou humanisés, c'est-à-dire majoritairement humains, ce qui rend très faible la probabilité d'une réaction allergique suite à leur administration. Cependant, une réaction allergique grave peut survenir, telle qu'un angio-œdème ou un choc anaphylactique.

L'angio-œdème est un gonflement similaire à de l'urticaire, mais situé sous la peau plutôt qu'en surface, touchant généralement les yeux et les lèvres. Il peut aussi se manifester au niveau des mains, des pieds et de la gorge, pouvant dans ce dernier cas entraîner des difficultés respiratoires.

L'anaphylaxie est une réaction allergique très rare associée à une pression artérielle dangereusement basse, qui peut être mortelle si elle n'est pas traitée immédiatement. Nous traitons ces deux réactions par une injection intramusculaire d'épinéphrine, qui est également disponible sous forme d'auto-injecteur pour une administration facile par le patient.

Globalement, cependant, les anticorps anti-CGRP sont très bien tolérés par les patients, et la grande majorité ne présente aucun effet secondaire. Occasionnellement, une réaction cutanée est observée avec les anticorps administrés par voie sous-cutanée, érénumab, frémanézumab ou galcanézumab. Elle se traduit généralement par une rougeur légèrement surélevée au site d'injection due à une inflammation, pouvant provoquer des démangeaisons. Ces démangeaisons ne doivent pas être interprétées comme une réaction allergique, auquel cas la réaction cutanée serait différente, à savoir, une urticaire.

Si l'inflammation cutanée au point d'injection provoque une douleur ou une gêne, le patient peut prendre un anti-inflammatoire non stéroïdien, ou un analgésique, selon les besoins, comme l'ibuprofène ou le naproxène sodique. Si la réaction cutanée est de nature allergique et urticarienne, il peut prendre un antihistaminique, comme la diphénhydramine.

Dans aucun des cas il n'est nécessaire d'interrompre le traitement, et je n'ai généralement pas observé d'aggravation de la réaction cutanée avec les administrations répétées. Si la réaction est urticarienne, la prise d'un antihistaminique une trentaine de minutes avant l'injection peut l'atténuer ou la prévenir totalement.

Constipation

Avec l'érénumab, une constipation peut survenir, effet secondaire potentiel des médicaments bloquant le récepteur du CGRP. Outre ce traitement, les gépants, antagonistes des récepteurs du CGRP à petites molécules, bloquent également ce récepteur et peuvent ainsi causer une constipation. Pour eux, cependant, cela ne concerne que les prises quotidiennes, donc une exposition suffisante. Ce n'est pas le cas avec une utilisation intermittente, c'est-à-dire en traitement abortif au besoin ou en prévention un jour sur deux.

Si une constipation survient avec l'érénumab ou avec l'utilisation quotidienne d'un gépant, elle est généralement légère et facile à traiter avec un adoucisseur de selles, comme le docusate. Je suis beaucoup plus préoccupé par cet effet secondaire potentiel chez les patients déjà constipés ou atteints du syndrome du côlon irritable (SCI). En ce qui concerne ce dernier, cette préoccupation concerne les formes prédominantes de constipation et mixtes de la maladie, le SCI-C et le SCI-M.

D'un point de vue théorique, une diarrhée chronique isolée ou un syndrome du colon irritable à prédominance diarrhéique (SCI-D) pourrait s'améliorer avec les médicaments bloquant le récepteur du CGRP. Cependant, je n'ai pas l'expérience nécessaire pour l'affirmer, mais je ne serais pas surpris si ces patients constataient une amélioration de leurs troubles intestinaux.

Concernant le syndrome du colon irritable, les médicaments bloquants le récepteur du CGRP ne devraient être utilisés qu'en cas de diarrhée, exclusive, car s'il y a alternance de constipation et de diarrhée ou absence de selles pendant plusieurs jours suivis de diarrhée, cela risquerait d'aggraver les symptômes.

La raison est que la forme mixte du syndrome du colon irritable, aussi la plus typique, est un syndrome du colon irritable à prédominance de constipation devenu incontrôlable. La diarrhée qui survient est paradoxale, car elle résulte de la constipation; elle doit être traitée comme telle avec un adoucisseur de selles, un laxatif, ou les deux, mais jamais avec un antidiarrhéique comme le lopéramide.

Si vous souffrez de migraine et de constipation chronique ou du syndrome du côlon irritable, en particulier si ce dernier est de type constipation ou mixte, il est important de les traiter dans le cadre de la prise en charge à long terme des céphalées. Si le syndrome du côlon irritable est de type diarrhéique, il convient également de le traiter, mais davantage en raison de ses conséquences sociales que médicales, ce qui vaut également pour la diarrhée chronique.

Mon expérience montre que ces troubles sont particulièrement pénibles en raison de la nécessité d'être constamment proche de toilettes. Comme la diarrhée est plus intense le matin, les patients peuvent avoir du mal à quitter leur domicile à l'heure pour travailler ou étudier, générant un stress considérable. Bien sûr, avec un syndrome du colon irritable à prédominance diarrhéique, un inconfort ou une douleur significative accompagne la diarrhée, ce qui a aussi une importance médicale dans le contexte de migraines comorbides.

Dans les deux cas, c'est-à-dire en cas de diarrhée chronique ou de syndrome du côlon irritable à prédominance diarrhéique, il ne faut pas se fier aux médicaments pris au besoin, tels que le lopéramide antidiarrhéique mentionné ci-dessus. Comme dans le cas de la constipation, il convient de prendre des médicaments quotidiennement afin de réguler les selles à long terme, en visant une ou deux selles par jour.

J'ai eu une expérience positive avec un médicament que nous prescrivions pour prévenir les migraines, à savoir l'amitriptyline, dans le traitement de la diarrhée chronique et du syndrome du côlon irritable à prédominance diarrhéique. Je l'ai trouvé bénéfique dans ces cas, à des doses encore plus faibles que celles que nous prescrivions habituellement pour prévenir les migraines. Une dose aussi faible que cinq ou dix milligrammes par jour peut traiter à la fois la diarrhée et les douleurs abdominales qui l'accompagnent dans le syndrome du côlon irritable à prédominance diarrhéique.

Si une telle dose faible ne procure pas l'effet souhaité, je suggère, comme pour le traitement de la migraine, de l'augmenter progressivement jusqu'à l'apparition d'une sécheresse buccale. Cela indique que le médicament est présent dans l'organisme en quantité suffisante pour exercer un effet dit anticholinergique, responsable du ralentissement de l'activité du côlon.

L'amitriptyline influence également le système sérotoninergique, ce qui, selon nous, la rend utile dans le traitement de la douleur chronique. Si une augmentation de l'appétit ou une prise de poids sont préoccupantes, comme c'était souvent le cas lorsque nous la prescrivions pour la prévention de la migraine, il convient d'utiliser un autre tricyclique, tel que l'imipramine ou la nortriptyline.

Le meilleur moyen de traiter la constipation chronique ou le syndrome du côlon irritable à prédominance de constipation ou mixte, SCI-C ou SCI-M, est un traitement quotidien à base d'un adoucisseur de selles et, si nécessaire, d'un laxatif. L'objectif du traitement est d'obtenir des selles quotidiennes ou quasi quotidiennes, de consistance normale ou quasi normale, sans effort excessif.

Les deux adoucisseurs de selles que j'utilise à cette fin sont le docusate en gélules de cent milligrammes et le citrate de magnésium en comprimés de deux cents milligrammes. Ces deux substances ne sont pas vraiment des médicaments, car elles ne sont pas absorbées par l'organisme. Elles restent dans le gros intestin et empêchent celui-ci d'extraire l'excès de liquide des selles, ce qui les rendrait dures et difficiles à évacuer.

D'après mon expérience, le citrate de magnésium est plus puissant que le docusate; par conséquent, je commence généralement par ce dernier à une dose de deux cents milligrammes par jour. En fonction de la réponse, j'augmente la dose à 400 milligrammes ou j'ajoute du séné à raison de deux comprimés de 8,6 milligrammes chacun au coucher. Je peux encore augmenter la dose ou la remplacer par du citrate de magnésium, généralement à raison de 400 milligrammes par jour.

Si la consistance des selles s'améliore mais que les selles restent peu fréquentes, il est nécessaire d'ajouter un laxatif, comme le séné. Si possible, je traite toutefois la constipation chronique ou le syndrome du côlon irritable à prédominance de constipation ou mixte uniquement avec un adoucisseur de selles, même si cela nécessite une dose relativement élevée du produit utilisé.

À mon avis, les patients ne devraient pas hésiter à utiliser les médicaments susmentionnés à des doses qui leur procurent les bienfaits souhaités. Il n'est pas logique de prendre un médicament pour traiter un trouble, quel qu'il soit, à une dose qui ne soulage pas, sauf si la tolérance pose problème. Dans ce cas, il est évident que ce n'est pas le bon médicament et qu'il faut le changer.

Nous disposons de nombreuses options et devons tout mettre en œuvre pour trouver celui que le patient tolère bien, sans effet secondaire ou avec un minimum d'effets secondaires. Cela vaut d'ailleurs pour le traitement de toute affection et doit être considéré comme la norme en matière de soins. Une excellente tolérance est ce que nous pouvons et devons attendre de tout traitement, quel qu'il soit.

Sécurité

Outre les effets indésirables mineurs déjà mentionnés, les anticorps anti-CGRP se caractérisent par une excellente tolérance, qu'ils soient administrés par voie sous-cutanée ou intraveineuse. Leur profil de sécurité semble tout aussi favorable, même si nous n'avons qu'un peu plus d'une décennie d'expérience avec ces médicaments, tant en recherche qu'en pratique.

Ces anticorps bloquent 90 à 95 pour cent de l'activité du CGRP dans l'organisme, sans effet indésirable apparent. Initialement, nous craignions que le peptide lié au gène de la calcitonine, en tant que puissant vasodilatateur, joue un rôle dans la régulation de la pression artérielle. Par conséquent, les premières études ont exclu les patients souffrants d'hypertension artérielle, même bien contrôlée, ainsi que ceux prenant des médicaments antihypertenseurs pour quelque raison que ce soit. Cependant, il est très vite apparu que ces restrictions étaient inutiles en raison de l'absence d'effet des anticorps sur la pression artérielle.

Une autre préoccupation était que l'absence de peptide lié au gène de la calcitonine dans l'organisme pourrait aggraver une crise cardiaque ou une attaque cérébrale, c'est-à-dire un accident vasculaire cérébral, si elle survient pendant un traitement par un anticorps anti-CGRP ou un gépant. Outre le fait que cette préoccupation n'a pas vraiment de fondement scientifique, il faudrait beaucoup de temps pour le savoir, si tant est que cela soit possible.

Par ailleurs, les progrès médicaux des dernières décennies ont considérablement amélioré la prévention et le traitement des maladies cardiovasculaires et cérébrovasculaires. En outre, les personnes âgées de 15 à 45 ans sont les plus touchées par la migraine; dans cette tranche d'âge, ces troubles sont très rares. L'âge est un facteur de risque pour de nombreuses affections, mais pas pour la migraine qui, au contraire, s'améliore avec l'âge, en particulier chez les femmes après la ménopause.

Posologie

Concernant les anticorps anti-CGRP administrés par voie sous-cutanée, le galcanézumab nécessite une dose de charge de 240 milligrammes, consistant en deux injections de 120 milligrammes chacune. Son objectif est de s'assurer que le médicament atteint immédiatement sa concentration maximale dans l'organisme dès le premier mois de traitement.

Sans dose de charge, il faut trois à quatre mois pour atteindre ce niveau maximal, ce qui vaut également pour les deux autres anticorps sous-cutanés, l'érénumab et le frémanézumab. Après la dose de charge, le galcanézumab est administré mensuellement à la dose standard de 120 milligrammes.

Nous administrons toujours l'érénumab à une dose de 70 milligrammes par mois et le frémanézumab à une dose de 225 milligrammes par mois. Avec l'érénumab, nous avons la possibilité d'augmenter la dose mensuelle de 70 à 140 milligrammes; avec le frémanézumab, nous avons la possibilité de l'administrer tous les trimestres plutôt que tous les mois. Avec la posologie trimestrielle, nous administrons trois injections à la fois pour un total de 675 milligrammes.

L'administration trimestrielle peut être particulièrement pratique pour les étudiants qui ne souhaitent pas emporter les auto-injecteurs dans leur résidence universitaire ou pendant l'été, ce qui leur évite d'avoir à les transporter. Ce dernier point est important, car les auto-injecteurs doivent être conservés au réfrigérateur jusqu'à leur utilisation, puis sortis environ trente minutes avant afin qu'ils puissent revenir à température ambiante.

Malgré la dose de charge pour le galcanézumab, je conseille aux patients de rester sous anticorps anti-CGRP pendant au moins trois ou quatre mois avant de se prononcer définitivement sur son efficacité. À ce stade, il est important de réfléchir à l'efficacité du médicament, car, comme mentionné précédemment, la tolérance n'est pratiquement jamais un problème.

Initialement, j'interrogeais séparément les patients sur la fréquence et l'intensité de leurs céphalées pour déterminer si l'un de ces paramètres répondait mieux au traitement. Étant donné le mécanisme d'action des anticorps anti-CGRP, je m'attendais à un impact plus marqué sur l'intensité que sur la fréquence. Bien sûr, ces deux aspects sont liés: lorsque l'intensité tombe à zéro, la fréquence diminue mécaniquement.

En pratique, les patients rapportaient généralement une amélioration sur les deux plans, ce qui m'a conduit à évaluer désormais l'amélioration globale de leur migraine. Je leur demande, si possible, de quantifier cette amélioration en pour cent. La plupart y parviennent, bien qu'il m'arrive de les guider en analysant séparément fréquence et intensité avant de synthétiser ces données en un pour cent unique.

Les anticorps anti-CGRP et les gépants ont la particularité de donner souvent aux patients des taux d'amélioration élevés, de l'ordre de 80 à 90 pour cent, voire parfois 100 pour cent. Par conséquent, je m'attends désormais à une amélioration globale des migraines d'au moins 50 pour cent, en combinant les effets sur la fréquence et l'intensité.

Si l'amélioration est inférieure, j'augmente la dose d'eptinézumab de 100 à 300 milligrammes, ou celle d'érénumab de 70 à 140 milligrammes. Pour le frémanézumab et le galcanézumab, une augmentation de dose étant impossible, je change de molécule. Cependant, il est crucial de ne pas abandonner une classe thérapeutique sans avoir essayé plusieurs de ses membres.

Cela est primordial non seulement pour les anticorps anti-CGRP, dont nous disposons de quatre, mais aussi pour les triptans, dont nous disposons de sept, les bêta-bloquants pour la prévention de la migraine, dont nous disposons de six, et les gépants, dont nous disposons de trois pour le traitement abortif et de deux pour le traitement préventif.

Il est tout à fait possible qu'un patient ne tolère pas un médicament particulier d'une classe ou n'y réponde pas, tout en tolérant bien un autre médicament de cette classe ou en y répondant. C'est également le cas des anticorps anti-CGRP, et je recommande aux patients, si nécessaire, d'essayer les quatre en raison de leur bénéfice potentiel.

Si la tolérance pose problème, il est important d'essayer de comprendre l'effet secondaire en termes de mécanisme sous-jacent et de procéder en conséquence plutôt que de choisir au hasard un autre médicament, comme je le vois malheureusement trop souvent. Par exemple, si la constipation est un problème avec l'un des médicaments ciblant le CGRP, qu'il s'agisse d'un anticorps ou d'un gépant, la solution peut être un médicament qui agit sur la molécule CGRP, ou le ligand, plutôt que sur le récepteur CGRP.

En ce qui concerne les triptans, les nausées semblent être un effet secondaire spécifique du sumatriptan, lié à son léger effet de ralentissement de la vidange gastrique. Heureusement, nous avons ici la possibilité de prescrire n'importe quel autre triptan à la place. En cas d'effet secondaire dit triptan, tel qu'une oppression thoracique ou une sensation d'étouffement, il est judicieux de passer à un médicament à action plus lente, comme le frovatriptan ou le naratriptan.

En ce qui concerne les bêta-bloquants pour la prévention de la migraine, remplacer le propranolol améliore souvent considérablement la tolérance en raison de son effet sur la fonction thyroïdienne. Dans ce contexte, il est important de rappeler que nous le prescrivons uniquement pour le traitement des symptômes associés à une hyperactivité thyroïdienne, ou hyperthyroïdie.

Gépants

À l'instar des anticorps anti-CGRP, les gépants ou antagonistes des récepteurs du CGRP à petite molécule sont des médicaments spécifiquement développés pour traiter la migraine. Si les anticorps anti-CGRP sont destinés à la prévention, les gépants ont été conçus pour un usage à la fois abortif et préventif.

Cela ne signifie toutefois pas que les anticorps anti-CGRP ne peuvent pas avoir d'effet abortif, car nous avons démontré que c'était le cas pour celui administré par voie intraveineuse, à savoir l'eptinézumab. Il serait idéal que les médecins urgentistes l'utilisent à la place du cocktail de médicaments qu'ils administrent aux patients souffrants de migraines lorsqu'ils se présentent aux urgences pour des sévères céphalées.

La majorité des personnes consultantes aux urgences pour une migraine souffrent de fréquentes céphalées et donc de migraines chroniques. En raison de la fréquence élevée de leurs céphalées, elles tireraient un bénéfice considérable d'un médicament tel que l'eptinézumab, qui non seulement soulage les sévères céphalées pour lesquelles elles consultent, mais les prévient également efficacement pendant plusieurs mois.

Les anticorps anti-CGRP administrés par voie sous-cutanée n'offrent pas cet avantage immédiat, mais ils peuvent certainement soulager les migraines de manière préventive en l'espace d'une semaine. Lorsque nous utilisons un gépant à titre préventif, nous pouvons également constater des effets bénéfiques en l'espace d'une semaine, voire plus tôt, car ils agissent également de manière abortive. Nous disposons de deux gépants que nous pouvons prescrire à titre préventif, dont l'un, le rimégépant, peut également être utilisé pour le traitement abortif.

Le rimégépant est disponible en une seule dose et sous une seule forme, à savoir un comprimé à dissolution orale de soixante-quinze milligrammes. Le patient prend un comprimé pour le traitement abortif de la migraine, qu'il ne peut pas répéter dans les vingt-quatre heures, ou un comprimé tous les deux jours pour le traitement préventif. En cas d'utilisation préventive, je recommande de ne pas le prendre tous les deux jours, car cela est difficile à retenir, mais plutôt le lundi, le mercredi et le vendredi pour une meilleure observance.

L'autre gépant utilisé dans le traitement préventif de la migraine, l'atogépant, est pris quotidiennement par le patient, comme les médicaments préventifs traditionnels contre la migraine. Il est disponible en trois dosages, à savoir dix, trente et soixante milligrammes. Je conseille toujours aux patients de le prendre au coucher plutôt que le matin, car il peut provoquer une somnolence. Bien sûr, ils peuvent faire de même avec le rimégépant lorsqu'il est utilisé à titre préventif.

Outre la somnolence et lorsqu'ils sont utilisés de manière abortive ou préventive, les gépants peuvent provoquer de la fatigue, des nausées et de la constipation, mais cela ne concerne qu'un très faible pour cent de patients.

La seule contre-indication avec les gépants est l'utilisation simultanée d'un inhibiteur puissant d'un système enzymatique hépatique appelé CYP3A4. Les médicaments antiviraux et antifongiques sont importants à cet égard, les premiers étant actuellement plus pertinents en raison de la pandémie de COVID-19. Nous pouvons prescrire l'atogépant en association avec un inhibiteur puissant du CYP3A4, mais uniquement à la dose la plus faible de dix milligrammes par jour, qui est également celle que nous devons utiliser chez les patients atteints d'une maladie rénale grave.

Comme nous pouvons utiliser le rimégépant de manière abortive et préventive, une bonne façon de le prescrire est probablement pour un traitement abortif et pour une prévention à court terme. Dans ce dernier cas, le patient prend le médicament à titre préventif tous les deux jours pendant de courtes périodes et uniquement en cas de besoin.

Cela peut être autour des règles ou pendant la période périmenstruelle, si c'est le moment où les céphalées sont les plus susceptibles de se produire. Certaines personnes migraineuses sont particulièrement vulnérables le week-end, elles peuvent donc le prendre le vendredi soir. Elles peuvent également l'utiliser à titre préventif lorsqu'un événement important approche, comme un examen, une remise de diplôme ou un mariage, qu'elles ne peuvent pas manquer.

Du point de vue des migraines épisodiques et chroniques, les anticorps anti-CGRP et l'atogépant sont des médicaments préventifs à large spectre, car ils sont efficaces dans les deux cas. Cependant, pour l'atogépant dans le traitement de la migraine chronique, nous avons démontré que cela n'était vrai que pour la dose de soixante milligrammes.

Comme les anciens médicaments préventifs contre la migraine, nous n'avons démontré les bienfaits du rimégépant que dans le cas de la migraine épisodique; il reste ensuite la toxine botulique, dont l'efficacité est limitée à la migraine chronique.

Toxine botulique

Je ne considère pas la toxine botulique comme un traitement spécifique de la migraine, car selon moi, elle ne traite pas la migraine elle-même; sinon, elle serait également efficace dans la migraine épisodique. Je pense plutôt qu'elle agit sur une comorbidité spécifiquement associée à la migraine chronique, à savoir, la tension constante des muscles du cou, des épaules et du haut du dos.

Plusieurs études ont montré son absence d'efficacité dans la migraine épisodique, ce qui confirme cette hypothèse. Mon impression clinique est que dans la migraine chronique, cette tension musculaire entretient la fréquence des céphalées, expliquant ainsi leur chronicité. La toxine botulique étant un myorelaxant puissant et prolongé, j'ai commencé à l'utiliser dans cette indication dès les années 1990, lorsque je pratiquais encore des injections de points gâchettes.

Le seul traitement à base de toxine botulique qui a démontré son efficacité dans le traitement de la migraine chronique consiste en trente-et-une injections de cinq unités chacune. Nous en administrons sept dans le front, quatre dans chaque tempe, six à l'arrière de la tête, quatre à l'arrière du cou et trois dans chaque épaule. Nous effectuons les injections à l'aide de minuscules aiguilles, et bien que la procédure ne soit pas agréable, elle ne devrait pas être douloureuse.

Avec le traitement de la migraine chronique par la toxine botulique, il faut facilement compter dix à quatorze jours avant de constater les effets bénéfiques; malheureusement, ceux-ci disparaissent souvent deux à trois semaines avant la prochaine série d'injections, qui a lieu tous les trimestres. D'après mon expérience, les effets bénéfiques globaux sur la migraine chronique ne sont généralement pas aussi impressionnants que ceux des anticorps anti-CGRP.

L'effet secondaire le plus courant que j'ai observé avec le traitement de la migraine chronique par la toxine botulique est une douleur ou une faiblesse des muscles à l'arrière du cou. Si le patient signale une faiblesse au niveau du cou en particulier, j'ai tendance à éviter l'arrière du cou lorsque je réalise les injections.

À la place, je peux utiliser le reste de la toxine botulique pour détendre les muscles de la mâchoire, qui sont souvent tendus chez les patients souffrants de migraine chronique. J'ai l'impression que la relaxation de ces muscles peut contribuer de manière significative à la prévention des migraines. Je peux injecter quinze ou vingt unités de toxine botulique à chaque fois, en palpant les bandes tendues dans les muscles que j'injecte.

Chapitre 12

Que faire en cas de grossesse?

Contraception

Depuis le milieu du siècle dernier, la médecine a considérablement progressé dans le développement de méthodes contraceptives hormonales. Cette invention majeure permet une planification familiale fiable en prévenant efficacement la conception. Pendant longtemps, les contraceptifs contenant des œstrogènes constituaient la référence, mais cette pratique a progressivement évolué vers des contraceptifs à base de progestatifs uniquement, offrant des bénéfices supplémentaires notables pour la santé des femmes, y compris sur le plan des céphalées.

Cependant, avant ce changement, la dose d'œstrogènes dans les contraceptifs a progressivement diminué, passant de 150 microgrammes de mestranol, soit l'équivalent d'environ 100 microgrammes d'estradiol, à seulement 10 microgrammes d'estradiol. Ce changement a été rendu possible par la prise de conscience croissante que l'efficacité contraceptive des contraceptifs contenant des œstrogènes ne provenait pas de la composante œstrogénique, mais plutôt de leur teneur en progestatif.

Alors que les œstrogènes suppriment l'ovulation, les progestatifs modifient la glaire cervicale au niveau du col de l'utérus, empêchant la pénétration des spermatozoïdes. Ainsi, la suppression de l'ovulation n'est pas indispensable pour une contraception efficace, contrairement aux idées initiales.

Outre la conception du contraceptif, qui prévoit trois semaines de prise suivies d'une semaine d'arrêt, la composante œstrogène provoque des saignements pendant la semaine d'arrêt, imitant ainsi les règles. Traditionnellement, les femmes considéraient les règles comme un signe rassurant qu'aucune grossesse n'était survenue entre-temps; c'est pourquoi les personnes qui ont mis au point la contraception ont jugé important, d'un point de vue psychologique, que les femmes aient des saignements vaginaux tous les mois. Cependant, cela a également changé avec le temps, grâce à la confiance croissante dans l'efficacité de la contraception hormonale et à la disponibilité généralisée des tests de grossesse.

La réduction, puis l'élimination des œstrogènes ont apporté des avantages significatifs pour la santé des femmes, notamment en réduisant les risques de troubles de la coagulation comme la thrombose veineuse profonde et l'embolie pulmonaire. Cette dernière survient lorsque des caillots sanguins migrent des membres inférieurs ou du bassin vers les poumons, provoquant des symptômes tels qu'essoufflement, douleur thoracique et toux.

Par ailleurs, les œstrogènes augmentent le risque de crise cardiaque, d'accident vasculaire cérébral ou d'attaque cérébrale, ainsi que de cancer du sein, même à des doses relativement faibles telles que celles utilisées dans le traitement hormonal substitutif de la ménopause. L'effet négatif des œstrogènes sur les céphalées, tant en termes de fréquence que d'intensité, est particulièrement pertinent ici. J'ai ainsi constaté que l'arrêt du traitement hormonal substitutif de la ménopause avait un tel impact sur les céphalées que mes services en tant que médecin spécialiste des céphalées n'étaient plus nécessaires.

Les femmes qui développent ou voient leurs céphalées s'aggraver sous contraception œstrogénique connaissent rarement une amélioration complète à l'arrêt du traitement. Bien qu'une atténuation soit possible, elle reste généralement insuffisante pour éviter un suivi médical spécialisé, même en l'absence d'antécédents migraineux.

Le signe le plus évident que les nouvelles céphalées ou leur aggravation sont dues à la contraception est leur apparition pendant la semaine de pause, en même temps que des saignements vaginaux.

J'ai vu des médecins et d'autres professionnels de santé affirmer que ces céphalées ne pouvaient pas être dues à la contraception, car elles survenaient pendant la semaine de pause.

Ce raisonnement est erroné, car elles surviennent à la suite du sevrage œstrogénique, généralement en même temps que les saignements vaginaux. Le sevrage œstrogénique est probablement l'un des déclencheurs les plus puissants, sinon le plus puissant, des céphalées en général, mais aussi des migraines.

Grossesse

Bien que le taux d'œstrogènes sanguin augmente progressivement pendant la grossesse pour atteindre un pic au troisième trimestre, les céphalées s'améliorent généralement; selon moi, cette amélioration devrait être attendue comme faisant partie des modifications physiologiques de la grossesse. Cela signifie que lorsque des céphalées préexistantes, y compris des migraines, ne s'améliorent pas, ou pire, s'aggravent ou en cas d'apparition de nouvelles céphalées ou d'un nouveau type de céphalées, nous devons suspecter une anomalie sous-jacente.

La préoccupation principale est qu'il puisse s'agir d'un problème neurologique, impliquant une atteinte cérébrale, conduisant souvent les praticiens à adresser la patiente à un neurologue. Cette approche est regrettable car les neurologues n'envisagent généralement que les causes cérébrales des céphalées gravidiques, négligeant les étiologies médicales potentielles.

Cela ne signifie pas que les causes neurologiques ne sont pas importantes, elles le sont, mais elles sont rares, et je pense que leur importance n'est pas proportionnelle aux causes médicales. Malheureusement, très peu d'informations sont disponibles sur les causes non neurologiques des céphalées liées à la grossesse, qu'il s'agisse d'une absence d'amélioration ou d'une aggravation de céphalées préexistantes, de l'apparition de nouvelles céphalées ou de l'apparition d'un nouveau type de céphalées.

Cette carence reflète un manque de recherche découlant d'un désintérêt surprenant, surtout lorsqu'on considère qu'il survient chaque année plus de 200 millions de grossesses dans le monde – dont environ la moitié seraient non planifiées.

De nombreux changements surviennent pendant la grossesse, bien au-delà de l'aspect extérieur du corps; en fait, les changements internes liés à la physiologie du corps sont les plus prononcés. À cet égard, j'ai déjà mentionné l'augmentation du taux d'œstrogènes dans le sang, qui atteint son maximum au troisième trimestre, ce qui devrait aggraver les céphalées, compte tenu de l'impact négatif des œstrogènes sur les céphalées en général. Pourquoi cela ne se produit-il pas? En fait, je suis convaincu que nous devrions nous attendre à une amélioration des céphalées au cours d'une grossesse qui se déroule normalement, mais nous ne savons pas pourquoi.

Un certain nombre d'autres changements qui se produisent simultanément peuvent être pertinents ici. Le premier est l'arrêt de l'ovulation et, par conséquent, l'élimination du cycle menstruel des œstrogènes. Comme mentionné précédemment, les œstrogènes sont mauvais pour les céphalées, comme le montre la pratique clinique, en particulier lorsqu'ils fluctuent et plus encore lorsqu'ils diminuent avec ces fluctuations.

Un autre changement hormonal pertinent pourrait être l'augmentation progressive du taux de progestérone dans le sang, parallèlement au taux d'œstrogènes. Ces deux hormones sont essentielles pour le fonctionnement normal du corps féminin, qu'il soit enceinte ou non, et agissent ensemble.

Cependant, certains pensent que la progestérone atténue les effets potentiellement négatifs des œstrogènes sur l'organisme, tels que ceux liés au syndrome prémenstruel, ou SPM, qui comprend les céphalées. Personne ne sait exactement comment cela fonctionne; lorsque j'ai moi-même étudié la question en traitant des patientes souffrants de migraines liées à leur cycle menstruel avec de la progestérone, les résultats ont été décevants.

Un troisième changement est l'augmentation de la fonction thyroïdienne qui se produit pendant la grossesse, qui est selon moi le plus important dans le contexte du bien-être de la femme enceinte.

En plus de la thyréostimuline, ou TSH, qui stimule la glande thyroïde pour qu'elle libère ses hormones, une hormone du placenta, appelée gonadotrophine chorionique humaine, ou HCG, fait à peu près la même chose.

Le placenta se forme dans les deux semaines suivant la conception et, dès qu'il est établi, il commence à libérer cette hormone, également appelée hormone de grossesse. À la fin du premier trimestre, le placenta acquiert une autre fonction importante, qui consiste à fournir de l'oxygène et des nutriments au bébé en pleine croissance et à éliminer les déchets de son sang, permettant ainsi au bébé de grandir et de se développer.

Santé générale

Je pense que la nature a pour vocation de placer la femme enceinte dans un excellent état de santé physique et mentale au bénéfice du développement fœtal, principalement via la stimulation thyroïdienne par l'hormone chorionique gonadotrope (HCG). Ce mécanisme devrait induire une amélioration notable du bien-être dès le premier trimestre, et le soulagement des céphalées fait, selon moi, partie intégrante de cette amélioration.

Si ce n'est pas le cas et que l'amélioration ne se produit pas à la fin du premier trimestre, et surtout si la femme enceinte se sent moins bien qu'avant la grossesse, plusieurs éléments doivent être pris en compte, notamment le fonctionnement de la thyroïde.

Pendant la grossesse, nous déterminons la fonction thyroïdienne en mesurant le taux d'hormone thyréostimulante, ou TSH, dans le sang; la mesure du taux de lévothyroxine libre, ou T4L, n'est pas fiable en raison d'autres changements liés à la thyroïde. Il est important d'interpréter le résultat par rapport à une fourchette de référence spécifique au trimestre, de préférence celle de la population locale représentative de la patiente.

Cette fourchette de référence doit provenir uniquement de tests effectués sur des femmes enceintes, exemptes de maladie thyroïdienne, ayant un apport optimal en iode et dont le test de dépistage des anticorps anti-thyroperoxydase est négatif. En l'absence d'une telle fourchette de référence spécifique, la limite supérieure généralement acceptée pour le taux sanguin d'hormone thyréostimulante est de 2,5 micro-unités internationales par litre au premier trimestre et de 3,0 micro-unités internationales par litre aux deuxième et troisième trimestres.

En cas de grossesse, il est particulièrement important de déterminer également le taux d'anticorps anti-peroxydase thyroïdienne lorsque le taux de l'hormone thyréostimulante dans le sang est à la limite supérieure de la normale. Si le taux d'anticorps est positif, cela constitue une raison supplémentaire pour commencer un traitement à la lévothyroxine, qui est le traitement standard de l'hypothyroïdie, ou insuffisance thyroïdienne.

Afin d'assurer un bon apport en iode pour soutenir l'augmentation de la fonction thyroïdienne, si essentielle à la grossesse, l'American Thyroid Association recommande une consommation quotidienne de 150 microgrammes d'iode sous forme d'iodure de potassium, à commencer trois mois avant la grossesse. Bien sûr, cela n'est possible que si la grossesse est planifiée!

L'hypothyroïdie, ou insuffisance thyroïdienne, est l'une des quatre affections médicales les plus courantes qui empêchent une femme d'être en bonne santé et en excellente forme pendant la grossesse. Les trois autres sont l'anémie, caractérisée par un manque de globules rouges, le diabète sucré et l'hypertension artérielle.

Parmi ces quatre facteurs, tous sauf le diabète peuvent avoir un impact négatif sur les céphalées, soit en empêchant leur amélioration, soit en les aggravant, soit en provoquant l'apparition de nouvelles céphalées ou d'un nouveau type de céphalées. Ils surviennent dans une grossesse sur vingt, sont faciles à détecter et peuvent être traités efficacement avec peu d'intervention et à faible coût. Il est donc important de les prendre en compte dès le début de la grossesse et jusqu'à son terme, surtout si celle-ci ne se déroule pas comme prévu, que les céphalées en fassent partie ou non.

Pathologies cérébrales

Dans de rares cas, les céphalées liées à la grossesse sont dues à un trouble affectant le cerveau, pour lequel une consultation neurologique est appropriée. Ces affections surviennent presque exclusivement au cours du troisième trimestre ou dans les six semaines suivant l'accouchement, période que nous appelons postpartum.

Une exception est l'hypertension intracrânienne idiopathique, ou HII, également appelée pseudotumeur cérébrale ou hypertension intracrânienne bénigne. Bien que son risque ne soit pas accru pendant la grossesse, si elle se développe, c'est le plus susceptible de se produire pendant le premier ou le deuxième trimestre. Des céphalées généralisées, généralement de faible intensité, en sont le symptôme cardinal, associées à des troubles visuels dus au gonflement des disques optiques.

Le disque optique est la zone située au fond de l'œil où le nerf optique pénètre dans l'œil. Étant une extension du cerveau, le nerf optique et, par conséquent, le disque optique gonfle lorsque le cerveau gonfle, ce qui est le problème dans l'hypertension intracrânienne idiopathique.

Nous ne savons pas pourquoi le cerveau gonfle dans cette affection particulière, mais parfois c'est dû à un caillot sanguin dans l'une des grosses veines qui drainent le sang du cerveau. La probabilité de cela est accrue pendant la grossesse, ainsi que pendant les trois mois qui suivent, en raison d'un risque cinq fois plus élevé de développer des caillots sanguins.

Le gonflement des disques optiques est facile à détecter avec un examen du fond d'œil appelé fondoscopie. Un type particulier d'imagerie par résonance magnétique (IRM) du cerveau, appelé veinographie cérébrale, peut révéler si le gonflement cérébral est dû à un caillot sanguin dans une veine.

Une affection cérébrale de la grossesse liée au développement d'une hypertension artérielle est l'éclampsie, qui se caractérise par la survenue de convulsions. Des céphalées généralisées précèdent typiquement cette affection de jours ou de semaines, généralement associées à des douleurs dans la partie supérieure droite de l'abdomen dues à une hypertrophie du foie et à un gonflement des pieds et des jambes inférieures dus à un œdème. Il suffit de mesurer la pression artérielle et de rechercher des protéines dans les urines pour poser le diagnostic; traiter l'hypertension prévient les convulsions.

Un accident vasculaire cérébral (AVC) peut également survenir pendant la grossesse, mais c'est très rare. D'un point de vue céphalalgique, ce qui est sans doute le plus dramatique est ce que nous appelons une hémorragie sous-arachnoïdienne. Il s'agit d'un saignement entre les deux membranes internes entourantes le cerveau, causé par la rupture d'un anévrisme, qui est une dilatation localisée d'une artère ressemblant à un petit ballon.

Elle provoque une céphalée qui survient comme un coup à la tête, c'est-à-dire une céphalée d'apparition très aiguë ou péraiguë, également appelée céphalée en coup de tonnerre. C'est une urgence médicale, car la moitié des personnes qui souffrent d'un tel saignement malheureusement décèdent. Le risque d'une hémorragie sous-arachnoïdienne pendant la grossesse n'est pas plus élevé qu'en dehors, mais elle peut néanmoins survenir.

Deux autres types d'accident vasculaire cérébral peuvent également survenir pendant la grossesse, causés par l'obstruction d'une artère ou d'une veine. Une artère est un vaisseau sanguin qui transporte le sang depuis le cœur – dans ce cas, vers le cerveau – et les veines, à leur tour, le ramènent du cerveau vers le cœur. En général, les accidents vasculaires cérébraux sont dus à un caillot sanguin obstruant une artère cérébrale; pendant la grossesse, cependant, cela est plus susceptible d'affecter une veine en raison de la tendance accrue du sang à coaguler.

En conséquence, les accidents vasculaires cérébraux pendant la grossesse ou après, pendant le postpartum, sont plus susceptibles de se manifester par des céphalées, qui peuvent être sévères, et par des convulsions. Lorsque l'accident vasculaire cérébral est dû à une artère obstruée, les céphalées sont moins fréquentes et généralement de faible intensité, et donc pas particulièrement intenses. Dans ces circonstances, l'accident vasculaire cérébral affecte le plus souvent l'arrière du cerveau, où se situe la vision, entraînant une perte de vision d'un côté ou de l'autre.

Bilan diagnostique

Concernant les céphalées pendant la grossesse, comme mentionné précédemment, on devrait s'attendre à une amélioration parallèlement à l'état général de la femme, particulièrement vers la fin du premier trimestre. Si cela ne se produit pas et qu'elles persistent, ou pire, s'aggravent, il faut suspecter une anomalie sous-jacente et procéder à des investigations appropriées.

Les causes les plus fréquentes sont médicales plutôt que neurologiques, et nécessitent des examens simples comme la mesure de la pression artérielle et des analyses sanguines pour dépister une anémie ou une hypothyroïdie. Si nécessaire, ces examens devraient être répétés au cours de la grossesse, car l'évolution dans le temps est plus informative qu'une mesure ponctuelle. C'est pourquoi il est important d'avoir des valeurs de référence, ce qui n'est possible bien sûr que si la grossesse est planifiée.

En cas d'apparition de nouvelles céphalées ou d'un nouveau type de céphalées, la même approche s'applique: évaluation médicale en premier lieu, puis consultation neurologique, sauf si la céphalée est d'apparition ultra-brève, comme un coup à la tête. Bien entendu, cette règle vaut aussi si les céphalées s'accompagnent de symptômes neurologiques comme des convulsions, évoquant une éclampsie ou un accident vasculaire cérébral veineux par obstruction veineuse.

Il va sans dire que les symptômes neurologiques sont toujours préoccupants, qu'il y ait ou non des céphalées associées, et même lorsque ces dernières sont modérées. Ces symptômes peuvent inclure une asymétrie faciale, une faiblesse ou un engourdissement unilatéral du bras, une perte de vision unilatérale ou des difficultés d'élocution. Dans les autres cas, il est important de rechercher d'abord une cause médicale, ce qui est simple à faire et ne nécessite pas beaucoup d'efforts ou de coûts.

Traitement

Si la femme enceinte est en bonne santé et que le bilan médical ne révèle rien d'anormal, ses céphalées doivent être traitées comme des migraines sauf raison particulière de faire autrement. Comme pour la migraine en général, la première étape consiste à assurer un traitement abortif efficace, défini comme un traitement qui soulage complètement les céphalées en deux heures, de manière constante et sans effets secondaires.

Les obstétriciens et sages-femmes ont encore tendance à prescrire des médicaments contenant des barbituriques ou des opioïdes, qui créent une dépendance et peuvent nuire au développement cérébral du fœtus. Je recommande vivement d'utiliser plutôt du sumatriptan, un traitement abortif spécifique de la migraine avec lequel nous avons plus de trente ans d'expérience. Cette expérience va bien au-delà de la pratique clinique et inclut un vaste registre de grossesses et plusieurs études bien conduites sur des femmes enceintes.

Le médicament est disponible sous quatre formes: comprimé oral, spray nasal, injection sous-cutanée et suppositoire rectal, ce dernier uniquement en Europe. Le comprimé de sumatriptan est disponible en trois dosages: 25, 50 et 100 milligrammes; le spray nasal liquide standard est disponible en deux dosages: 5 et 20 milligrammes; l'injection est disponible en trois dosages: 3, 4 et 6 milligrammes; et le suppositoire est disponible en deux dosages: 12,5 et 25 milligrammes.

Le spray nasal sumatriptan est également commercialisé sous forme de poudre et de spray nasal liquide avec un agent améliorant la perméabilité membranaire, tous deux offrant une meilleure absorption et, éventuellement, une meilleure efficacité. Cependant, parmi toutes ces formulations et posologies, je prescris principalement le comprimé de cent milligrammes et l'injection sous-cutanée de trois ou quatre milligrammes.

Si la femme peut traiter les céphalées de légère intensité ou de légère à modérée, je lui prescris la moitié du comprimé de cent milligrammes, à répéter après deux heures si le mal de tête n'est pas complètement soulagé. Si elle a généralement besoin de répéter le traitement pour obtenir un soulagement complet et qu'elle le tolère bien, je lui demande de prendre le comprimé entier. Si elle ne peut traiter que des céphalées d'intensité modérée ou modérée à sévère, je lui prescris le comprimé de cent milligrammes, qu'elle peut répéter après deux heures si le soulagement n'est pas complet.

Si elle ne peut pas commencer le traitement avant que le mal de tête ne devienne intense, elle devra prendre une injection de sumatriptan, à répéter si nécessaire après une heure, ou prendre un comprimé de sumatriptan pour soulager les céphalées résiduelles, le cas échéant. Les patients tolèrent généralement bien le médicament; les effets secondaires potentiels comprennent des picotements dans les doigts, une oppression dans la partie supérieure de la poitrine et des nausées.

Si la fréquence des céphalées est telle qu'un traitement préventif s'impose, nous devons envisager les médicaments en dernier recours. Si les muscles du cou, des épaules et du haut du dos sont tendus, ce qui est presque toujours le cas, en particulier en cas de céphalées fréquents, elle doit appliquer une bouillotte sur les muscles deux fois par jour pendant quinze à vingt minutes à chaque fois.

Nous pouvons ajouter un massage doux ou, à défaut, elle peut combiner l'utilisation quotidienne du coussin chauffant vec un exercice de relaxation, également pour favoriser le repos. Si les muscles de la mâchoire sont tendus, il est recommandé d'utiliser une gouttière dentaire pour détendre les muscles, prévenir le serrement et le grincement des dents, appelé bruxisme, et protéger la structure des dents.

Si la fatigue est un problème, il est important de veiller à ce que le sommeil nocturne soit ininterrompu et suffisamment long, et d'encourager les siestes pendant la journée, après s'être assuré que la fatigue n'est pas due à une anémie, une carence en fer ou une hypothyroïdie. Il est possible d'améliorer le sommeil à l'aide de médicaments en vente libre, tels que la valériane, la mélatonine ou la diphénhydramine. Les nausées ou les reflux peuvent être traités avec du carbonate de calcium, et la constipation avec du docusate ou du citrate de magnésium.

Concernant les médicaments préventifs de la migraine pendant la grossesse, ils ne devraient être utilisés qu'en cas de stricte nécessité. Les bêta-bloquants sont à éviter sauf pour traiter une hypertension ou prévenir l'éclampsie, car ils augmentent le risque d'accouchement prématuré et de faible poids de naissance. Parmi les antidépresseurs tricycliques, de nombreuses études ont montré qu'ils n'augmentent pas le risque de fausse couche, d'accouchement prématuré, de faible poids de naissance ou d'anomalies congénitales.

Pour une utilisation pendant la grossesse, nous préférons la nortriptyline; l'imipramine ne doit pas être prescrite, et l'amitriptyline ne devrait être utilisée que si un effet sédatif est nécessaire pour améliorer le sommeil. Les doses efficaces des tricycliques se situent généralement entre vingt-cinq et soixante-quinze milligrammes, pris une fois par jour au coucher ou deux heures avant si l'endormissement est difficile. Les effets secondaires les plus courants sont la sécheresse buccale, la constipation, une augmentation de l'appétit et une prise de poids.

Chapitre 13

Qu'est-ce que l'algie vasculaire de la face?

Présentation

L'algie vasculaire de la face est un trouble céphalalgique apparenté à la migraine dans la mesure où il se retrouve dans les mêmes familles. Cependant, il est rare, surtout comparé à la migraine qui touche jusqu'à 15 pour cent de la population; il est environ cent fois moins fréquent.

Contrairement à la migraine qui affecte deux à trois fois plus souvent les femmes que les hommes, l'algie vasculaire de la face concerne presque exclusivement les hommes. De plus, à l'inverse de la migraine, elle touche principalement les adultes, bien que j'aie observé un cas chez un garçon de seulement six ans.

Les algies vasculaires de la face sont généralement sévères ou très sévères en intensité et durent beaucoup moins longtemps que les migraines, mais sont tout aussi invalidantes. Elles surviennent brutalement, atteignant leur intensité maximale en cinq à dix minutes, persistent une à deux heures, puis disparaissent aussi vite qu'elles sont apparues. Elles se produisent quotidiennement ou presque, souvent deux à trois fois par période de vingt-quatre heures, avec une prédilection pour la nuit.

La nuit, elles réveillent le patient; généralement entre minuit et deux heures du matin. Pour la migraine, c'est différent: si des céphalées surviennent la nuit, elles réveillent généralement le patient entre quatre et six heures du matin.

Migraine nocturne

Les céphalées qui réveillent le patient pendant son sommeil sont relativement rares dans la migraine et ne le font que lorsqu'elles sont sévères. Ce phénomène devient plus fréquent avec l'âge, et chez certains migraineux âgés, les céphalées surviennent principalement de cette façon, c'est-à-dire nocturnes. Dans ce cas, elles apparaissent souvent plusieurs fois par semaine, et nous devons les différencier de la migraine chronique.

Nous devons les distinguer de la migraine chronique même lorsque, en raison de leur haute fréquence, le fardeau total des céphalées atteint la moitié du mois ou plus, car leur traitement diffère. Je qualifie cette présentation particulière de migraine nocturne, et son traitement est similaire à celui de l'algie vasculaire de la face, ce qui justifie d'en parler ici. L'observation clinique suivante en est un exemple.

Une femme de soixante-neuf ans souffre de céphalées depuis l'âge de quatorze ans, lorsqu'elle a commencé à menstruer. Dès leur apparition, elles ont été sévères. Vers vingt-cinq ans, les céphalées survenaient trois à quatre fois par semaine; depuis vingt-cinq à trente ans, elles sont quasi quotidiennes.

Dans 85 pour cent des cas, les céphalées la réveillent entre deux et quatre heures du matin, avec une intensité de 8/10. Les 15 pour cent restants surviennent en journée, sans heure précise. Ces céphalées diurnes sont d'intensité 7-8/10 et atteignent leur maximum en une demi-heure à une heure.

Elles durent six à huit heures mais peuvent persister jusqu'à une journée. Elles sont localisées dans la tempe gauche ou à travers le front. Les céphalées sont vives, constantes, et lorsqu'elles sont sévères, elles s'accompagnent de photophobie et de phonophobie. Dans environ un quart des cas, elles sont également associées à des nausées.

Localisation

La douleur des algies vasculaires de la face est toujours limitée au côté droit ou gauche de la tête et se situe typiquement dans ou derrière l'œil. Elle change rarement de côté, ce qui signifie qu'elle est généralement unilatérale fixe. Ceci diffère de la migraine où la douleur est unilatérale chez environ deux tiers des patients et change typiquement de côté. Je recherche ce détail dans l'anamnèse du patient, car cela me rassure que les céphalées ne sont pas causées par une anomalie cérébrale.

Si elles sont dues à un trouble cérébral, les céphalées surviennent du côté de l'anomalie ou des deux côtés; si unilatérales, elles ne changent pas de côté. Lorsque les céphalées changent de côté comme dans la migraine, il est important que le côté qu'elles quittent soit indolore. Si ce n'est pas le cas, les céphalées ne sont pas unilatérales; elles concernent également l'autre côté de la tête et sont donc bilatérales.

La localisation des céphalées unilatérales de la migraine est typiquement la tempe, s'étendant à l'œil lorsque la douleur augmente en intensité. Généralement, plus la douleur s'étend vers l'avant, plus la céphalée est intense. La douleur dans la tempe est typiquement pulsatile, battante ou lancinante. En revanche, la douleur dans l'œil est généralement vive comme un coup de poignard; elle peut aussi ressembler à une pression intense, comme si l'œil était poussé hors de son orbite.

Lorsque l'œil est impliqué dans la céphalée, il présente souvent d'autres symptômes, tels qu'un rougissement, appelé injection conjonctivale, et un larmoiement, appelé lacrimation. Cela se produit particulièrement dans le cas des algies vasculaires de la face, probablement en raison de l'intensité élevée de la douleur. La paupière supérieure peut s'affaisser, ce qu'on appelle un ptosis, la pupille peut se rétrécir, ce qu'on appelle un myosis, et la zone autour de l'œil peut devenir gonflée ou œdémateuse. Le nez peut également être touché, et la narine du côté de la douleur peut se congestionner et couler, ce qu'on appelle une rhinorrhée.

Il est important de se rappeler que ces symptômes, que nous qualifions d'autonomes, ne sont ni spécifiques à l'algie vasculaire de la face ni nécessaires au diagnostic, contrairement à ce que l'on pense souvent.

Diagnostic

Nous diagnostiquons l'algie vasculaire de la face exclusivement sur tendance des apparitions des céphalées, c'est-à-dire des céphalées apparaissantes quotidiennement ou presque, plusieurs fois par jour, particulièrement la nuit, et durant une à deux heures. Entre les crises, il n'y a pas de douleur, bien qu'une légère douleur résiduelle puisse occasionnellement persister.

Comme mentionné, les céphalées sont toujours strictement unilatérales (droites ou gauches) et restent du même côté sans alterner. Elles sont typiquement localisées dans ou derrière l'œil mais peuvent s'étendre vers le front ou la joue.

Les symptômes oculaires et nasaux décrits précédemment peuvent être présents, mais ne sont pas obligatoires et leur présence ne confirme pas le diagnostic. Encore une fois, c'est uniquement la tendance des apparitions des céphalées qui détermine le diagnostic, rien de plus, rien de moins.

Lorsqu'elles surviennent la nuit, les céphalées réveillent typiquement le patient en début de nuit, généralement entre minuit et deux heures du matin. Pour les migraines, si cela se produit, c'est plutôt en fin de nuit, entre quatre et six heures du matin.

Alors que les migraineux cherchent à rester immobiles et préfèrent s'allonger avec la tête légèrement surélevée, les patients souffrants d'algie vasculaire de la face ne peuvent rester en place et sont poussés à bouger. Ainsi, lors des crises nocturnes, ce qui est généralement le cas, ils se lèvent et marchent de long en large avec agitation. Ils peuvent aussi adopter des comportements violents comme se balancer ou cogner leur tête contre le mur.

Ce type d'agitation est rare chez les migraineux, bien qu'à une occasion, j'ai vu un patient migraineux à l'hôpital sortir de son lit lorsque ses céphalées sont devenues insupportables et faire les cents pas.

Je pense que cette différence de comportement s'explique par le fait que, contrairement aux migraineux, les patients souffrants d'algies vasculaires de la face ne sont généralement pas nauséeux.

C'est souvent l'apparition de nausées à mesure que la céphalée s'intensifie qui handicape le patient migraineux. Bien que la céphalée soit également sensible au mouvement, tout type de mouvement aggrave les nausées et peut même provoquer une crise aiguë de vomissements.

Les algies vasculaires de la face surviennent généralement tous les jours ou presque, plusieurs fois par jour, pendant des semaines ou des mois, puis disparaissent pendant des mois, voire des années. C'est cette concentration des céphalées qui a donné leur nom à cette affection, que l'on connaissait auparavant sous divers termes, tels que céphalée histaminique, névralgie migraineuse et céphalée de Horton. D'un point de vue historique, c'est un neurologue de Portland, dans le Maine, aux États-Unis, du nom de E. Charles Kunkle, qui a inventé le terme *cephalee en grappe* en 1952.

Actuellement, nous appelons cette affection « algie vasculaire de la face épisodique » si les céphalées se produisent selon le schéma décrit ci-dessus; nous parlons d' « algie vasculaire de la face chronique » si ces grappes ne se produisent pas ou ne se produisent plus. Les grappes elles-mêmes sont appelées épisodes, et les périodes sans céphalées entre les épisodes sont appelées rémissions.

Il ne faut pas confondre les algies vasculaires de la face avec les « flurries », que l'on observe parfois dans les migraines avec aura. Dans ce cas, plusieurs crises surviennent pendant une période d'une à deux semaines, puis disparaissent pendant plusieurs mois. Les vignettes cliniques ci-dessous illustrent les manifestations épisodiques et chroniques des algies vasculaires de la face.

Un homme de vingt-neuf ans souffre de céphalées depuis l'âge de vingt-quatre ans, peu après son mariage. Elles durent une heure et surviennent une à deux fois par jour, généralement tôt le matin ou tard le soir, et atteignent leur intensité maximale en cinq minutes. Les céphalées sont localisées à droite, au niveau de l'œil, de la tempe, de l'arrière de la tête et de la nuque.

Elles s'accompagnent d'une sensibilité à la lumière et d'une vision trouble de l'œil droit. L'œil larmoie, la narine droite coule et le patient a des nausées. Les céphalées surviennent par épisodes, durant quatre à six semaines, avec des rémissions pouvant aller jusqu'à un an.

Un homme de trente-quatre ans souffre de céphalées depuis l'âge de vingt-trois ans. Elles durent de vingt minutes à deux heures et surviennent quotidiennement, une à deux fois par jour. Les céphalées apparaissent généralement en début de nuit et le réveillent. Elles sont localisées à gauche, au niveau de la tempe et de la joue.

Les céphalées sont associées à un larmoiement de l'œil gauche et à une congestion de la narine gauche. L'alcool et les siestes pendant la journée les déclenchent. De plus, les céphalées apparaissent plus souvent par temps chaud et humide. Elles sont plus intenses en position allongée et le font marcher dans la pièce. Les céphalées surviennent par épisodes, durant deux à quatre semaines avec des rémissions de douze à quinze mois.

Un homme de vingt-neuf ans souffre de céphalées depuis l'âge de neuf ou dix ans. Au début, elles survenaient une fois tous les quelques mois; depuis cinq ans, elles sont quotidiennes. Elles durent entre une demi-heure et deux heures et surviennent une à six fois par jour, avec une fréquence moyenne de deux fois par jour. Les céphalées ne le réveillent que rarement la nuit.

Elles sont localisées dans l'œil droit, le front, la tempe et la joue; la douleur la plus intense étant ressentie derrière l'œil. L'œil devient rouge, larmoyant et très sensible à la lumière, tandis que la narine droite est congestionnée. Pendant les céphalées, il est généralement capable de fonctionner, mais il s'allonge si possible. L'alcool les déclenche en trente minutes.

Un homme de quarante-trois ans souffre de céphalées depuis l'âge de trente-huit ans. Elles sont apparues quotidiennement pendant trois mois, puis ont disparu pendant huit mois, avant de réapparaître quotidiennement pendant cinq mois, puis de disparaître à nouveau pendant huit mois. Depuis trois ans, elles sont quotidiennes, sans rémission. Elles durent une à deux heures et surviennent quatre à cinq fois par jour.

Les céphalées surviennent à tout moment de la journée et le réveillent également la nuit. Elles atteignent leur intensité maximale en quinze minutes. Les céphalées sont localisées derrière l'œil gauche et à l'arrière du cou, du côté gauche. Elles sont très intenses et lancinantes. Les céphalées s'accompagnent d'une rougeur, d'un larmoiement et d'une sensibilité à la lumière de l'œil gauche, ainsi que d'une transpiration du cuir chevelu.

Traitement

Concernant le traitement des algies vasculaires de la face, les recommandations hygiéno-diététiques se limitent à deux points: éviter les siestes diurnes et l'alcool. Cependant, ces deux mesures ne sont pertinentes que pendant les périodes actives de céphalées, c'est-à-dire pendant les épisodes pour les patients souffrants d'algies vasculaires de la face épisodiques. Dans ces phases, même une petite quantité d'alcool peut déclencher une crise, généralement en trente à quarante-cinq minutes. Cette réaction est si constante que certains patients l'utilisent comme test pour vérifier s'ils sont en rémission, bien qu'ils le sachent généralement déjà.

Outre ces deux recommandations en matière de mode de vie, le traitement des algies vasculaires de la face est médicamenteux, ou pharmacologique. Contrairement à la migraine, nous instaurons simultanément un traitement abortif et un traitement préventif. Dans le cas de la migraine, nous commençons par un traitement abortif, nous évaluons l'état de santé général du patient et nous ajoutons un traitement préventif si nécessaire. Dans le cas des algies vasculaires de la face, les deux traitements sont nécessaires et doivent être instaurés simultanément en raison de l'intensité et de la fréquence élevées des céphalées.

Pour le traitement abortif des algies vasculaires de la face, l'injection de sumatriptan est de loin la plus efficace; elle est même plus efficace dans ce cas que dans la migraine. Dans les algies vasculaires de la face, elle soulage complètement une céphalée, même très intense, en cinq à dix minutes, alors que dans la migraine, cela prend généralement vingt à quarante minutes.

Comme pour la migraine, je commence généralement par une dose de trois ou quatre milligrammes, car le patient peut l'administrer jusqu'à trois ou quatre fois par jour, en gardant à l'esprit que la dose quotidienne maximale est de douze milligrammes. Cependant, si le résultat n'est pas celui escompté, j'augmente la dose à six milligrammes, que le patient peut prendre jusqu'à deux fois par jour.

La dose de six milligrammes peut entraîner des effets secondaires, mais les patients souffrants d'algies vasculaires de la face tolèrent généralement beaucoup mieux les médicaments que les patients migraineux. Le plus fréquent est une sensation de chaleur qui monte dans le corps jusqu'à la partie supérieure de la poitrine, le cou et le visage, très similaire à une bouffée de chaleur, mais qui ne dure généralement pas plus de cinq à dix minutes. Elle peut être associée à une sensation de pression ou d'oppression dans la partie supérieure de la poitrine, la gorge, l'arrière du cou ou la tête, qui peut également apparaître à la place.

Le sumatriptan est un vasoconstricteur puissant, en particulier lorsqu'il est administré par injection, et nous ne devons pas le prescrire aux patients souffrants d'hypertension non contrôlée ou mal contrôlée, de maladies cardiovasculaires ou de maladies cérébrovasculaires.

Une alternative consiste à inhaler de l'oxygène à 100 pour cent, mais de nos jours, je prescris rarement ce traitement. Il nécessite une bouteille d'oxygène et un masque spécial appelé « masque à ventilation non répirée », qui permet d'administrer de l'oxygène hautement concentré. Il s'agit d'un masque particulier muni de petits trous circulaires de chaque côté, et il est important que ces trous soient recouverts par des valves. Sinon, trop d'air pénètre dans le masque lors de l'inspiration, ce qui dilue l'oxygène et le rend beaucoup moins efficace.

Le protocole consiste en une inhalation pendant dix à vingt minutes dès l'apparition des céphalées, à un débit de huit à dix litres par minute. Ce traitement peut être idéal pour les crises nocturnes, la bouteille étant conservée dans la chambre à coucher, où l'on ne fume généralement pas. Le tabac présente un risque d'explosion notoire en présence d'oxygène!

Le traitement à l'oxygène reste toutefois assez contraignant, surtout par rapport à l'injection de sumatriptan. Ce dernier est évidemment beaucoup plus facile à administrer et son effet est généralement plus rapide et plus profond.

Traitement préventif

Le traitement de choix pour prévenir les crises d'algies vasculaires de la face était auparavant le vérapamil, et j'ai mis au point un traitement à forte dose spécialement à cet effet. Il est important de noter que nous administrons ce traitement particulier sous forme de comprimés à action prolongée, également appelés comprimés à libération prolongée, à prendre deux fois par jour à environ douze heures d'intervalle.

Je commence par 120 milligrammes à libération prolongée, deux fois par jour, puis j'augmente la dose après une semaine à 240 milligrammes à libération prolongée, deux fois par jour. Dans les cas d'algies vasculaires de la face épisodiques, cela peut suffire à prévenir les céphalées. Si ce n'est pas le cas, je prescris un électrocardiogramme, ou ECG, et j'examine la conduction électrique du cœur, appelée conduction auriculoventriculaire, ou AV. Si tout va bien, j'augmente la dose à 240 milligrammes le matin et 360 milligrammes le soir. Je préfère prescrire la dose la plus élevée le soir en raison de la tendance des crises d'algies vasculaires de la face à se produire la nuit.

L'objectif du traitement préventif des algies vasculaires de la face est d'éliminer complètement les céphalées, ce qui signifie que j'augmenterai encore la dose si nécessaire. Cela n'est généralement pas nécessaire dans le cas d'algies vasculaires de la face épisodiques, mais dans le cas d'algies vasculaires de la face chroniques, il est généralement nécessaire d'augmenter encore la dose.

Dans ce cas, j'augmente la dose de vérapamil de 120 milligrammes à libération prolongée par jour, à intervalles hebdomadaires, puis je réalise un autre électrocardiogramme après chaque augmentation de la dose afin de surveiller la conduction auriculoventriculaire. Chez les patients souffrants d'algies vasculaires de la face chroniques, j'ai augmenté la dose jusqu'à 960 à 1200 milligrammes par jour, en utilisant uniquement des comprimés à libération prolongée, ce qui est très important.

Il est crucial d'arrêter le vérapamil dès que le patient n'est plus en crise, car il n'empêche pas l'apparition d'une nouvelle crise. Si nous continuons le traitement et qu'une nouvelle crise survient, nous devrons augmenter encore la dose. Nous devrons le faire afin de contrôler les céphalées, mais il existe une limite à l'augmentation de la dose.

L'effet secondaire le plus courant du vérapamil est la constipation, fréquemment observée lors de son utilisation pour la prévention des migraines. Cependant, je ne pense pas avoir jamais rencontré cet effet chez des patients souffrants d'algies vasculaires de la face, même avec les doses très élevées que j'utilise parfois.

J'ai parfois observé un gonflement des pieds lorsque le patient prenait une dose très élevée. Une petite quantité de diurétique, comme 25 milligrammes d'hydrochlorothiazide, ou HCTZ, permet généralement de résoudre le problème. Nous ne devons pas utiliser le vérapamil en cas de maladie cardiaque ou de problème de conduction électrique cardiaque.

Si nous avons un patient souffrants d'algies vasculaires de la face chroniques et que nous ne pouvons pas les prévenir complètement avec le vérapamil, l'ajout d'une petite dose de lithium, par exemple trois cents milligrammes par jour, peut être utile. Nous pouvons également utiliser le lithium seul chez ces patients, mais je ne l'ai pas fait depuis longtemps, préférant le combiner avec le vérapamil.

Si nous devons contrôler rapidement les céphalées parce qu'elles sont très intenses ou très fréquentes, nous pouvons le faire à l'aide d'un traitement à base de corticostéroïdes, comme la prednisone. Je l'administre toujours en quatre doses fractionnées, à prendre au moment des repas et au coucher avec une collation pour protéger l'estomac. Je commence par soixante milligrammes par jour pendant trois jours, puis je diminue la dose de cinq milligrammes par jour tous les deux jours, en commençant par la dose du matin.

Cette diminution progressive de la prednisone s'étale sur vingt-cinq jours et nécessite 170 comprimés au total, à raison de cinq milligrammes chacun. Dès que je commence ce traitement, je mets également en place un traitement préventif que nous pouvons, si nécessaire, maintenir pendant une période plus longue. Selon le patient, je peux également ajouter un traitement protecteur pour l'estomac, généralement sous forme d'inhibiteur de la pompe à protons, ou IPP, comme l'oméprazole, à raison de vingt milligrammes, ou le lansoprazole, à raison de quinze milligrammes, une ou deux fois par jour.

Anticorps anti-CGRP

L'un des anticorps anti-CGRP, le galcanézumab, a été étudié non seulement pour la prévention de la migraine, mais aussi pour les algies vasculaires de la face, et nous l'avons trouvé efficace dans les cas épisodiques. Cependant, nous l'avons prescrit à une dose différente, à savoir 300 milligrammes par voie sous-cutanée une fois par mois, au lieu de 120 milligrammes.

Pour cette indication, il est disponible en seringues préremplies contenant chacune cent milligrammes. Nous administrons trois de ces injections par voie sous-cutanée, de préférence au niveau abdominal, et ce mensuellement tant que les céphalées persistent. Ce traitement est devenu mon choix préférentiel dans les cas d'algies vasculaires de la face épisodiques en raison de sa nature bénigne et de sa facilité d'utilisation.

Comme pour la prévention de la migraine, le galcanézumab n'a pas d'effets secondaires répertoriés dans le traitement des algies vasculaires de la face, à l'exception des réactions dans la zone d'injection. De plus, il n'interagit pas avec d'autres médicaments, ce qui signifie qu'il n'y a pas d'interactions entre médicaments ou entre autres médicaments biologiques. Il n'y a pas de contre-indications, c'est-à-dire de circonstances dans lesquelles nous ne pouvons pas le prescrire. Il ne nécessite pas non plus d'augmentation progressive de la dose, c'est-à-dire de titrage, et nous n'avons pas à ajuster la dose en cas de maladie hépatique ou rénale.

Il est regrettable que l'étude du galcanézumab chez les patients souffrants d'algies vasculaires de la face chroniques n'ait pas montré de bénéfice. Cependant, à mon avis, cela ne signifie toutefois pas qu'il n'est pas efficace à titre préventif chez ces patients. Je crains que l'étude ait inclus de nombreux patients souffrants de ce que nous appelons des algies vasculaires de la face symptomatiques.

Il s'agit de patients qui présentent des céphalées ressemblant à des algies vasculaires de la face, mais d'origine différente. J'en ai vu de nombreux cas dans ma pratique, et la cause réside généralement dans le système nasal et sinusien. À partir de là, les symptômes oculaires et nasaux que nous associons aux algies vasculaires de la face apparaissent, ce qui conduit à un diagnostic erroné.

La principale caractéristique distinctive est que ces patients ne sont pas exempts de douleur entre les crises qui ressemblent à des algies vasculaires de la face. La douleur persistante ne se situe généralement pas dans l'œil, où se localisent les céphalées, mais sur le côté du nez ou dans la joue. Un contact intranasal en est souvent la cause, avec des exacerbations qui ressemblent à des crises d'algies vasculaires de la face ressenties dans ou derrière l'œil.

Les algies vasculaires de la face symptomatiques sont beaucoup moins fréquentes, voire inexistantes, dans les algies vasculaires de la face épisodiques en raison de leur nature épisodique. Ce schéma particulier d'apparition des céphalées n'est pas compatible avec une cause structurelle, de la même manière que les céphalées alternantes, qui surviennent parfois à gauche et parfois à droite, ne sont pas compatibles avec une maladie cérébrale.

Chapitre 14

Quelles sont les formes rares de céphalées?

Céphalées en coup de poignard

L'algie vasculaire de la face est un trouble qui touche environ une personne sur mille. Cela la rend assez rare, mais il existe des types de céphalées encore plus rares qui méritent d'être mentionnés ici. Cependant, avant d'entrer dans le vif du sujet, j'aimerais vous parler d'un type de céphalées peu connu, bien qu'il ne soit pas si rare et qu'il puisse être effrayant à vivre.

On l'appelle «céphalée en coup de poignard», «céphalée en pic à glace» ou «coups et secousses», une douleur aiguë et lancinante qui frappe la tête comme un éclair, durant quelques secondes mais parfois accompagnée d'une douleur résiduelle pendant une à deux minutes. Elle est si intense qu'elle vous fait vous saisir la tête ou retenir votre respiration.

Ces céphalées sont relativement fréquentes chez les patients souffrants de migraine ou d'algies vasculaires de la face, mais elles ne surviennent généralement qu'occasionnellement. Les personnes qui ne souffrent pas autrement de céphalées peuvent également en ressentir et les avoir régulièrement, voire fréquemment. Dans ma pratique, j'ai vu des patients souffrir de ces céphalées quotidiennement, plusieurs centaines de fois par jour.

Même lorsqu'elles sont occasionnelles, elles inquiètent souvent les personnes qui les ressentent, qui craignent que quelque chose de grave se passe dans leur tête, comme une artère cérébrale qui se gonfle pour former un anévrisme susceptible d'éclater. Cependant, rien de tel ne se produit, car aucune anomalie cérébrale ne se manifeste de cette manière particulière.

Nous traitions autrefois les céphalées en coup de poignard avec de l'indométhacine, un anti-inflammatoire non stéroïdien puissant, ou AINS. Ce médicament est également très irritant pour l'estomac; c'est pourquoi nous ne le prescrivons plus ou nous l'associons à un inhibiteur de la pompe à protons, ou IPP, afin de protéger l'estomac.

Lorsque je le prescris, j'utilise généralement une forme à libération prolongée contenant soixante-quinze milligrammes de médicament. Je donne une de ces gélules le matin au petit-déjeuner et une gélule classique de vingt-cinq milligrammes le soir au coucher ou, à la place, je prescris la gélule à libération prolongée de soixante-quinze milligrammes deux fois par jour, au petit-déjeuner et au dîner. Afin de protéger l'estomac, j'associe chaque gélule de soixante-quinze milligrammes à un médicament tel que l'oméprazole à une dose de vingt milligrammes pris en même temps.

Comme nous rencontrons souvent les céphalées en coup de poignard chez les patients souffrants de migraine ou d'algies vasculaires de la face, nous pensons que le mécanisme sous-jacent est similaire. Par conséquent, nous pouvons également les traiter avec un médicament préventif classique contre la migraine, tel qu'un bêta-bloquant ou un médicament ciblant la voie du CGRP, comme un gépant ou un anticorps anti-CGRP.

Indométhacine

L'indométhacine est un médicament intéressant, car il n'est pas seulement un puissant anti-inflammatoire non stéroïdien, ou analgésique. En tant que vasoconstricteur, il rétrécit les vaisseaux sanguins de la tête, bien que légèrement, et en tant que vasodilatateur, il élargit légèrement les vaisseaux sanguins du reste du corps.

Nous l'avons étudiée dans les années 1970 comme médicament abortif contre la migraine sous forme de suppositoire rectal, car lorsqu'elle est prise par voie orale, son absorption dans le sang à partir de l'intestin grêle est assez lente. Pour qu'un médicament de ce type soit efficace, il doit être absorbé rapidement dans le sang: plus vite, mieux c'est.

Le rectum offre une bonne surface pour l'absorption rapide des médicaments, meilleure que celle de la muqueuse nasale, par exemple. Cependant, son utilisation n'est pas très pratique, c'est le moins qu'on puisse dire. Le suppositoire d'indométhacine s'est révélé efficace et, avant l'arrivée des triptans, je le prescrivais régulièrement à mes patients. C'est un médicament relativement efficace contre les céphalées ou les migraines, car il combine un puissant effet analgésique, ou soulagement de la douleur, avec une action anti-inflammatoire et une légère vasoconstriction.

Avant les triptans, j'utilisais mille milligrammes d'aspirine hydrosoluble en première intention, après un prétraitement de dix milligrammes de métoclopramide pour favoriser l'absorption de l'aspirine et prévenir les nausées. En deuxième intention, je prescrivais un suppositoire rectal d'indométhacine à raison de cinquante milligrammes toutes les demi-heures ou de cent milligrammes toutes les heures, jusqu'à disparition complète des céphalées, avec un maximum de deux cents milligrammes par jour.

En troisième ligne de traitement, j'ai utilisé le suppositoire d'ergotamine-caféine contenant deux milligrammes d'ergotamine et cent milligrammes de caféine. Je l'ai prescrit à raison d'un tiers de suppositoire toutes les heures jusqu'à disparition complète des céphalées, avec un maximum de deux suppositoires par jour.

Je n'ai toutefois pas utilisé ces trois traitements de manière séquentielle, comme dans le cadre d'un traitement par paliers, qui consiste à augmenter progressivement la puissance du traitement, une approche que je ne préconise pas. Je les ai utilisés de manière ciblée en fonction de l'intensité des céphalées au moment du traitement, de leur vitesse d'apparition et de leur durée.

L'effet secondaire le plus fréquent du suppositoire d'indométhacine était une sensation de vertige lorsque le patient se levait trop rapidement après avoir été allongé, en raison de son effet vasodilatateur dans l'organisme. L'effet secondaire le plus fréquent du suppositoire d'ergotamine-caféine était la nausée, ce qui a conduit le patient à n'administrer qu'un tiers du suppositoire à la fois et à répéter le traitement si nécessaire, à intervalles d'une heure.

Réponse absolue

Il existe deux affections céphalalgiques – l'hémicrânie paroxystique et l'hémicrânie continue – qui présentent une réponse absolument spécifique au traitement préventif par indométhacine. Ces deux pathologies montrent ce qu'on appelle une «réponse absolue» à ce médicament. Cela signifie que les céphalées sont complètement, à 100 pour cent, soulagées lorsque le traitement est pris quotidiennement à dose appropriée, qui est généralement comprise entre 100 et 150 milligrammes par jour. Les effets bénéfiques apparaissent pendant la nuit et persistent tant que le traitement est poursuivi.

Ces deux troubles sont extrêmement rares, bien que certains prétendent le contraire. En plus de quatre décennies de pratique spécialisée en céphalées, je n'ai vu qu'une demi-douzaine de cas de chaque. Le neurologue norvégien le professeur Ottar Sjaastad a décrit l'hémicrânie paroxystique en 1974 comme un syndrome céphalalgique sensible à l'indométhacine. Avec lui, nous avons décrit l'hémicrânie continue comme un syndrome similaire en 1984, alors que j'étais résident en neurologie aux Pays-Bas.

Hémicrânie paroxystique

Je considère l'hémicrânie paroxystique comme une variante de l'algie vasculaire de la face, car ses symptômes sont très similaires. La différence réside dans le fait que dans l'hémicranie paroxystique, les céphalées sont encore plus courtes et plus fréquentes; elles durent de dix à trente minutes, contre une à deux heures dans l'algie vasculaire de la face, et surviennent au moins six fois, voire plus, par période de vingt-quatre heures.

De plus, contrairement à l'algie vasculaire de la face, qui touche principalement les hommes, l'hémicrânie paroxystique, tout comme la migraine, est plus fréquente chez les femmes. Voici deux exemples de cas d'hémicrânie paroxystique épisodique et chronique.

Un homme de cinquante-trois ans souffre de céphalées depuis l'âge de trente-huit ans. Celles-ci surviennent par épisodes qui durent de cinq à dix jours. Au départ, les épisodes se produisaient deux fois par an, puis leur fréquence a augmenté pour atteindre une fois par mois. Lors de chaque épisode, les céphalées commencent par de légères douleurs lancinantes qui ne durent que quelques minutes.

Les élancements sont peu fréquents, survenants une fois par jour, mais leur fréquence, leur intensité et leur durée augmentent rapidement. En deux ou trois jours, les céphalées deviennent très intenses, durent cinq à dix minutes et surviennent toutes les deux heures avec une régularité d'horloge, jour et nuit. Elles sont sévères, atteignent leur intensité maximale en moins d'une minute et disparaissent aussi rapidement qu'elles sont apparues.

Les céphalées sont localisées dans le front gauche et sont de nature aiguë et constante. L'œil gauche est très sensible à la lumière et devient rouge et larmoyant; la paupière inférieure gonfle légèrement. La narine gauche coule pendant les céphalées, mais n'est pas congestionnée. Les céphalées sont si intenses qu'elles l'empêchent de travailler et, la nuit, elles le réveille.

Pendant les céphalées, il s'assoit sur une chaise aussi tranquillement que possible, de préférence dans une pièce sombre et calme. La position allongée les aggrave en raison de la sensibilité de l'arrière de la tête et du cou du côté gauche. Les céphalées continuent de se manifester de manière intense, comme décrit, pendant quatre ou cinq jours. Ensuite, leur fréquence, leur intensité et leur durée diminuent rapidement pour disparaître en deux ou trois jours. L'indométhacine, à raison de vingt-cinq milligrammes quatre fois par jour, les a complètement éliminés.

Une femme de soixante-deux ans souffre de céphalées depuis l'adolescence. Jusqu'à il y a quelques années, elles étaient peu fréquentes et ne survenaient que plusieurs fois par an. Puis, leur fréquence a rapidement augmenté et, en l'espace d'un mois, elles sont devenues quotidiennes. Elles surviennent deux ou trois fois pendant la journée et trois fois pendant la nuit, et durent entre vingt et trente minutes.

Les céphalées sont localisées dans la tempe droite et se manifestent par une douleur localisée, vive et constante. Lorsqu'elles sont intenses, elles s'accompagnent d'une pression derrière l'œil droit. Les céphalées s'accompagnent également d'une légère rougeur et d'un larmoiement de l'œil droit, ainsi que d'un écoulement nasal, mais sans congestion de la narine droite.

Pendant les céphalées, un vaisseau sanguin gonfle dans la tempe droite, qui se dilate davantage lorsque la patiente se penche. Une raideur des muscles à l'arrière droit du cou précède les céphalées de quinze à vingt minutes. L'alcool provoque les céphalées en dix à quinze minutes, et celles-ci surviennent également lorsque la patiente dort trop longtemps.

l'aspirine prise à raison de 650 ou 1000 milligrammes, selon les besoins, est efficace pour soulager les céphalées. Sous indométhacine, à raison de 75 milligrammes à libération prolongée deux fois par jour, leur fréquence a diminué de cinq ou six à deux fois par jour. L'augmentation de la dose à 75 milligrammes trois fois par jour les a complètement fait disparaître.

Hemicranie continue

L'hémicranie continue, bien qu'elle soit également sensible à l'indométhacine, est une affection très différente de l'hémicrânie paroxystique. La seule caractéristique supplémentaire commune à ces deux types c'est que les céphalées se limitent au côté droit ou gauche de la tête et ne changent pas de côté, ce qui leur accorde un caractère unilatéral strict.

L'hémicrânie continue est un trouble céphalalgique continu, par opposition à paroxystique, caractérisé par des céphalées quotidiennes et continues, sans interruption, sauf si le patient prend de l'aspirine ou un médicament similaire. Comme dans le cas de l'hémicrânie paroxystique, l'aspirine a un effet remarquable sur ce type de céphalalgie, malgré l'intensité relativement élevée de la douleur.

C'est la réponse à l'aspirine qui m'a poussé à prescrire de l'indométhacine au patient, qui est devenu l'un des deux cas que le professeur Sjaastad et moi-même avons décrits sous le terme *d'hémicrânie continue*. Je considérais simplement l'indométhacine comme une super aspirine; elle avait en effet un effet spectaculaire sur le patient, soulageant complètement ses céphalées. Le cas suivant est un autre exemple de ce trouble très rare.

Une femme de quarante-huit ans souffre de céphalées depuis la fin de son adolescence. Au départ, elles survenaient deux fois par mois et étaient soulagées par des analgésiques en vente libre. Au fil du temps, les céphalées sont devenues de plus en plus fréquentes et sont apparues quotidiennement au cours des deux ou trois dernières années. Elles sont présentes au réveil le matin, ne changent pas de manière particulière au cours de la journée et ne la réveillent pas la nuit.

Les céphalées sont localisées à droite, au niveau de l'œil, du front, du côté de la tête et à l'arrière du cou. Elles sont constantes, de nature oppressante et d'intensité modérée dans la plupart des cas. Les céphalées ne sont pas associées à une sensibilité à la lumière ou au bruit, à des nausées ou à des vomissements. Elles s'aggravent lorsque la patiente se penche et s'atténuent légèrement lorsqu'elle s'allonge. Les céphalées sont également plus intenses pendant les règles.

Les muscles de son cou et de son épaule sont tendus et douloureux du côté droit, et son bras droit est également quelque peu douloureux. Elle prend 1000 à 1500 milligrammes d'aspirine par jour, ce qui soulage ses céphalées de 40 pour cent. Sous indométhacine, à raison de 25 milligrammes quatre fois par jour, elle ne souffre pratiquement plus de céphalées.

Contrairement à l'hémicrânie paroxystique, nous ne pouvons pas diagnostiquer l'hémicrânie continue sur la base de ses symptômes, car ceux-ci sont assez peu spécifiques, comme le montre clairement le cas de la patiente ci-dessus. De nombreuses personnes souffrent de ce type de céphalées continues limitées au côté droit ou gauche de la tête et ne tirent que peu ou pas de bénéfice de l'aspirine ou des médicaments de type aspirine. Par conséquent, elles ne répondront pas à l'indométhacine avec une disparition complète de leurs céphalées, comme l'exige le diagnostic. En outre, il convient de préciser que l'hémicrânie continue résistante à l'indométhacine n'est pas seulement un oxymore, mais qu'elle n'existe pas.

Enfin, les symptômes oculaires ou nasaux, tels que rougeur, larmoiement, gonflement, congestion et écoulement, ne sont pas nécessaires pour établir le diagnostic. De même, ils ne sont pas requis pour les algies vasculaires de la face ou l'hémicrânie paroxystique, et ne constituent pas non plus une base pour ces diagnostics. Sur le plan diagnostique, la migraine ne devient pas une algie vasculaire de la face parce que l'œil rougit et larmoie ou parce que le nez est congestionné et coule. Nous diagnostiquons ces céphalées en fonction du schéma temporel dans lequel elles se manifestent, c'est-à-dire la façon dont elles surviennent dans le temps.

Chapitre 15

Mes céphalées sont-elles dues à une commotion cérébrale?

Lésion cervicale

La commotion cérébrale est certainement une cause de céphalées, qui peut être sévère ou même très sévère, mais selon moi, elle est peu susceptible de provoquer des céphalées chroniques. Les traumatismes de la tête et du cou peuvent tous deux causer une commotion, ce dernier cas en provoquant un mouvement violent du cerveau à l'intérieur du crâne. Bien que la tête soit directement connectée au cou et vice versa, les traumatismes crâniens et cervicaux ne vont pas nécessairement toujours ensemble, bien qu'ils le fassent souvent.

S'ils surviennent ensemble, la tête génère beaucoup plus de douleur que le cou, reléguant la lésion cervicale à l'arrière-plan. Par conséquent, les lésions cervicales associées à des traumatismes crâniens ne reçoivent généralement pas l'attention qu'elles méritent, et je pense que c'est un problème en ce qui concerne le développement de céphalées chroniques.

Les lésions cervicales non associées à des traumatismes crâniens peuvent ne pas provoquer de céphalées avant plusieurs jours ou semaines, avec des symptômes cervicaux souvent ignorés, comme une tension, une raideur, une sensibilité ou une douleur, reliant cet intervalle.

La direction dans laquelle se produit le traumatisme détermine en grande partie l'étendue de la lésion cervicale. Un traumatisme frontal, qu'il s'agisse d'un coup reçu de face ou d'une chute vers l'avant, provoque généralement la lésion la plus grave à la tête et la plus légère au cou. Ces traumatismes ont le taux et la gravité de commotions les plus élevés, mais le taux le plus faible de céphalées chroniques, en raison de l'absence d'étirement des muscles à l'arrière du cou, appelés muscles cervicaux postérieurs.

Les traumatismes postérieurs et latéraux provoquent particulièrement l'étirement des muscles de la nuque et sont donc beaucoup plus susceptibles d'entraîner des céphalées chroniques, que le traumatisme résulte d'un coup ou d'une chute. Une flexion brutale du cou peut provoquer cet étirement ou, alternativement, ce qu'on appelle un coup de fouet.

Ce dernier est le type de lésion, dans ce cas, du cou, où le cou se plie violemment dans une direction puis revient brusquement dans la direction opposée. Si le coup de fouet se produit par l'arrière, souvent à cause d'un accident de voiture par l'arrière, la tête est projetée en arrière puis revient brusquement vers l'avant, ce qui étire violemment les muscles de la nuque.

Un mouvement similaire se produit lorsque le traumatisme vient du côté. Cela arrive souvent aussi dans les accidents de voiture, la tête étant d'abord projetée du côté de l'impact puis revenant brusquement dans la direction opposée. La lésion ultime des muscles du cou se situe du côté de l'impact et est due à l'étirement violent causé par le retour brusque de la tête, loin du point d'impact.

Muscles

Les muscles ne tolèrent pas bien un étirement violent, ce qui les fait entrer en spasme, probablement par mécanisme d'autoprotection. La conséquence malheureuse est qu'ils finissent par comprimer leur circulation sanguine, rendant leur guérison difficile. C'est pourquoi il est important d'identifier une lésion musculaire dès qu'elle se produit, d'en reconnaître l'importance et d'orienter le traitement en conséquence.

Généralement, ce n'est pas ce que nous faisons cependant, et nous prescrivons des antalgiques là où nous devrions prescrire des myorelaxants et, en plus, tout autre traitement approprié pour remédier à une telle lésion. À cet égard, je recommande l'utilisation quotidienne d'un coussin chauffant au micro-ondes pour détendre les muscles du cou, des épaules et du haut du dos et améliorer leur circulation.

Détendre les muscles et améliorer leur circulation favorise la guérison après une lésion par étirement, ce qui permet au fil du temps aux muscles de retrouver une fonction normale. Si les muscles du cou restent tendus, cette tension finit par s'étendre à la tête et provoquer des céphalées. Elle peut aussi réveiller une vulnérabilité préexistante à la migraine et, par conséquent, entraîner d'intenses céphalées. Elle peut également s'étendre aux muscles de la mâchoire et générer des douleurs faciales en plus ou à la place des céphalées.

Les douleurs faciales sont souvent associées aux céphalées, y compris les migraines, car la tension des muscles de la mâchoire génère des céphalées de la même manière que la tension des muscles du cou. C'est la raison pour laquelle j'aime inclure les muscles de la mâchoire, s'ils sont tendus, lorsque je traite un patient migraineux chronique avec de la toxine botulique. Je peux le faire au lieu d'injecter les muscles de la nuque à cause de la faiblesse qui peut être associée à ces injections.

Je pense que la faiblesse perçue du cou après des injections de toxine botulique n'est pas due à une véritable faiblesse des muscles du cou, car la quantité de toxine injectée est trop faible. C'est plutôt, je pense, parce que les muscles de la nuque se contractent davantage en raison de l'irritation causée par les injections. Cette irritation augmente encore le tonus de repos des muscles et cela, à son tour, donne une sensation de faiblesse. Quoi qu'il en soit, cela n'aide pas le patient à se sentir mieux quand cela arrive, et nous pouvons l'éviter complètement en omettant les injections dans la nuque.

Outre le traitement de la tension des muscles du cou, de préférence avec coussin chauffant quotidiennement appliquée deux fois par jour pendant quinze à vingt minutes, nous devons traiter les céphalées qui en résultent, et nous devrions le faire avec des médicaments. Bien sûr, nous pouvons aussi utiliser d'autres modalités de physiothérapie que la chaleur quotidienne pour traiter la tension des muscles du cou; selon moi cependant, la chaleur quotidienne devrait être la base du traitement.

Avec la chaleur quotidienne, il est important d'appliquer la bouillotte relativement bas pour couvrir non seulement le cou mais aussi les épaules et le haut du dos. Il est tout aussi important d'éloigner la chaleur de la tête, car surtout lorsque les céphalées ont une composante migraineuse, la chaleur transmise à la tête les aggravera, ce que nous ne voulons bien sûr pas.

Si nous prescrivons de la physiothérapie pour aider à résoudre la tension des muscles du cou, il est important que le thérapeute ait de l'expérience dans le traitement des patients céphalalgiques et traite les muscles en douceur pour ne pas aggraver les céphalées. Les envoyer chez des thérapeutes au hasard, selon mon expérience, fait qu'environ la moitié des patients reviennent en signalant une aggravation de leurs céphalées. Par conséquent, je suis devenu réticent à les envoyer chez des thérapeutes que je ne connais pas ou avec lesquels je n'ai pas déjà eu de bonnes expériences.

Pour les problèmes cervicaux, je préfère les modalités passives, comme la chaleur, les ultrasons et les massages doux. C'est différent pour les douleurs lombaires, pour lesquelles je préfère les modalités actives, comme les étirements et le renforcement. Les modalités actives, selon mon expérience, sont trop agressives pour les muscles du cou et ont tendance à aggraver les choses.

Médicaments

En ce qui concerne le traitement médicamenteux, nous n'avons pas de médicaments spécifiques pour les céphalées post-traumatiques chroniques, c'est ainsi que nous appelons les céphalées qui persistent après un traumatisme crânien ou cervical. Au lieu de cela, nous basons notre traitement sur la présentation des céphalées, et nous les diagnostiquons généralement comme des migraines lorsqu'elles sont intenses.

En raison de l'association avec des muscles du cou, des épaules, du haut du dos et souvent aussi de la mâchoire tendue, la fréquence des céphalées est généralement élevée. Cela signifie qu'en termes de présentation, nous avons le plus souvent affaire ici à une migraine épisodique à haute fréquence ou à une migraine chronique. Quelle que soit la présentation, le patient a besoin d'un traitement abortif efficace qui soulage complètement les céphalées en deux heures, de manière constante et sans effets secondaires. Le laisser continuer à souffrir de céphalées répétées, surtout lorsqu'elles sont intenses, le fera régresser avec le temps et aggravera son état.

En général, nous fournissons un traitement abortif de la migraine le plus efficacement avec des médicaments spécifiques; actuellement, ce sont les triptans et les gépants. Nous avons sept triptans que nous pouvons prescrire, dont un que nous pouvons administrer par injection sous-cutanée pour un soulagement rapide et puissant, ainsi que trois gépants. Les sept triptans sont l'almotriptan, l'élétriptan, le frovatriptan, le naratriptan, le rizatriptan, le sumatriptan et le zolmitriptan, parmi lesquels le sumatriptan est celui que nous pouvons aussi administrer par injection. Les trois gépants pour le traitement abortif sont le rimégépant, l'ubrogépant et le zavégépant.

Pour le traitement préventif de la migraine, nous avons quatre anticorps anti-CGRP et deux gépants. Nous devrions certainement appliquer un traitement préventif dans les céphalées post-traumatiques chroniques, en plus d'un traitement abortif efficace, étant donné la fréquence généralement élevée des céphalées. Les quatre anticorps anti-CGRP sont l'eptinézumab, l'érénumab, le frémanézumab et le galcanézumab; les deux gépants pour le traitement préventif sont l'atogépant et le rimégépant.

En l'absence d'intenses céphalées et avec une présentation ressemblante à des céphalées de tension chroniques, nous pouvons utiliser une dose relativement faible d'un antidépresseur tricyclique, comme l'imipramine ou la nortriptyline, pour un traitement préventif.

Si nous utilisons un myorelaxant, je préfère ceux à action rapide et bref comme traitement abortif pour les céphalées légères, comme le métaxalone ou le carisoprodol. La dose de métaxalone est de 800 milligrammes, et celle de carisoprodol est de 350 milligrammes; les patients peuvent les prendre au besoin pour une céphalée toutes les quatre à six heures. Le métaxalone est généralement bien toléré, sans effets secondaires, tandis que le carisoprodol provoque parfois de la somnolence.

En général, j'évite les myorelaxants à longue durée d'action, comme la cyclobenzaprine ou la tizanidine, que nous prescrivons une fois par jour au coucher, car ils provoquent souvent de la somnolence ou de la fatigue diurne. J'ai constaté que les patients tolèrent généralement mieux les antidépresseurs tricycliques, qu'ils prennent également une fois par jour au coucher, et les trouvent plus efficaces, probablement parce qu'ils combinent les bénéfices myorelaxants et analgésiques.

Syndrome post-commotionnel

Des études expérimentales sur des rongeurs ont montré qu'un coup de fouet cervical peut libérer le système nerveux sympathique, entraînant des symptômes qui affectent l'ensemble du corps. Comme discuté précédemment, le système nerveux sympathique est la partie du système nerveux autonome activée par le stress mental ou physique; son activation fait battre notre cœur plus vite et nous donne des « papillons » dans l'estomac.

Il augmente également notre fréquence cardiaque, ce qui nous fait nous sentir tendus ou même anxieux, et accroît notre niveau d'éveil, ce qui peut aussi nous rendre anxieux et, en plus, peut affecter notre capacité à nous concentrer. Cela, à son tour, peut causer des problèmes de stockage et de récupération de la mémoire et potentiellement altérer notre fonctionnement cognitif, nous donnant l'impression d'être dans un brouillard cérébral. Enfin, cela peut nous rendre irritables; par conséquent, nous pouvons avoir des problèmes de sommeil la nuit. Nous pouvons aussi nous sentir essoufflés et développer des problèmes de nausées ou de constipation.

Armés de ces connaissances, nous pouvons essayer de maîtriser le système nerveux sympathique libéré, en plus de traiter les plaintes individuelles de ce que nous appelons le syndrome post-commotionnel. Nous pouvons tenter de le faire avec des techniques de relaxation, dont une grande variété est disponible, ou avec un médicament appelé clonidine.

Ce médicament est sur le marché depuis les années 1960 pour le traitement de l'hypertension et du trouble déficitaire de l'attention avec hyperactivité (TDAH) chez les enfants, les adolescents et les jeunes adultes. Nous l'utilisons également pour le traitement de l'anxiété et des sueurs nocturnes ou bouffées de chaleur de la ménopause, et il peut aussi être bénéfique pour atténuer les symptômes de sevrage nicotinique ou opiacé.

Nous le prescrivons généralement à une dose de 0,1 milligramme une ou deux fois par jour, et si nécessaire et bien toléré, nous pouvons aussi utiliser des doses plus élevées. Les effets secondaires les plus courants de la clonidine sont la somnolence et la sécheresse buccale; elle n'a pas de contre-indications. Le médicament est également disponible sous forme de patch cutané pour une application hebdomadaire, préféré par certains à la prise quotidienne d'un comprimé.

Chapitre 16

Qu'en est-il de ma douleur faciale?

Douleurs faciales

Bien que le visage fasse partie de la tête, la douleur faciale est un problème très différent des maux de tête. Elle est également assez courante, bien que moins courante que les céphalées, et touche environ 7 pour cent de la population. En comparaison, le syndrome du côlon irritable concerne à peu près la même proportion de la population, tout comme la fatigue chronique. La migraine, en revanche, est deux fois plus fréquente et affecte environ 15 pour cent de la population.

Cependant, le fardeau que représente la douleur faciale pour la société n'est pas aussi important que celui des maux de tête, ne serait-ce que parce que l'intensité de la douleur a tendance à être moins élevée. Cela ne signifie pas que la douleur faciale ne peut pas être intense, voire atroce et changer la vie, car elle peut l'être. Toutefois, du moins selon mon expérience, c'est moins souvent le cas qu'avec les maux de tête.

Une observation intéressante est que la douleur faciale est plus souvent associée à des maux de tête, y compris la migraine, que l'inverse, du moins dans la pratique médicale. Cela pourrait simplement s'expliquer par le fait que les patients souffrants de douleurs faciales sont plus susceptibles de consulter un médecin si des maux de tête les gênent également. Après tout, il existe indéniablement une limite à la quantité de douleur que les gens peuvent tolérer dans leur vie.

Une autre explication pourrait être que le mécanisme sous-jacent de la douleur faciale est souvent musculaire, ce qui à l'instar de la tension des muscles du cou, augmente la fréquence des maux de tête. Il en résulte de fréquentes céphalées, quotidiennes ou presque quotidiennes, ce qui incite également à consulter, bien que dans une bien moindre mesure que l'intensité des maux de tête.

Le principal motif de consultation pour des maux de tête est, selon mon expérience, leur intensité et non leur fréquence. En général, les gens ne cherchent pas d'intervention médicale pour des maux de tête qu'ils peuvent facilement traiter eux-mêmes, par exemple avec des médicaments antidouleur en vente libre, même s'ils surviennent fréquemment.

Diagnostic

Nous diagnostiquons les douleurs faciales différemment des céphalées dites primaires, comme la céphalée de tension, la migraine, l'algie vasculaire de la face et la céphalée fulgurante. Ces troubles, qui représentent la grande majorité des céphalées dans le monde, sont diagnostiqués en fonction de l'intensité des maux de tête et de leur profil temporel.

Nous divisons généralement l'intensité des céphalées en trois catégories, légère, modérée et sévère, en fonction de leur impact sur la capacité à fonctionner physiquement. Si elles n'affectent pas la capacité physique à fonctionner, nous les qualifions de légères; si elles affectent la capacité à fonctionner mais sans nécessiter un repos au lit, nous les qualifions de modérées; si les maux de tête sont si intenses qu'ils nécessitent un repos au lit, même pour une courte période, nous les qualifions de sévères.

Lorsque nous parlons de profil temporel, je fais référence à la manière dont les maux de tête surviennent dans le temps. Par exemple, surviennent-ils par crises, appelées paroxysmes? Ou sont-ils présents plus ou moins en permanence, c'est-à-dire quotidiennement et de manière continue ou quasi continue?

Lorsque les céphalées sont paroxystiques et surviennent par crises, il est important de savoir combien de temps elles durent en termes de jours, d'heures, de minutes ou de secondes. Ainsi, nous diagnostiquons les céphalées légères, qui surviennent par crises, comme des céphalées de tension épisodiques, et lorsqu'elles sont continus ou plus ou moins continus, comme des céphalées de tension chroniques.

Si les crises de céphalées modérées ou sévères durent une grande partie de la journée ou plusieurs jours, nous les diagnostiquons comme des migraines; si elles durent une à deux heures, comme des algies vasculaires de la face. Nous diagnostiquons les céphalées comme des hémicrânies paroxystiques si elles durent dix à trente minutes, et comme des céphalées fulgurantes si elles durent quelques secondes.

Si les céphalées modérées ou sévères ne sont pas paroxystiques et sont présentes quotidiennement et de manière continue ou quasi continue, nous les diagnostiquons comme des migraines chroniques. Nous diagnostiquons les céphalées dites secondaires, dans lesquelles une maladie médicale ou neurologique provoque les maux de tête, sur la base des résultats de l'examen physique et des examens complémentaires, comme des analyses sanguines ou des examens d'imagerie.

Névralgie du trijumeau

Comme mentionné, nous diagnostiquons les douleurs faciales différemment des maux de tête, et ce en fonction de leur localisation dans le visage et de leur présentation comme des douleurs fulgurantes, en coup de poignard ou lancinantes d'une part, ou continues d'autre part.

Le trouble de la douleur faciale sans aucun doute le plus connu des médecins et autres professionnels de santé est la névralgie du trijumeau, une affection invalidante caractérisée par des douleurs fulgurantes intenses dans le visage, qui frappent comme un éclair et durent quelques secondes. Elle est rare, cependant, et probablement aussi peu fréquente que l'algie vasculaire de la face, qui est un trouble douloureux tout aussi dévastateur.

La douleur ne survient que du côté droit ou gauche du visage, jamais des deux côtés, et ne change jamais de côté, à l'image des céphalées de l'algie vasculaire de la face. Dans le même temps, elle n'affecte jamais la totalité de la moitié du visage, mais toujours seulement une partie de celui-ci, selon la branche du nerf trijumeau touchée.

Ce dernier est le nerf qui assure la sensibilité du visage, la première branche, ou branche ophtalmique, allant vers le front, la deuxième, ou branche maxillaire, vers la joue, et la troisième, ou branche mandibulaire, vers la mâchoire. La branche la plus souvent touchée est celle de la joue, qui est la branche maxillaire, suivie de la branche de la mâchoire, la branche mandibulaire, et parfois les deux.

Il est rare que l'affection touche le front, branche ophtalmique, mais dans cette zone, nous pouvons ressentir la douleur de la céphalée fulgurante, qui est très similaire à celle de la névralgie du trijumeau mais d'origine différente. Par conséquent, le traitement est différent, car la névralgie du trijumeau est liée au nerf, tandis que la céphalée fulgurante est liée à la migraine. En tant que trouble lié à la migraine, elle peut survenir dans n'importe quelle partie du visage et n'est pas limitée à des zones particulières, comme c'est le cas pour la névralgie du trijumeau.

Douleur neuropathique

En médecine, nous qualifions la douleur nerveuse de douleur neuropathique et basons souvent son diagnostic sur la qualité de la douleur comme fulgurante, en coup de poignard ou lancinante d'une part, ou brûlante d'autre part. Cependant, pour ce qui me concerne, aucune de ces descriptions n'est diagnostique de la douleur neuropathique, tout comme les démangeaisons ne signent pas qu'une réaction cutanée est allergique, car elle peut également être inflammatoire.

Comme nous l'avons vu, une douleur fulgurante dans le visage n'a pas nécessairement une origine nerveuse, ou neuropathique, mais peut également être liée à la migraine, comme dans la céphalée fulgurante. Bien sûr, lorsqu'elle survient dans le visage, nous devrions plutôt l'appeler douleur faciale fulgurante, car il s'agit d'une douleur faciale et non d'un mal de tête.

La douleur neuropathique est causée par une lésion nerveuse, et dans la névralgie du trijumeau, supposément un vaisseau sanguin comprimant le ganglion trigéminal endommage le nerf. Le ganglion trigéminal est le nœud nerveux à la base du cerveau.

Un diagnostic de douleur nerveuse nécessite des signes de lésion nerveuse, ce qui implique que le nerf ne fonctionne pas correctement. Comme le nerf trijumeau est un nerf sensitif qui assure la sensibilité du visage, de tels signes seraient un traitement anormal des informations sensorielles provenant du visage.

Nous testons généralement cela en touchant doucement le visage dans ses trois divisions, le front, la joue et la mâchoire, et en notant la réaction du patient au toucher. En cas de lésion nerveuse, ils peuvent le ressentir comme des picotements, ce que nous appelons paresthésie. Si cela est ressenti comme désagréable, par exemple, comme si on les touchait avec une tige froide, nous parlons de dysesthésie. S'ils ressentent réellement le toucher comme une douleur ou si cela provoque une douleur fulgurante dans le visage, comme c'est typique dans la névralgie du trijumeau, nous parlons d'allodynie.

La présence d'allodynie est très caractéristique de la névralgie du trijumeau, et un toucher subtil du visage, comme par une brise légère, peut provoquer la douleur fulgurante. De tels signes de lésion nerveuse ne sont, bien sûr, pas présents dans la douleur faciale fulgurante liée à la migraine en raison de son origine différente.

Cependant, la douleur nerveuse n'a pas besoin d'être fulgurante; en fait, elle ne l'est pas dans la majorité des cas, où qu'elle soit située dans le corps. La plupart du temps, elle est continue, comme dans la douleur incessante des pieds que peuvent subir les diabétiques, appelée neuropathie douloureuse diabétique.

Selon mon expérience, les diabétiques souffrants de douleurs nerveuses aux pieds décrivent leur douleur comme une sensation de brûlure, comme du feu ou des braises aussi souvent qu'ils la décrivent comme un engourdissement, qui peut être brûlant ou picotant. Ils la décrivent aussi souvent comme un engourdissement picotant ou des « fourmis », ou mentionnent des douleurs aiguës comme des lames de rasoir, des crampes, des battements ou une sensation de lourdeur. En d'autres termes, toute une série d'adjectifs peut être associée à la douleur neuropathique, pas seulement fulgurante ou brûlante.

Douleur faciale neuropathique

Si la douleur neuropathique dans le visage est continue, avec ou sans douleur fulgurante, en coup de poignard ou lancinante superposée, nous l'appelons neuropathie trigéminale douloureuse. Dans cette affection, la douleur est toujours située uniquement du côté droit ou gauche du visage et limitée à l'une des trois divisions du nerf trijumeau: le front, la joue ou la mâchoire.

Outre la douleur persistante, quelle que soit sa description, des signes de lésion nerveuse doivent être présents pour parler de neuropathie. Ces signes peuvent être une paresthésie, des picotements au léger contact, une dysesthésie, une sensation désagréable au léger contact, ou une allodynie, une douleur au léger contact.

Un exemple de neuropathie trigéminale douloureuse est le zona ophtalmique, également appelé zoster ophthalmicus, une forme d'herpès zoster ou zona. Il affecte la branche ophtalmique du nerf trijumeau et provoque des douleurs du côté droit ou gauche du front, contrairement à la présentation habituelle de l'herpès zoster, qui provoque des douleurs du côté droit ou gauche du tronc.

L'herpès zoster est assez fréquent chez les personnes de plus de soixante ans, mais heureusement, il touche rarement le visage. Cependant, lorsqu'il le fait, il est très douloureux, et je l'ai également vu dans la bouche où, comme vous pouvez l'imaginer, il rend l'alimentation infernale.

De petites vésicules apparaissent quelques jours après le début de la douleur, généralement en petits groupes. Elles peuvent être très évidentes et faciles à voir, mais elles peuvent aussi être difficiles à trouver et nécessiter une certaine recherche. Dans le zona ophtalmique, elles peuvent se cacher dans la racine des cheveux, ou une ou deux peuvent être présentes entre les cils.

Nous devrions envisager un zona ophtalmique chez tout patient âgé signalant une douleur d'un côté du front ayant commencé récemment, dans les jours ou la semaine précédente. Nous devrions rechercher attentivement les petites vésicules, ou les croûtes si elles sont en voie de guérison, pour confirmer le diagnostic et initier un traitement dès que possible.

Le traitement consiste en un médicament antiviral, comme l'acyclovir ou le valacyclovir, commencé dans les soixante-douze heures suivant l'apparition des symptômes, si possible. Comme mentionné, la douleur est généralement le premier symptôme, mais ce n'est pas toujours le cas; il peut s'agir de démangeaisons ou de picotements à la place.

La douleur, lorsqu'elle est présente, est souvent intense, et nous devrions associer le médicament antiviral à un traitement antidouleur, selon les besoins. De plus, le patient devrait consulter un spécialiste des yeux, ou ophtalmologiste, car l'affection, via des cicatrices de la cornée, peut également affecter la vision et potentiellement causer la cécité.

Douleur faciale continue

Si la douleur dans le visage n'est pas fulgurante, en coup de poignard ou lancinante et qu'il n'y a aucun signe qu'elle soit due à une lésion nerveuse, elle a tendance à être présente en continu. Bien sûr, d'autres présentations autant paroxystiques que fulgurantes sont également possibles, mais elles sont rares.

Occasionnellement, la migraine provoque des douleurs dans le visage; si c'est le cas, comme dans la migraine faciale, la douleur est présente pendant une journée environ et est associée à des nausées et, parfois, également à des vomissements. Plus probablement qu'avec la migraine, la douleur de l'algie vasculaire de la face peut être située dans le visage, par exemple dans la joue, durant une à deux heures à la fois.

Avec une douleur continue dans le visage qui n'est pas due à une lésion nerveuse, la localisation est essentielle pour déterminer le diagnostic. Elle a deux aspects: droite ou gauche ou des deux côtés, c'est-à-dire unilatérale ou bilatérale, et centrale ou périphérique. Ce dernier décrit si la douleur est principalement située dans la zone nez-joue, au centre du visage, ou dans la mâchoire ou dans les mâchoires, en périphérie du visage.

La douleur faciale périphérique qui n'est pas due à une lésion nerveuse provient des muscles de la mâchoire que nous appelons les muscles masséters. Nous avons quatre paires de muscles de la mâchoire, les muscles masticateurs, dont trois ferment la bouche et un l'ouvre.

Les muscles masséters constituent l'une des trois paires qui ferment la bouche; les deux autres paires sont les muscles ptérygoïdiens médiaux et les muscles temporaux. La paire restante des quatre paires de muscles de la mâchoire, ou muscles masticateurs, est celle des muscles ptérygoïdiens latéraux qui, aidés par la gravité, ouvrent la bouche.

Dans le trouble temporomandibulaire (TTM), les muscles masticateurs ne fonctionnent pas correctement; ils sont tendus et douloureux, provoquant des douleurs dans la mâchoire ou dans les mâchoires, dans la zone extérieure du visage où nous pouvons sentir le muscle masséter. Si la douleur de la mâchoire est des deux côtés, elle a tendance à être de faible intensité, souvent simplement décrite comme une gêne ou une douleur. J'aime la qualifier de tension des masséters ou l'appeler la variante faciale de la céphalée de tension chronique.

C'est différent lorsque la douleur est d'un seul côté, ou unilatérale. Elle est alors probablement intense, parfois associée à des douleurs fulgurantes ou à des contractions visibles du muscle affecté. Si c'est le cas, je la qualifie de spasme du masséter, une affection qui peut être déroutante car elle peut provoquer des douleurs référées dans les dents du haut ou du bas à l'arrière de la bouche, les molaires. Ces dents font mal non pas parce qu'elles ont un problème, mais à cause du spasme du muscle masséter adjacent.

Comme le trouble temporomandibulaire est parfois associé à des douleurs fulgurantes dans la zone de la mâchoire, nous pouvons le confondre avec la névralgie du trijumeau. Cependant, ici la douleur fulgurante survient sur un fond de douleur continue, ce qui n'est pas le cas dans la névralgie du trijumeau; de plus, aucun signe de lésion nerveuse n'est présent. En particulier, nous ne pouvons pas provoquer la douleur en touchant légèrement le visage, bien que nous puissions peut-être le faire en palpant le muscle masséter affecté, mais ce n'est, bien sûr, pas la même chose.

Douleur faciale centrale

Lorsque la douleur est située au centre du visage, c'est-à-dire dans la zone nez-joue, nous avons affaire à un problème de nez ou de sinus. Comme la douleur de la mâchoire, elle a tendance à être de faible intensité lorsqu'elle est bilatérale et située des deux côtés, ou de forte intensité lorsqu'elle est unilatérale et limitée uniquement au côté droit ou gauche.

Lorsqu'elle est bilatérale, les patients la décrivent souvent comme une pression plutôt qu'une douleur, comme un piston coincé sur le visage ou un masque tiré vers l'arrière. La dépression dans les sinus provoque cette sensation de tiraillement au centre du visage, une affection que nous appelons vide sinusal ou barosinusite.

Le terme familier est céphalée sinusale, mais il s'agit d'un terme impropre, car il s'agit davantage d'une cause de douleur faciale que de céphalée. Le centre du front et l'arête du nez peuvent être les sites prédominants de l'inconfort ou de la douleur, si celle-ci touche principalement les sinus frontaux.

Le problème sous-jacent est le blocage des ouvertures par lesquelles les sinus communiquent avec l'extérieur, qui peuvent être étroites dès la naissance, ou congénitales. Lorsque c'est effectivement le cas, même une légère congestion nasale, due à des allergies ou à une irritation nasale, peut les fermer. L'exposition à la fumée secondaire ou à une odeur forte, même agréable, peut être la source d'une telle irritation.

Comme l'air dans les sinus obstrués est absorbé, une dépression se développe et, par conséquent, la sensation de traction au centre du visage. Chez un migraineux, cette sensation évolue souvent rapidement en une céphalée migraineuse, résultant en une « mauvaise céphalée sinusienne ». Cependant, la douleur intense ne provient pas des sinus, mais d'une vulnérabilité à la migraine déterminée génétiquement et héritée. Par conséquent, nous devrions la traiter comme telle et non comme un problème de sinus, ce qu'elle n'est pas, bien que le déclencheur réside dans le nez.

La situation est très différente lorsque la douleur faciale centrale est unilatérale et limitée à un seul côté du visage; la douleur peut alors être si intense qu'elle bouleverse la vie du patient. Un contact intranasal dur est souvent en cause, facilement reconnaissable si l'on y pense, simple à diagnostiquer à l'aide d'une tomodensitométrie du nez et des sinus, et facile à traiter par un chirurgien oto-rhino-laryngologiste (ORL).

Le contact intranasal est dur dans le sens où il est osseux, causé par une épine, ou spina, provenant d'une cloison nasale déviée et, comme une écharde, s'enfonçant dans le côté du nez. La douleur est généralement d'apparition aiguë en raison de la congestion du nez due à un rhume ou à une grippe, ou à une poussée d'allergies; la congestion créant le contact, ensuite maintenu par un cycle inflammatoire vicieux.

J'ai déjà vu le contact s'établir lors d'une crise émotionnelle, accompagnée de pleurs et, par conséquent, de congestion nasale. La crise était causée par un vol, entraînant une interprétation psychologique de la douleur faciale persistante et sévère qui a suivie. Lorsque la psychothérapie n'a pas apporté de bénéfice, un neurologue a diagnostiqué chez la patiente une algie vasculaire de la face en raison de l'association de la douleur avec des larmoiements et une congestion.

Lorsque son traitement n'a pas non plus soulagé la douleur, j'ai vu la patiente et je l'ai diagnostiqué avec un contact intranasal sur la base de la présentation de la douleur faciale. J'ai confirmé le diagnostic par une tomodensitométrie du nez et des sinus et lui ai apporté un soulagement temporaire à l'aide de gouttes nasales de lidocaïne. Je l'ai adressé à un chirurgien oto-rhino-laryngologiste, qui a éliminé l'épine, mettant fin à des années de souffrance.

Elle est ensuite tombée enceinte, ce qu'elle avait repoussé car elle ne se considérait pas capable de s'occuper d'un enfant tout en luttant contre la douleur.

Traitement

Non seulement le diagnostic de la douleur faciale est très différent de celui des céphalées, mais le traitement est également très différent. Pour moi, en matière de médicaments, la toxine botulique joue un rôle plus important dans le traitement de la douleur faciale que dans celui des céphalées, où nous l'utilisons pour les migraines chroniques.

Dans la migraine chronique, nous administrons 155 unités au total, réparties en trente et une injections dans le front, les tempes, l'arrière de la tête, l'arrière du cou, et nous répétons le traitement, s'il est bénéfique, tous les trois mois. Pour la douleur faciale, j'utilise la toxine notamment pour le traitement de la névralgie du trijumeau, ainsi que pour les douleurs provenant du muscle masséter ou des muscles masséters.

En médecine, nous traitons généralement la névralgie du trijumeau avec des médicaments comme la carbamazépine et l'oxcarbazépine, tous deux à l'origine des médicaments antiépileptiques, également appelés anticonvulsivants. Nous utilisons ces derniers largement pour le traitement de la douleur chronique, y compris les maux de tête, en particulier si la douleur est due à une lésion nerveuse, c'est-à-dire lorsqu'elle est neuropathique.

La névralgie du trijumeau est une forme de douleur neuropathique, et nous considérons la carbamazépine et l'oxcarbazépine comme les médicaments de choix pour la traiter. Nous les prescrivons généralement deux fois par jour, la carbamazépine à une dose initiale de cent milligrammes deux fois par jour et l'oxcarbazépine à trois cents milligrammes deux fois par jour. Nous augmentons ensuite lentement la dose, appelée titration, jusqu'à obtenir un bon soulagement de la douleur, mais les patients tolèrent souvent mal ces médicaments en raison des effets secondaires, en particulier la carbamazépine.

Les effets secondaires courants de ces anticonvulsivants sont les vertiges, la somnolence, les troubles de l'équilibre, la fatigue et les étourdissements. Surtout chez les patients âgés, qui sont ceux qui développent une névralgie du trijumeau, de tels effets secondaires peuvent être désastreux, car ils entraînent des chutes et des fractures.

Par conséquent, je préfère traiter ces patients avec de la toxine botulique, qui a l'avantage d'une bonne tolérance avec peu ou pas d'effets secondaires. Avec une aiguille très fine, j'injecte de petites quantités de la toxine dans la peau affectée et, si elle est également impliquée dans la douleur, dans la gencive. Je l'injecte généralement aussi dans le muscle masséter du côté de la douleur, en palpant les bandes tendues.

Pour les douleurs neuropathiques continues, comme dans le zona ophtalmique, nous prescrivons généralement des anticonvulsivants que les patients tolèrent généralement mieux. Ces médicaments sont la gabapentine et la prégabaline, qui appartiennent à la classe des gabapentinoïdes, des médicaments dérivés d'une substance chimique naturellement présente dans le cerveau, appelée acide gamma-aminobutyrique (GABA). Une substance addictive, l'acide gamma-hydroxybutyrique (GHB), est un dérivé de la même substance chimique; peut-être en raison de cela, la gabapentine et la prégabaline sont des substances contrôlées, mais classées dans la catégorie présentant le risque d'abus le plus faible.

Nous prescrivons généralement la gabapentine et la prégabaline en trois doses fractionnées sur la journée, à environ huit heures d'intervalle. Elles peuvent provoquer de la somnolence et des vertiges et peuvent également altérer l'équilibre. Par conséquent, nous devrions toujours commencer par une faible dose, comme cent milligrammes de gabapentine ou vingt-cinq milligrammes de prégabaline trois fois par jour. Nous pouvons augmenter ces doses à intervalles hebdomadaires, mais devrions le faire lentement, en surveillant attentivement la tolérance.

Le fait que les deux soient disponibles en de nombreuses doses rend cette titration lente relativement facile. La gabapentine est disponible en dosages allant de 100 à 800 milligrammes par comprimé, et la prégabaline en dosages allant de 25 à 300 milligrammes par comprimé. La dose quotidienne maximale pour la gabapentine est de 3600 milligrammes, et celle pour la prégabaline est de 600 milligrammes.

Indométhacine

La douleur faciale fulgurante, l'équivalent facial de la céphalée fulgurante, nous la traitons avec de l'indométhacine, à condition que la fréquence de la douleur justifie une approche aussi agressive. C'est un médicament puissant pour traiter les maux de tête et la douleur, mais il perturbe aussi puissamment l'estomac. Par conséquent, il doit toujours être pris avec de la nourriture et probablement aussi toujours avec un médicament pour protéger l'estomac, comme un inhibiteur de la pompe à protons (IPP).

La dose initiale est généralement de vingt-cinq milligrammes quatre fois par jour avec les repas et au coucher, ou de soixante-quinze milligrammes à libération prolongée au petit-déjeuner et de vingt-cinq milligrammes au coucher. Si nous omettons la dose du coucher avec l'un ou l'autre schéma, une céphalée de sevrage se développe pendant la nuit, entraînant une douleur sourde et lancinante à l'arrière de la tête au réveil le matin. Si nécessaire, nous pouvons augmenter la dose à soixante-quinze milligrammes à libération prolongée deux fois par jour au petit-déjeuner et au dîner, ou à cinquante milligrammes quatre fois par jour avec les repas et au coucher.

Avec une utilisation à long terme du médicament, il est important de surveiller la fonction rénale et de suivre attentivement le patient pour détecter le développement d'une gastrite, qui est une inflammation de la muqueuse de l'estomac. Des plaintes comme des nausées, des brûlures d'estomac, un reflux acide ou des douleurs à l'estomac peuvent survenir, mais elles peuvent ne pas être importantes ou même être absentes.

La gastrite causée par les anti-inflammatoires non stéroïdiens (AINS), comme l'indométhacine, peut être complètement asymptomatique. La seule manifestation peut être le développement d'une anémie due à une perte de sang chronique dans les selles, qui est occulte et, par conséquent, invisible à l'œil nu car elle est minime. Cependant, elle s'accumule avec le temps et peut provoquer une baisse significative de l'hémoglobine et des réserves de fer, ou ferritine. Le développement insidieux de la fatigue due à l'anémie ferriprive peut être le seul signe que quelque chose ne va pas.

Muscles

La douleur dans la mâchoire d'un ou des deux côtés nécessite une approche musculaire, en particulier dirigée vers les muscles qui ferment la bouche. Parmi ceux-ci, nous pouvons sentir les muscles masséters à l'extérieur des mâchoires et les muscles temporaux dans les tempes. En général, il est difficile de détendre les muscles tendus, cependant, et pour que nos efforts soient couronnés de succès, nous pouvons avoir besoin d'appliquer plusieurs approches en même temps.

Un cercle vicieux peut être présent, avec les muscles tendus comprimant leur circulation, se privant ainsi d'oxygène pour un métabolisme énergétique efficace, d'une part, et d'une élimination efficace des déchets, d'autre part. Dans le cas des muscles fermant la mâchoire, ils peuvent en plus se retrouver pris dans un cycle de bruxisme, en d'autres termes, de serrement et de grincement.

Les muscles de la mâchoire tendus provoquent les activités fonctionnelles anormales de serrement et de grincement, qui à leur tour les rendent plus tendus. Afin d'interrompre ce cercle vicieux, il peut y avoir une indication pour une thérapie par gouttière, également appelée orthèse occlusale ou dispositif orthotique. Nous utilisons les gouttières de deux manières, selon que nous les plaçons sur les dents inférieures ou sur les dents supérieures.

La gouttière pour les dents inférieures, ou dispositif mandibulaire, est généralement portée pendant la journée lorsque nous sommes debouts et actifs. La gouttière pour les dents supérieures, ou dispositif maxillaire, en revanche, est portée pendant le sommeil, généralement la nuit mais peut aussi l'être pendant la journée. Les deux types servent à empêcher le serrement et le grincement, et tout aussi important, ils protègent les dents de l'usure causée par ces activités dites parafonctionnelles.

L'application quotidienne de chaleur sur les muscles pendant quinze à vingt minutes à chaque fois, de préférence avec un coussin chauffant au micro-ondes, est également utile. Nous pouvons combiner cette application de chaleur quotidienne avec un étirement doux des muscles de la mâchoire en ouvrant soigneusement grand la bouche. Une physiothérapie formelle sous forme de massage et d'ultrasons peut également être efficace, ainsi que des techniques comme l'acupression ou l'acupuncture.

Nous pouvons également utiliser un traitement par injection, soit sous forme d'injections de points gâchettes avec un anesthésique local, comme la lidocaïne, soit d'injections de toxine botulique. Je préfère cette dernière pour les muscles masséters en raison de son bénéfice beaucoup plus durable et j'administre vingt-cinq à trente-cinq unités de la toxine dans chaque muscle. Avec l'une ou l'autre technique d'injection et bien que je ne sache pas si cela fait une différence, je cible les bandes tendues que je peux palper dans les muscles.

Les patients tolèrent généralement bien les injections, et même lorsque je les effectue avec de la toxine botulique, elles n'affectent pas la fermeture de la mâchoire. Cela est sans aucun doute dû à la réserve musculaire excédentaire qui est présente dans la fermeture de la bouche, avec trois paires de muscles impliquées.

Nez

La douleur faciale de localisation centrale, affectant le nez, la joue et le centre du front, nous la traitons en fonction de la cause. Avec une douleur des deux côtés, la rhinite allergique chronique est souvent le coupable, que nous traitons avec un spray nasal anti-allergique. À cette fin, nous pouvons utiliser un spray nasal antihistaminique, comme l'azélastine, un spray nasal stabilisateur des mastocytes, comme le cromoglycate, ou un spray nasal à base de corticostéroïdes.

Pour de meilleur résultat, je recommande toujours d'administrer le spray nasal d'azélastine ou de cromoglycate quatre fois par jour. Les sprays nasaux à base de corticostéroïdes peuvent être utilisés efficacement deux fois par jour, et plusieurs d'entre eux sont disponibles, sur ordonnance et en vente libre, y compris la budésonide, la fluticasone et la triamcinolone.

En général, je pense que les patients tolèrent mieux les sprays nasaux à base de corticostéroïdes à base d'eau que ceux à base d'alcool, surtout avec une utilisation à long terme. C'est particulièrement le cas en ce qui concerne la sécheresse du nez et les saignements de nez comme effets secondaires potentiels. Les sprays nasaux à base d'eau sont reconnaissables à la mention « Aqua » ou « AQ » dans leur nom commercial.

Un contact intranasal est souvent la cause de la douleur faciale centrale qui est unilatérale et limitée à un seul côté du visage, droit ou gauche. Comme il s'agit d'un contact dur ou osseux, il nécessite une intervention chirurgicale sous la forme d'une procédure endoscopique mini-invasive corrective. Un chirurgien oto-rhino-laryngologiste (ORL) expérimenté devrait la réaliser, consistant en l'élimination du contact.

Le contact intranasal provient généralement d'une épine, appelée spina, provenant d'une cloison nasale déviée, que le chirurgien devrait également corriger pour prévenir les récidives. Sinon, ils ne devraient rien retirer d'autre du nez, y compris le corps tuméfié impacté sur le côté du nez, appelé cornet.

Les corps tuméfiés, ou cornets, sont des structures importantes dans le nez pour réchauffer et humidifier l'air inhalé. Dans le même ordre d'idées, ils devraient laisser les sinus tranquilles et certainement ne pas les ouvrir excessivement. Des communications largement ouvertes entre le nez et les sinus causent des problèmes de sensibilité, qui peuvent finalement rendre la respiration par le nez inconfortable, voire douloureuse.

En cas de contact intranasal, les sprays nasaux décongestionnants, qui rétrécissent la muqueuse nasale, et les sprays nasaux à base de corticostéroïdes, qui réduisent l'inflammation associée, peuvent également être utiles. De plus, un anesthésique local, comme la lidocaïne, appliqué à l'intérieur du nez au niveau du contact peut apporter un soulagement immédiat. Un tel effet positif augmente définitivement la probabilité que l'intervention chirurgicale ait le bénéfice souhaité, mais son absence ne l'exclut certainement pas.

J'ai rarement vu une douleur faciale centrale unilatérale causée par un problème dentaire, mais c'est certainement possible. Alors, le coupable est l'une des dents de devant de la mâchoire supérieure, appelées incisives maxillaires. Elles peuvent causer des douleurs sur le côté du nez ou dans la joue, selon que l'incisive interne, centrale, ou externe, latérale, est affectée.

Le problème peut être dans la dent elle-même, comme une infection, qui peut finalement nécessiter un traitement de canal, mais il peut aussi être dans le ligament. Ce dernier maintient la dent fixée dans l'alvéole et, comme un tendon, peut s'enflammer. Nous traitons une telle inflammation, comme une tendinite, avec un anti-inflammatoire non stéroïdien (AINS). Bien sûr, avec l'une ou l'autre condition, un dentiste peut extraire la dent; évidemment, ce n'est pas le traitement préféré. Les traitements préférés préservent toujours la structure et la fonction.

Remerciements

Tout d'abord, je tiens à remercier mon mentor, John R. Graham, qui m'a pris sous son aile lorsque j'étais étudiant en médecine, m'a initié aux céphalées et m'a enseigné tout ce qu'il savait. Spirituellement, il m'a mis en relation avec son propre mentor, Harold G. Wolff, pour qui il avait un immense respect et une grande admiration.

En plus des connaissances factuelles que le professeur Graham m'a transmises sur les céphalées et la médecine, il m'a appris à écouter les patients. Je considère cela comme son plus grand cadeau, car cela m'a permis de continuer à apprendre auprès de ceux qui sont les véritables experts les personnes souffrants de céphalées. Ce sont les patients migraineux que j'ai suivis qui m'ont le plus appris, et je leur suis reconnaissant de m'avoir permis d'apprendre d'eux tout en participant à leurs soins.

Deuxièmement, je souhaite remercier les nombreux collègues avec lesquels j'ai eu le plaisir et le privilège de collaborer, au bénéfice de mes patients et de mon propre apprentissage. Je tiens particulièrement à mentionner l'endocrinologue et spécialiste de la thyroïde, feu Kenneth R. Blanchard; le psychiatre et psychopharmacologue Eric C. Dessain; l'oto-rhino-laryngologiste Harsha V. Gopal; l'optométriste Ernest V. Loewenstein; le dentiste et spécialiste de la douleur craniofaciale Noshir R. Mehta; et l'hématologue et oncologue, feu James A. Warth.

Troisièmement, je remercie mon épouse, Maria K.B. Spierings-Zarska, MA, Stacey J. Miller, MA, et l'équipe de relecture de Fulton Books pour leur aide dans la préparation du manuscrit, ainsi que mon ami et collègue Padma J. Narayan, PhD, pour sa relecture critique du Chapitre 7.

Quatrièmement, je remercie ma famille, mes amis et tous ceux qui me sont chers d'avoir toléré mon obsession pour les céphalées en plus de mes longues heures de travail. Ce n'est qu'après avoir été diagnostiqué d'un cancer du rein en 2015, que j'ai réalisé qu'il y avait plus dans la vie que le travail. Je suis reconnaissant pour cette prise de conscience et l'opportunité qu'elle m'a offerte de retrouver mes anciennes et chères passions: jouer de la guitare et monter à cheval.

Cinquièmement, je remercie mes collègues et collaborateurs de Boston Advanced Medicine, anciennement Boston PainCare, pour m'avoir accueilli dans leur famille. Les familles comme celle-ci sont précieuses et on n'en a jamais assez.

Glossaire

accident ischémique transitoire: Mini-accident vasculaire cérébral ou mini-attaque cérébrale
akathisie: Agitation
algomètre: Appareil pour mesurer le seuil de douleur
allodynie: Douleur causée par un stimulus normalement indolore
amaurose fugace: Cécité temporaire d'un œil
amplitude de pulsation: Intensité du battement d'une artère
anémie: Faible taux d'hémoglobine
anévrisme: Dilatation localisée d'une artère comme un petit ballon
angine: Douleur thoracique due à un blocage temporaire de la circulation sanguine vers une partie du cœur
artère temporale superficielle: Artère qui va de la tempe au front
artérite à cellules géantes: Inflammation des artères du corps, y compris de la tête
artérite temporale: *voir* artérite à cellules géantes
bruxisme: Serrement et grincement des dents
céphalalgie histaminique: Algie vasculaire de la face
céphalée de Horton: Algie vasculaire de la face
cérébral: Relatif au cerveau
cervelet: Petit cerveau situé à l'arrière de la tête
circulation cérébrale: Flux sanguin cérébral
cobalamine: Vitamine B_{12}
comorbidité: Affection médicale concomitante
diarrhée paradoxale: Diarrhée causée par la constipation
dolomètre: *voir* algomètre
dure-mère: Membrane externe du cerveau attachée à l'intérieur du crâne
dysesthésie: Sensation désagréable lors d'un toucher léger de la peau
dysménorrhée: Menstruations douloureuses
éclampsie: Crises liées à l'hypertension pendant la grossesse
encéphalite: Inflammation du cerveau
encéphalopathie: Maladie cérébrale
extracrânien: À l'extérieur du crâne

fibromyalgie: Sensibilité ou douleur musculaire affectant le tronc et les extrémités
ganglion trigéminal: Nœud nerveux à la base du cerveau d'où émerge le nerf trijumeau
gangrène: Mort tissulaire
gastrite: Inflammation de la muqueuse gastrique
glabelle: Zone de peau entre les sourcils
hématome épidural: Saignement entre la dure-mère et le crâne
hématome sous-dural: Saignement entre les deux membranes externes du cerveau
hémorragie sous-arachnoïdienne: Saignement entre les deux membranes internes du cerveau
hydrocéphalie: Élargissement des cavités du cerveau et du tronc cérébral
hyperménorrhée: Menstruations longues ou abondantes
hypertension: Pression artérielle élevée
hypertension intracrânienne bénigne: Pression accrue dans la tête due à un gonflement du cerveau
hypersomnolence: Sommeil excessif, incluant des siestes prolongées pendant la journée
hypothyroïdie: Hypoactivité thyroïdienne
injection conjonctivale: Rougeur de l'œil
larmoiement: Production de larmes par l'œil
liquide cérébrospinal: Liquide présent dans et autour du cerveau et de la moelle épinière
lombago: Douleur lombaire
malformation artérioveineuse: Anomalie congénitale des vaisseaux sanguins
ménarche: Premières menstruations
méningiome: Tumeur bénigne originaire de la dure-mère
méningite: Inflammation des deux membranes internes du cerveau
ménorragie: *voir* hyperménorrhée
métrorragie: Saignements vaginaux longs ou abondants sans rapport avec les menstruations
muscle ciliaire: Muscle de l'œil qui entoure le cristallin
myosis: Pupille contractée
nerf mandibulaire: Branche du nerf trijumeau assurant la sensibilité de la mâchoire

nerf maxillaire: Branche du nerf trijumeau assurant la sensibilité de la joue
nerf ophtalmique: Branche du nerf trijumeau assurant la sensibilité du front
nerf trijumeau: Nerf émergeant du ganglion trigéminal assurant la sensibilité du visage
neuropathie: Maladie nerveuse
névralgie migraineuse: Algie vasculaire de la face
nociceptif: Relatif à la perception de la douleur
odorphobie: Sensibilité accrue aux odeurs
oligoménorrhée: Menstruations survenant moins souvent que mensuellement
osmophobie: Sensibilité accrue aux odeurs
paresthésie: Sensation de picotements lors d'un toucher léger de la peau
paresthésies digitolinguales: *voir* syndrome chéiro-oral
paroxysme: Crise
paroxystique: Survenant par crises
périmenstruel: Autour du moment des menstruations
période du post-partum: Période de six semaines suivant l'accouchement
péristaltisme: Mouvement vers l'avant de l'estomac et des intestins
phonophobie: Sensibilité accrue au son
photophobie: Sensibilité accrue à la lumière
polyménorrhée: Menstruations survenant plus souvent que mensuellement
pseudotumeur cérébrale: *voir* hypertension intracrânienne bénigne
ptosis: Chute de la paupière supérieure
réflexe gastrocolique: Réflexe reliant l'estomac au gros intestin
région épigastrique: Zone stomacale de l'abdomen
rhinorrhée: Écoulement nasal
scotome scintillant: Croissant ou demi-lune de lignes clignotantes en zigzag
soma: Corps
spectres de fortification: *voir* scotome scintillant
syndrome chéiro-oral: Picotements commençant généralement dans les doigts d'une main, remontant progressivement le bras et finissant par atteindre la zone nez-bouche
système lymphatique: Système qui ramène le liquide tissulaire dans le sang
système ventriculaire: Système de cavités dans le cerveau et le tronc cérébral
teichopsie: *voir* scotome scintillant

thyroïdite: Inflammation de la glande thyroïde
thyroïdite de Hashimoto: Maladie auto-immune de la thyroïde
titration posologique: Augmentation progressive de la dose d'un médicament
vasoconstriction: Rétrécissement des vaisseaux sanguins
vasodilatation: Élargissement des vaisseaux sanguins
vertex: Sommet de la tête
voie intramusculaire: Dans un muscle
voie intraveineuse: Dans une veine
voie sous-cutanée: Sous la peau
zona ophtalmique: Zona affectant le nerf sensitif du front
zone frontotemporale: Zone entre le front et la tempe

À propos de l'auteur

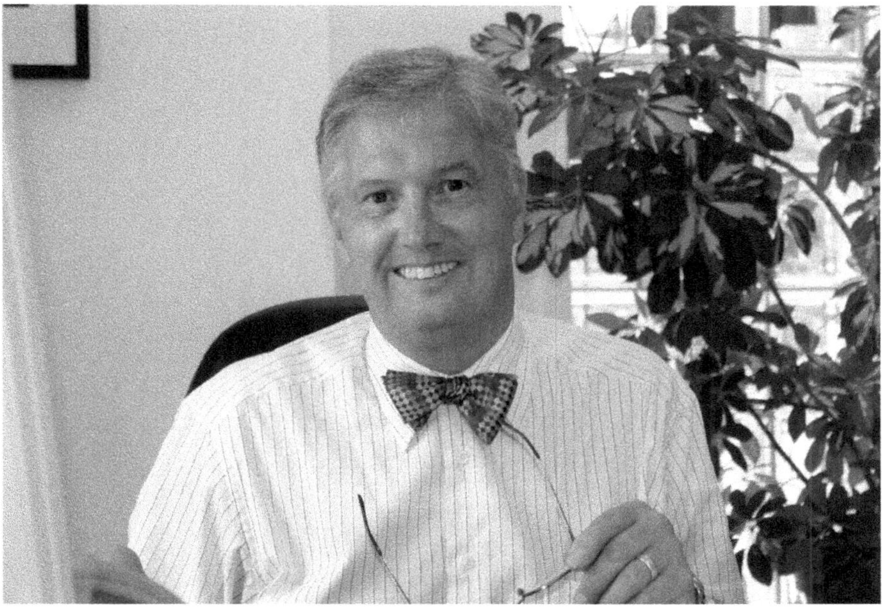

Le Dr Spierings est pharmacologue, neurologue, spécialiste des céphalées et des douleurs faciales, et chercheur en essais cliniques. Il est né à Helmond, aux Pays-Bas, en 1953. Il a fréquenté la faculté de médecine de l'universite Erasmus à Rotterdam, aux Pays-Bas, où il a obtenu un bachelor en sciences médicales en 1974, un master en sciences médicales en 1976, un diplôme de docteur en médecine en 1978 et un doctorat en pharmacologie expérimentale en 1980.

En termes de formation postuniversitaire, il s'est formé en neurochirurgie (1980-1981) et en neurologie (1982-1984) à l'hôpital universitaire Dijkzigt, maintenant Erasmus Medical Center, à Rotterdam, aux Pays-Bas; en psychiatrie (1985) au Reinier de Graaf Gasthuis à Delft, le plus ancien hôpital des Pays-Bas; et en prise en charge des céphalées (1981-1982) à la Headache Research Foundation au Faulkner Hospital à Boston, Massachusetts.

Il est devenu directeur de la Headache Research Foundation au Faulkner Hospital en 1986, succédant à son mentor en céphalées, Dr John R. Graham. Il a créé le John R. Graham Headache Center au Faulkner Hospital en 1987 et a rejoint le Brigham and Women's Hospital et la Harvard Medical School en 1990.

Il a été professeur associé de neurologie, à temps partiel dans le corps enseignant universitaire, à la Harvard Medical School de 1999 à 2014 et professeur de neurologie et de douleur craniofaciale, à temps partiel dans le corps enseignant universitaire, aux écoles de médecine et de médecine dentaire de l'universite Tufts de 2014 à 2018, date à laquelle il a pris sa retraite académique. Depuis 2019, il est directeur médical du Greater Boston Headache Center et de MedVadis Research à Boston Advanced Medicine, anciennement Boston PainCare, à Waltham, Massachusetts.

Le Dr Spierings mène des recherches sur les céphalées depuis qu'il était étudiant en médecine, c'est-à-dire depuis près d'un demi-siècle. Il s'occupe de la prise en charge des céphalées depuis qu'il est devenu neurologue en 1985, avec une pratique entièrement dédiée aux céphalées et aux douleurs faciales. Pendant près de quatre décennies, il a traité des milliers de patients, la plupart souffrants de migraine, et les a suivis pendant des années, voire des décennies. À un moment donné, il était le quatrième plus grand prescripteur de triptans aux États-Unis et, donc, probablement dans le monde.

Sur la base de son expérience clinique approfondie, le Dr Spierings a décrit l'hémicrânie continue comme un syndrome céphalalgique sensible à l'indométhacine, a développé le traitement par vérapamil à haute dose pour l'algie vasculaire de la face et a conceptualisé la théorie parallèle de la pathogenèse de la migraine. Plus récemment, il s'est intéressé aux comorbidités de la migraine chronique, pour lesquelles il a créé le terme syndrome endocrino-métabolique systémique, ou SEMS.

Il a donné de nombreuses conférences en Amérique du Nord et du Sud, en Europe et en Australie et a organisé vingt-six symposiums à la Harvard Medical School et aux écoles de médecine et de médecine dentaire de l'universite Tufts, entre autres. Il est l'auteur, le coauteur ou l'éditeur de plus de trois cents publications, dont les livres suivants:

- De Pathogenese van Migraine (Stafleu's Scientific Publishing Company, Alphen aan den Rijn, Pays-Bas, 1982)
- Hoofdpijn (Scientific Publishing Company Bunge, Utrecht, Pays-Bas, 1984)
- Migraine (Sandoz Pharmaceuticals, Bâle, Suisse, 1986)
- Migraine: Questions and Answers (Merit Publishing International, West Palm Beach, Floride, 1995 et 2002)
- Management of Migraine (Butterworth-Heinemann, Boston, Massachusetts, 1996; traduction japonaise publiée par Shidan-To-Chiryosha Company, 1997)
- Headache (Butterworth-Heinemann, Boston, Massachusetts, 1998)
- Migraine Diagnostiek & Therapie (Cure & Care Publishers, Zeist, Pays-Bas, 2001)
- Migraine: A Neuroinflammatory Disease? (Birkhäuser Verlag, Bâle, Suisse, 2002)

Il est également rédacteur en chef de la section sur les céphalées et la douleur dans le manuel Office Practice of Neurology, édité par Martin A. Samuels et Steven K. Feske (Churchill Livingstone, Philadelphie, Pennsylvanie, 1996 et 2003).

Le Dr Spierings a un fils, Sven E.J. Spierings, architecte, entrepreneur et développeur d'applications (Tapsody.com), qui vit à Rotterdam, aux Pays-Bas. Il a également une fille, Natalia M.K. Spierings, dermatologue et chirurgienne dermatologique, auteure de Skintelligent: What You Really Need to Know to Get Great Skin (Ebury Publishing, Londres, Royaume-Uni, 2022). Elle vit à Londres, au Royaume-Uni, et à Dubaï, aux Emirats Arabes Unis. Son site web est DrNataliaSpierings.com.

Il est marié et vit avec sa femme, Maria, dans la région de Boston, dans le Massachusetts, aux États-Unis. Il passe son temps libre à jouer de la guitare samba et bossa nova et à pratiquer l'équitation.

Index

A

B

C

D

E

F

G

H

I

K

L

M

N

O

P

Q

R

S

T

U

V

W

Z

www.ingramcontent.com/pod-product-compliance
Lightning Source LLC
LaVergne TN
LVHW052133041026
849558LV00010B/220